普通高等教育中医药类创新课程“十三五”规划教材
全国高等中医药院校教材

主　编
张学礼　张晓薇

副主编
王宏英　夏花英

主　审
金国琴

医用化学

（第 2 版）

供中医药类 · 中西医临床医学等专业用

上海科学技术出版社

普通高等教育中医药类创新课程“十三五”规划教材
全国高等中医药院校教材

图书在版编目（CIP）数据

医用化学 / 张学礼，张晓薇主编. -- 2版. -- 上海：上海科学技术出版社，2020.5（2024.7重印）
普通高等教育中医药类创新课程“十三五”规划教材 全国高等中医药院校教材
ISBN 978-7-5478-4877-7

Ⅰ. ①医… Ⅱ. ①张… ②张… Ⅲ. ①医用化学－中医学院－教材 Ⅳ. ①R313

中国版本图书馆CIP数据核字(2020)第054816号

医用化学(第2版)
主编 张学礼 张晓薇

上海世纪出版(集团)有限公司
上海科学技术出版社 出版、发行
(上海市闵行区号景路159弄A座9F-10F)
邮政编码 201101 www.sstp.cn
常熟市华顺印刷有限公司印刷
开本 787×1092 1/16 印张 13.5
字数：300千字
2012年7月第1版
2020年5月第2版 2024年7月第12次印刷
ISBN 978-7-5478-4877-7/R·2061
定价：38.00元

普通高等教育中医药类创新课程“十三五”规划教材
全国高等中医药院校教材

医 用 化 学

编委会名单

主　编

张学礼　张晓薇

副主编

王宏英　夏花英

主　审

金国琴

编　委（以姓氏笔画为序）

王宏英（长春中医药大学）
王艳杰（辽宁中医药大学）
许言午（上海中医药大学）
杨长福（贵州中医药大学）
张学礼（上海中医药大学）
张丽娜（上海中医药大学）
张晓薇（山西中医药大学）
庞维荣（山西中医药大学）
郑　静（上海中医药大学）
赵丹玉（辽宁中医药大学）
胡海燕（上海中医药大学）
姚领爱（上海中医药大学）
夏花英（上海中医药大学）
徐安莉（湖北中医药大学）
徐秀玲（浙江中医药大学）
龚张斌（上海中医药大学）
康湘萍（上海中医药大学）

编写说明

医用化学是高等医药院校医学及相关专业必修的基础课程，通过该课程学习，学生可初步掌握学习医学专业课程必备的化学基本理论知识和实验技能，为顺利进入后续课程(如生物化学、生理学、病理学和药理学等)的学习奠定化学知识的基础。长期以来，限于课程设置与学时限制，中医药院校医用化学教学工作的开展未得到足够重视。但近年来，医用化学教学的必要性日益引起各中医药院校重视。为了适应高等中医药教育的改革和发展，我们认为有必要编写一本适合中医药院校教学的《医用化学》教材。因此，我们在总结多年教学经验的基础上编写了本教材。

本教材力争与中医药学生培养目标和高等中医药教育需要相适应，既方便目前中医药教改实际需要，又便于老师"教"和学生"学"。编写过程中充分注意了以下几点。

(1) 加强基础、突出重点，根据后续生物化学等课程学习要求，编入必需的医用化学基本理论、基本知识和基本技能，为学生能顺利进入后续课程学习奠定化学知识的基础。

(2) 教材的文字、化学结构和图表力求简明扼要、通俗易懂、条理清晰、重点突出，同时各章节后面附以本章小节和思考题，便于教与学。

(3) 各章节后还附以拓展阅读，介绍相关研究的新成果、新理论和新技术，以提高学生学习兴趣，启发学生思维。

为了与当前高中化学教育相衔接，本书增加了化学基础篇，包括化学计量、物质结构、化学反应原理及有机化学基础，该部分内容可弥补因高中学生分科所致的化学基础知识欠缺。全书分十六章并附以实验，来自教学第一线且富有教学经验的八所中医药院校教师参与了本教材的编写，上海中医药大学金国琴教授作为主审对本教材进行了认真细致的审核。编写过程中得到上海科学技术出版社的指导以及上海中医药大学教学处和基础医学院的关心和帮助，使编写工作顺利完成，编者对此表示衷心感谢。对本书所引用参考文献的原作者和相关出版单位一并深表谢意。

限于编写时间和编者水平,教材中不当或错误之处难免存在,恳请各位专家和使用此书的师生提出宝贵意见,以便今后修订改进。

《医用化学》编委会

2020 年 1 月

目　录

第一章
绪　论

上篇　化学基础篇

第二章
化学计量

第三章
物质结构

第四章 化学反应原理

第五章 有机化学基础

下篇 医用化学篇

第六章 分散系与溶液

第七章 烃

第八章 醇、酚、醚

第九章 醛、酮、醌

第十章

羧酸及其取代酸

第十一章

含氮有机化合物

第十二章

杂环化合物与生物碱

第十三章

糖

第十四章

脂

第十五章

蛋　白　质

第十六章 核　酸

附录 医用化学实验

第一章
绪 论

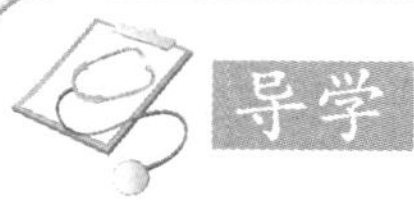

导学

1. 掌握：医用化学学习方法。
2. 熟悉：医用化学学习的主要内容。
3. 了解：医用化学在医药学研究中的作用。

医用化学(medical chemistry)是一门介绍与医学关系密切的化学基础知识的学科。医用化学教学内容是根据医学课程的特点选定的，本书讲述的内容包括化学计量、物质结构、化学反应原理、有机化学基础、溶液基本知识，各类有机分子的命名、结构与化学性质，糖、脂、蛋白质、核酸等生物分子化学，以及相关实验等。

第一节 医用化学的主要内容

本书第二章至第五章为化学基础篇，讲述的内容是医用化学学习的前期知识，包括化学计量、物质结构、化学反应原理以及有机化学基础，该部分内容主要为了弥补因高中分科导致部分学生的化学基础知识缺陷。第六章至第十六章为医用化学篇，其中第六章主要介绍分散系、溶液渗透压、电解质的电离与溶液酸碱性以及缓冲溶液等内容，为后续血液生化、水盐代谢与酸碱平衡的学习提供必需的无机化学基础知识。第七章至第十二章主要介绍各类有机化合物，如烃、醇和酚、醛和酮、羧酸、胺类、杂环化合物等的组成、结构、命名、分类与化学性质；第十三章至第十六章主要介绍生物分子糖、脂、蛋白质、核酸等的组成、结构、化学性质与主要功能，为后续的物质代谢、遗传信息传递的学习奠定基础。本书还附有相关实验，通过实验操作，使学生掌握有关的化学基本操作技能，培养学生观察、记录和处理实验结果的能力，并培养学生实事求是的科学作风。本课程的学习可为后继课程(如生物化学、生理学等)学习奠定化学基础；从长远看，对于学生将来从事医学专业工作也会提供更多解决实际问题的思路和方法。

第二节 医用化学在医药学研究中的作用

化学与医学的关系非常密切。早在 16 世纪，欧洲的化学家就提出化学要为医治疾病而制造药物，当时许多医生也致力于化学药物的研究工作，从而极大地推动了医学的发展。例如阿司匹林是具有 100 多年历史的解热镇痛药，最早是由德国化学家 Hoffmann F 于 1897 年利用从柳树皮提取的水杨酸与醋酸酐合成的乙酰水杨酸。阿司匹林不仅具有解热、镇痛、抗炎、抗风湿作用，而且具有扩张血管、防治心脑血管病等新作用，为人类健康作出了重要贡献。1928 年英国细菌学家 Fleming A 目睹了第一次世界大战大批战士死于伤口感染，促使他去寻找有效的抗菌药物，研究发现了青霉素能够杀死多种细菌，但不破坏人体细胞，以后英国生化学家 Chain E. B. 和病理学家 Florey H. W. 进一步进行了研究，并用于第二次世界大战，拯救了无数伤口感染的士兵，当时有人将青霉素与原子弹、雷达并列看作为是第二次世界大战期间的三大科学发明。1932 年德国药物化学家 Domagk G 发现了一种红色偶氮染料百浪多息，使一位濒临死亡的细菌性败血症女孩得以康复，后来发现百浪多息需在体内分解为对氨基苯磺酰胺才具有杀菌作用。在此基础上，现今的化学家已经制备了许多新型的磺胺类药物用于临床感染性疾病的治疗。1972 年我国中医科学院屠呦呦研究员领衔的团队发现了一种治疗疟疾的药物青蒿素，在全球拯救了数百万人的生命，屠呦呦也因此获得 2015 年诺贝尔生理学或医学奖。

现代医学和化学的关系更加密不可分。我们知道，医学的根本任务是研究人体生理、病理变化机制，寻求诊断、治疗和预防疾病的有效方法，以保障人类的健康。实现这一根本任务离不开化学。以生物化学为例，它是从无机化学、有机化学和生理学基础上发展起来的，利用化学的原理和方法研究人体组成、细胞结构和功能、物质代谢和能量变化等生命活动。值得提出的是，近几十年来，作为化学研究工作最重大的进展之一，正是对生物高分子(主要是核酸和蛋白质)的研究取得了突破，由此形成了分子生物学这一新学科。分子生物学的发展使人们对于生命的了解深入到分子水平，对医学和其他有关的生物学科产生了重大影响。例如，“基因”最初认为是遗传的一种物质因子，后来化学家证明它就是脱氧核糖核酸，携带了遗传的信息。这一成果应用于医学后，对人类遗传性疾病可作出分子水平的诊断，并使治疗这类疾病成为可能。

正因为化学与医学有密切的关系，所以在国内外高等医学教育中，历来都将化学作为重要的基础课程之一。虽然传统中医药学与现代医学理论体系有所不同，但目的是相同的。掌握化学基本理论和知识，不仅可实现中西医相互渗透、取长补短，还对中医学的发展起到促进作用。况且中草药的组成、药效研究都离不开化学。

第三节　怎样学好医用化学

医用化学内容定位在分子水平，其性质微观、抽象，化学结构式、化学反应式和化学名词多，知识点多。要学好医用化学，一方面需要教师认真教学，另一方面学生本身的学习是否主动积极，方法是否得当，起着至关重要的作用。我们认为，学生通过大学阶段的学习，除应掌握各门学科的知识和技能外，还应提高发现问题、分析问题和解决问题的能力，后者也包括有效的学习方法和较强的自学能力。这两方面加在一起，就会使学生在毕业后的长期工作中通过自己的努力继续增长知识，增强才干，跟上科学的发展，为社会多做贡献。

大学学习和中学学习有很大不同，最主要的区别在于大学对学生的独立思考和独立工作的要求高得多。所以这就要求学生努力提高学习的自主性。学习处于主动还是被动状态，效果是大不一样的。学习从一开始就要争取主动，应根据本人情况安排好自己的学习计划，防止前松后紧或效率不高。学习时要聚精会神，开动脑筋，力求对内容弄懂弄通。上述主动精神要贯彻在听课、复习、完成作业、向教师质疑、参加实验等各环节。

听课前最好能做到预习，听课时要紧跟教师的思路，积极思考。特别要注意弄清基本概念、基本原理，还要注意教师提出问题、分析问题和解决问题的思路和方法，从中受到启发。教师讲课不是照本宣读，其内容和思路由教师精心组织，以求突出重点和化解难点，有些内容和比喻在教材上未必找得到，但对理解很有帮助。听课时还应适当做笔记，记下讲课的重点内容。做笔记不但有利于课后复习、思考和巩固，也有利于在课堂上集中注意力和培养手脑并用、反应灵敏的能力。

复习是自觉的重要形式。本门课程的特点是理论性较强，有的概念比较抽象，不能奢望一听就懂、一看就会。一定要通过反复思考并应用原理说明问题，才能逐步加深理解并掌握其实质。

记忆是必需的，一般强调记住基本概念、基本原理的要点和重要的公式，并能应用它们解决问题。要力求在理解的基础上记忆，避免不求甚解的死记硬背。

课后完成一定量的习题有助于加深理解和掌握课程内容，也有助于培养独立思考和分析问题、解决问题的能力，所以，要按照教师要求认真解题。做习题应在复习的基础上进行，遇到困难要反复思考，仍有困难再求助于教师，这样效果会更好。

化学是实验性学科，除加强理论学习外，还应该注重实验技能培养，以增强感性认识，巩固理论知识。实验过程必须规范操作，掌握有关的化学基本操作技能，培养观察、记录和处理实验结果的能力，并培养实事求是的科学作风。

以上只介绍了学习本门课程理论知识的一般方法，并不全面。由于各人情况不同，学习方法也不能强求一律。应根据本人的实际情况，采取行之有效的方法并在实践中不断完善，定能取得良好的学习效果。

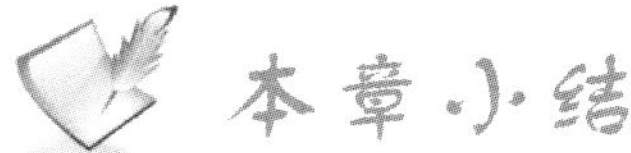

本章小结

医用化学讲述的内容包括化学计量、物质结构、化学反应原理、有机化学基础、溶液基本知识，各类有机分子的命名、结构与化学性质，糖、脂、蛋白质、核酸等生物分子化学，以及相关实验等。化学与医学关系密切，所以在国内外高等医学教育中，历来都将化学作为重要的基础课程之一。大学教育强调学生学习的自主性，这种自主学习应贯彻在听课、复习、完成作业、向教师质疑、参加实验等各环节。

思　考　题

一、问答题

1. 简述医用化学的主要内容。
2. 怎样学好医用化学？

上 篇

化学基础篇

第二章
化学计量

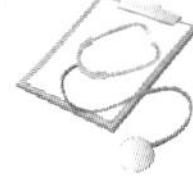

导学

1. 掌握：物质的量的含义，运用物质的量进行化学计量运算；应用摩尔浓度进行溶液组成量度计算及溶液配制。

2. 熟悉：气体的摩尔体积；质量浓度。

3. 了解：溶液组成量度的其他方法。

科学研究及医疗实践过程中，取用药品都是用器具称量的。而物质之间进行化学反应时，总是按一定数量比的原子或分子进行。例如：$C+O_2 = CO_2$ 表示1个C原子和1个O_2分子反应，生成1个CO_2分子。由于原子或分子都是极小的粒子，实际上参与反应的原子或分子不可能只有1个或几个，而是有许许多多个粒子参与反应。单个粒子质量很小，很难直接称出其质量，而实际工作中又是以可以称量的物质进行反应的。因此，需要把粒子和可以称量的物质联系起来。

第一节　物质的量

在化学中引入了一种特殊的物理量，即物质的量将一定数目的粒子与可称量物质联系起来。

一、物质的量的单位

物质的量是一个物理量，它表示含有一定数目粒子的集合体，用符号 n 表示。物质的量的单位是**摩尔(mole)**，符号为 mol。那么，含多少个粒子便是1摩尔呢？

国际上规定，把12克碳-12（原子核中含有6个质子、6个中子的碳原子）所含的碳原子数即 6.02×10^{23} 个微粒称为1摩尔。这是一个粒子集体，不考虑颗粒大小，可以指原子、分子、离子、电子、中子、质子等各种粒子。

这个粒子集体，也可通过计算以证实：

已知一个碳原子的质量 $=1.993\times10^{-23}$(g)

$$12\text{ 克碳-12 的原子数}=\frac{12}{1.993\times10^{-23}}=6.02\times10^{23}(\text{个})$$

将这个数值定为1摩尔物质所含的粒子数。例如1 mol的碳含有 6.02×10^{23} 个碳原子，1 mol的水含有 6.02×10^{23} 个水分子，1 mol的 OH^- 含有 6.02×10^{23} 个氢氧根离子。

1摩尔任何粒子的粒子数均为 6.02×10^{23} 个，这个数值被称为**阿伏加德罗常数**，符号为 N_A，通常用 6.02×10^{23}/mol 表示。物质的量与粒子数(N)之间的关系如下：

$$n = \frac{N}{N_A}$$

知道了有 1 mol 物质，即知道其含有 6.02×10^{23} 个粒子；反之，可以认为，凡是含有 6.02×10^{23} 个粒子，这种物质的物质的量就是 1 摩尔，从而可将粒子、粒子集体通过摩尔联系起来。例如：

	Mg	+	2HCl	=	$MgCl_2$	+	$H_2\uparrow$
粒子数之比：	1		2		1		1
粒子数：	6.02×10^{23}		$6.02 \times 10^{23} \times 2$		6.02×10^{23}		6.02×10^{23}
物质的量(mol)：	1		2		1		1

可见，在化学反应中，各粒子数之比等于摩尔数之比。

例 2－1 3.01×10^{22} 个氢离子的摩尔数是多少？

解： $n = \frac{N}{N_A}$

所以，$n = (3.01 \times 10^{22}) \div (6.02 \times 10^{23}) = 0.05$ mol

二、摩尔质量

1 摩尔物质的质量称为该物质的**摩尔质量(molar mass)**，符号为 M，常用单位 g/mol 表示。1 摩尔任何物质均含有 6.02×10^{23} 个粒子，但不同粒子的大小、质量不一样，故 1 摩尔不同物质的质量也不一样。

根据摩尔定义 12 g 碳－12 为 1 mol 碳。那么，1 mol 碳－12 的质量是 12 g，即其摩尔质量为 12 g/mol。此值经计算也可求得：

1 个 C 原子的质量 $= 1.992\,7 \times 10^{23}$(g)

1 摩尔 C 含有的粒子数 $= 6.02 \times 10^{23}$(个)

C 的摩尔质量 $= 1.992\,7 \times 10^{-23} \times 6.02 \times 10^{23} \approx 12$ g/mol

同理，可以推知任何物质的摩尔质量。例如 O 原子的摩尔质量等于 16 g/mol，数值上等于其原子量；CO_2 分子的摩尔质量等于 44 g/mol，数值上等于其分子量。可见，摩尔质量在数值上必定等于原子量或分子量。

三、关于摩尔的计算

物质的量与物质的质量(m)之间的关系如下：

$$n = \frac{m}{M}$$

通过摩尔质量可将物质的量和可称量的物质联系起来。例如：

	Mg	+	2HCl	=	$MgCl_2$	+	$H_2\uparrow$
物质的量(mol)：	1		2		1		1
质量(g)：	24		2×36.5		95		2

例 2－2 90 g 葡萄糖($C_6H_{12}O_6$)中含有多少个碳原子？

解： $M_{葡萄糖} = 12 \times 6 + 1 \times 12 + 16 \times 6 = 180$

根据 $$n = \frac{m}{M}$$

有 $$n_{葡萄糖} = 90 \div 180 = 0.5(\text{mol})$$

又 $$n=\frac{N}{N_A}$$

所以$N_C=6\times N_{葡萄糖}=6\times n_{葡萄糖}\times N_A=6\times 0.5\times 6.02\times 10^{23}=1.806\times 10^{24}$(个)

第二节　物质的量的应用

一、气体的摩尔体积

1 mol 任何物质中的粒子数都是相同的,即 6.02×10^{23} 个。因此,粒子数目相同的情况下,物质体积大小主要取决于构成物质粒子的大小和粒子之间的距离。

固态或液态物质粒子之间的距离非常小,这就使得固态或液态物质的体积主要取决于粒子的大小。由于固态或液态物质的粒子大小不同,1 mol 固态或液态物质的体积也是不同的。

对于气体而言,粒子之间的距离远远大于粒子本身的直径。因此,当粒子数相同时,气体的体积主要取决于气体粒子之间的距离。而在相同温度和压强条件下,任何气体粒子之间的距离可以看成是相等的,即粒子数相同的任何气体都具有相同的体积。我们也可以说,相同温度和压强条件下,相同的体积的任何气体具有相同数目的粒子。

1 mol 气体所占的体积称为**气体摩尔体积(molar volume of gas)**,符号为 V_m,常用单位是 L/mol。

$$V_m=\frac{V}{n}$$

气体的摩尔体积不是固定不变的,而是决定于气体所处的温度和压强,例如,在 0 ℃和 101 kPa(标准状况)的条件下,气体摩尔体积约为 22.4 L/mol;在 25 ℃和 101 kPa 的条件下,气体摩尔体积约为 24.5 L/mol。

例 2-3　88 g 二氧化碳(CO_2)在标准状况下体积是多少?

解: $M_{CO_2}=12\times1+16\times2=44$

根据 $$n=\frac{m}{M}$$

有 $$n_{CO_2}=88\div44=2(\text{mol})$$

又 $$V_m=\frac{V}{n}$$

所以 $V_{CO_2}=n_{CO_2}\times V_m=2\times22.4=44.8(\text{L})$

二、物质的量浓度

在化学实验中经常要用到溶液,实际操作中,溶质为固体时,用质量表示,可用天平称取;溶质为液体时,用体积表示,可用量筒量取。

而在物质起反应时,根据化学反应方程式可以看出,反应物和生成物之间有一定的摩尔比关系。例:

	Zn	+	$2HCl$	$=\!=\!=$	$ZnCl_2$ +	H_2
摩尔比:	1		2		1	1

因此,可以引入新的表示溶液组成量度的方法——物质的量浓度。**物质的量浓度(amount of**

substance concentration)是指溶质B的物质的量(n_B)除以溶液的体积V。用符号c_B表示，单位为mol/L、mmol/L、μmol/L，公式表示为：

$$c_B = \frac{n_B}{V} \qquad 物质的量浓度(mol/L) = \frac{物质的量(mol)}{溶液的体积(L)}$$

如果用摩尔表示数值较小，也可用毫摩尔或微摩尔表示。在使用物质的量浓度时，必须标明物质B的基本单位，如$c_{H_2SO_4} = 0.1$ mol/L、$c_{K^+} = 3.5$ mmol/L。

例2-4　100 ml血清含有5 g葡萄糖，计算该血清中葡萄糖的物质的量浓度。

解：已知葡萄糖的摩尔质量为180 g/mol

该血清葡萄糖的物质的量为：$n_{C_6H_{12}O_6} = \frac{5(g)}{180(g/mol)} = 0.028(mol)$

血清中葡萄糖的物质的量浓度为：$c_{C_6H_{12}O_6} = \frac{0.028(mol)}{0.1(L)} = 0.28(mol/L)$

三、溶液稀释定律

在科学研究中，需要根据不同情况选择不同浓度溶液进行试验。所以实验过程中不仅用固体物质来配制溶液，还经常要用浓溶液稀释成不同浓度的稀溶液。溶液稀释前后，溶质的量保持不变，称为**稀释定律**。根据稀释定律应该有：$V_{浓} \cdot c_{浓} = V_{稀} \cdot c_{稀}$。

例2-5　实验需要0.1 mol/L的硫酸溶液100 ml，需取多少毫升2 mol/L的硫酸来配制？

解：根据稀释定律，有 $V_{浓} = V_{稀} \times c_{稀} \div c_{浓}$

$= 100 \times 0.1 \div 2$

$= 5(ml)$

第三节　溶液组成量度表示的其他方法

表示溶液组成量度的方法有很多，医学上常用的除物质的量浓度外，还有质量浓度、质量分数、体积分数等。

一、质量浓度

质量浓度是指物质B的质量(m_B)除以溶液的体积(V)。用符号ρ_B表示，公式表示为：

$$\rho_B = \frac{m_B}{V} \qquad 质量浓度(g/L) = \frac{物质的质量(g)}{溶液的体积(L)}$$

在医学上，质量浓度的单位常用g/L或mg/L表示，体液中某些物质含量特别低，此时可用μg/L表示；过去常用g%、mg%或g/dl、mg/dl等表示。例如临床常用的生理盐水为9 g/L(0.9 g%)NaCl，正常人血钙90～110 mg/L(9～11 mg%)、血清铁0.5～1.74 mg/L(50 μg%～174 μg%)、血浆蛋白质60～80 g/L(6～8 g/dl)、血糖0.8～1.2 g/L(80～120 mg/dl)。

例2-6　某患者静脉滴注了为50 g/L葡萄糖生理盐水1瓶，100 g/L葡萄糖溶液2瓶，问该患者补充葡萄糖和NaCl各多少克？(每瓶溶液为500 ml)

解：补充葡萄糖　50(g/L)×0.5(L)×1＋100(g/L)×0.5(L)×2＝125(g)

补充NaCl　9(g/L)×0.5(L)×1＝4.5(g)

质量浓度计算简便、明确，是医学上常用的浓度表示法之一。

因为 $c_B=\frac{n_B}{V}$，$\rho_B=\frac{m_B}{V}$，$n_B=\frac{m_B}{M_B}$，我们可以得出物质的量浓度与质量浓度的换算公式：

$$\rho_B=c_B\times M_B$$

例 2－7 将 ρ_B 为 5.6%的乳酸钠（$CH_3CH(OH)COONa$）溶液换算成物质的量浓度。

解： 5.6%的乳酸钠指 100 ml 溶液中含乳酸钠 5.6 g，即 1 升中含有 56 g 乳酸钠，乳酸钠分子量为 112，根据公式：

$$c_B=\frac{\rho_B}{M_B}=\frac{56(g/L)}{112(g/mol)}=0.5(mol/L)$$

二、质量分数

质量分数(mass fraction)是指一定质量(m)的溶液中溶质 B 的质量(m_B)所占的比例，用符号 ω_B 或 ω(B)表示。质量分数无单位，可用小数或百分数表示，公式表示如下：

$$\omega_B=\frac{m_B}{m}$$

例 2－8 在 100 g 质量分数为 0.25 的 NaCl 溶液中加入 5 g 的固体 NaCl，计算该溶液 NaCl 的质量分数。

解： $\omega_{NaCl}=\frac{100\times 0.25+5}{100+5}=0.286$

三、体积分数

体积分数(volume fraction)是指同温、同压下物质 B 的体积(V_B)与溶液总体积(V)之比，用符号 φ_B 或 φ(B)表示。体积分数同样没有单位，也用小数或百分数表示，公式表示如下：

$$\varphi_B=\frac{V_B}{V}$$

例 2－9 要求配制 200 ml 体积分数为 0.75 的消毒用酒精，需无水乙醇和蒸馏水各多少毫升？（不考虑混合后体积的变化）

解： 根据公式：$V_{CH_3CH_2OH}=\varphi_{CH_3CH_2OH}\times V=0.75\times 200(ml)=150(ml)$

需蒸馏水为 200(ml) － 150(ml) ＝50(ml)

拓展阅读：当量及其应用

化学反应完全完成时，各反应物质量比、摩尔数比不一定相等，但其中的阴离子和阳离子总数是彼此相当的。在化学反应过程中，反应物完全作用彼此相当的量称为克当量，因而有：

$$\text{化合物的克当量}=\frac{\text{化合物的摩尔质量(即分子量)}}{\text{正(负)离子化合价总和}}$$

物质的质量与其克当量的比值称为克当量数(单位：Eq)，即克当量的倍数。在任何化学反应中，反应物之间完全作用时，它们的克当量数一定相等，称为当量定律。当然，对于在水溶液中完全电离的强电解质而言，其电离产生的各离子克当量数也一定相等。

当量浓度是指 1 L 溶液中含有溶质的克当量数(单位：Eq/L 或 N)。当量浓度能够比较准确地反映溶液中各离子间关系，因而是医学上常用的浓度表示方法。例如，血浆中阴离子和阳离子浓度均为 154 mEq/L，说明血浆中各离子所带正电荷数等于负电荷数，为一电中性溶液。

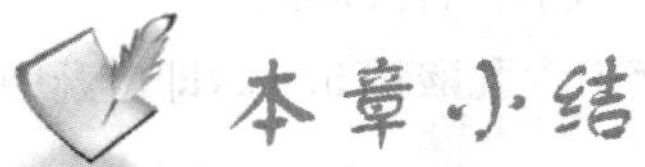

本章小结

本章主要介绍化学计量方法。物质的量表示含有一定数目粒子的集合体，1 摩尔任何物质均含有 6.02×10^{23} 个粒子。1 摩尔物质的质量称为该物质的摩尔质量，摩尔质量在数值上必定等于原子量或分子量。

相同温度和压强条件下，相同的体积的任何气体具有相同数目的粒子，1 mol 气体所占的体积称为气体摩尔体积。物质的量浓度是医学上常用的表示溶液组成量度的方法之一，是指溶质的物质的量除以溶液的体积 V，即 1 L 溶液所含溶质的摩尔数，公式为：$c_B = n_B/V$。

医学上常用的溶液浓度的表示方法还有：① 质量浓度 $\rho_B = m_B/V$，质量浓度与物质的量浓度之间的换算公式为：$\rho_B = c_B/M_B$；② 质量分数：$\omega_B = m_B/m$；③ 体积分数 $\varphi_B = V_B/V$。

思 考 题

一、问答题

1. 根据原子量计算下列物质摩尔质量：

H_2SO_4、$Ca(OH)_2$、$CuSO_4$、葡萄糖($C_6H_{12}O_6$)、KCl、NaH_2PO_4、Cl_2

2. 试计算 0.5 摩尔 P_2O_5 分子中含有的 P 及 O 原子数。

3. 标准状况下，11.2 L 氢气中含有多少氢原子？

4. 将下列溶液(质量浓度)换算成摩尔浓度：

10%葡萄糖溶液、2% NaCl 溶液、5.4% NH_4Cl 溶液、1.42% Na_2SO_4 溶液

5. 某学生由于饮食不当，引起呕吐与腹泻而出现脱水症，医生为该学生静脉滴注了 50 g/L 的葡萄糖生理盐水 2 瓶，50 g/L 的葡萄糖溶液 2 瓶，请问该学生补充了 NaCl 和葡萄糖各多少克？(每瓶溶液 500 ml)

6. 将 75 g 葡萄糖溶于水配成 200 ml 溶液，计算此葡萄糖溶液中葡萄糖的质量浓度及葡萄糖的物质的量浓度。

7. 100 ml 正常人血清中含 326 mg Na^+ 和 165 mg HCO_3^-，问正常人血清中 Na^+ 和 HCO_3^- 的物质的量浓度分别是多少？

8. 求 5%葡萄糖生理盐水中葡萄糖、Na^+、Cl^- 摩尔浓度各是多少？

第三章
物质结构

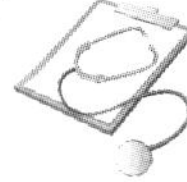

导学

1. 掌握：原子的结构；氧化还原反应概念；元素周期表的应用；共价键的概念和特点。

2. 熟悉：核外电子运动状态描述及排布的规律；元素周期律；离子键、分子间作用力和氢键的概念和特点。

3. 了解：配位键、金属键的概念。

物质一般由分子组成，而分子由原子组成，原子是化学变化中的最小微粒，原子和分子均在不停地运动着。

第一节 原子的构成

原子虽是化学反应中最小的微粒，但用物理方法可以再分，科学实验证明，任何原子都是由一个带正电荷的原子核和若干个带负电荷的电子组成。

一、原子结构

例如最简单的氢原子，是由带1个单位正电荷的原子核和核外1个电子构成的；又如氯原子是由带17个单位正电荷的原子核和核外17个电子构成，所以任何原子都是由带正电荷的核和核外带负电荷的电子构成的。原子核带正电，核外电子带负电，两者所带电荷电性相反，电量相等，所以整个原子呈电中性。

由于原子核带正电荷，电子带负电荷，因此核和电子两者之间有吸引力；同时，电子又以极高的速度在核外作高速运动，从而跟核之间又产生了排斥力，所以原子核和电子之间存在着相互吸引力和排斥力这对矛盾。

原子核体积远比原子小，它约等于原子体积的几千亿分之一。假设原子是幢万人大厅，那么原子核相当于悬挂在大厅中央的一颗葡萄，可见，原子内部绝大部分都是空的，电子就在此空间里作高速运动。

不仅原子可以分为原子核和电子，原子核还可以再分，它由质子和中子两种微粒构成。

原子 { 原子核 { 质子、中子 }；电子 }

每个质子带 1 个单位正电荷，中子不带电，所以核电荷集中在质子上。有多少核电荷数，就有多少质子数，同时也有多少核外电子数。化学中，往往把构成物质的 100 多种元素按其核电荷数由小到大顺序进行编号，这个编号叫**原子序数(atomic number)**。因此：

核电荷数＝核内质子数＝核外电子数＝原子序数

原子序数列在元素周期表中，因此，按元素周期表的原子序数可查得相应元素的核电荷数、核外电子数等参数。

二、原子量

原子虽很小，但有一定的质量，此质量非常小，现今还无法直接测出一个原子的质量，而只能推算出一个相对质量。

国际上规定：把一个碳-12 原子(有 6 个质子、6 个中子)的质量定为 12 作标准，而其他原子的质量则与它相对比较，所得数值即为该原子的**原子量(atomic weight)**。

1 个这种碳原子的实际质量 $=1.9927\times10^{-23}$(g)

$$\frac{1.9927\times10^{-23}}{12}=1.660833333\times10^{-24}\text{(g)}$$

此值为原子量的标准(即：原子量为 1 时的质量标准)，其他原子的原子量都相对于 1.6608×10^{-24} g 而得出。由此可推出：

Fe 原子量 $=9.288\times10^{-23}$(g)/1.6608×10^{-24}(g) $=55.92\approx56$

O 原子量 $=2.657\times10^{-23}$(g)/1.6608×10^{-24}(g) $=15.998\approx16$

依次可求得各原子的原子量，见元素周期表(原子量：无单位)。例如：H＝1、Na＝23、Cl＝35.5、N＝14、S＝32。

同理也可测得质子和中子的相对质量：

1 个质子的相对质量 $=1.6726\times10^{-24}$(g)/1.6608×10^{-24}(g) $=1.007\approx1$

1 个中子的相对质量 $=1.6748\times10^{-24}$(g)/1.6608×10^{-24}(g) $=1.008\approx1$

1 个电子的质量很小，相当于 1 个质子质量的 1/1 837，可以忽略不计。

由上所述，原子由原子核和电子构成，电子质量可忽略，原子质量主要集中在核上，原子核是由质子和中子组成，所以原子量实际上是由质子数和中子数总和构成。

原子量(质量数)＝质子数＋中子数

(A)　　　(Z)　　　(N)

只要知道这三个数值中任意二个数，即可推算出另一个数值。例如 S，其原子序数为 16(即核内质子数为 16)，原子量为 32，因此其中子数为 32－16＝16。

在化学上，要表示某一原子的质量数(A)和质子数(Z)之间的关系，可以用下式表示：

$^{A}_{Z}X$　X 代表某元素的符号；A 代表质量数(原子量)；Z 代表质子数(核电荷数、核外电子数、原子序数)。

例如：$^{32}_{16}S$，$^{12}_{6}C$，$^{23}_{11}Na$。

三、同位素

具有相同核电荷数(即质子数相同)的同类原子叫**元素(element)**。同一种元素往往有几种原子，所以原子和元素概念不一样，同种元素的原子其质子数相同，而中子数不一定相等，例如表

3-1所示氢元素有三种不同原子。

表3-1 氢的同位素

	名称	符号	含质子数	含中子数
普通氢	氕	$^{1}_{1}H$	1	0
重氢	氘	$^{2}_{1}H$	1	1
超重氢	氚	$^{3}_{1}H$	1	2

人们将具有相同质子数和不同中子数的同一元素的多种原子称为**同位素(isotope)**，又如：$^{12}_{6}C$、$^{13}_{6}C$、$^{14}_{6}C$均含有6个质子，但中子数分别为6、7和8个。同位素的各种原子的化学性质几乎相同。

同位素的物理性质有所差异，根据物理性质不同可分为稳定同位素和放射性同位素。所谓放射性同位素是指能自发地发出肉眼看不见的射线，放射性同位素发出的射线有如下类型：①α-射线：由带2个单位正电荷的α粒子组成；②β-射线：高速运动的电子流；③γ-射线：一种不带电的光子流，它的穿透能力很强。放射性同位素，例如^{125}I、^{32}P、^{135}I、^{60}Co等都有特定的半衰期，往往作为示踪原子，在考古、医学研究等领域有着广泛应用。由于放射性同位素发出的射线可以杀伤肿瘤细胞，因此放射性治疗常用于肿瘤患者的辅助治疗。但是放射性射线对正常细胞也会造成损害，在进行放射性同位素操作中，要遵循严格的防护措施。

第二节 核外电子的运动状态

一、电子云

电子在核外空间一定范围内作高速运动，由于电子很小，运动速度极高，活动范围又局限在原子内这样的“空间里”，因此至今人们都无法确定电子在某一瞬间处于原子核外空间的哪一点，而只能统计出在一段时间内，电子在核外某处出现机会的多少。

电子在核外空间一定范围内作高速运动，好像带负电核的云雾笼罩在原子核周围，对此，可形象地称为**电子云(electron cloud)**。

通常用小黑点的疏密来表示电子在核外空间单位体积内出现机会的多少，小黑点密的区域表示电子在此出现机会较多，小黑点稀的区域表示电子在此出现机会较少(图3-1)。

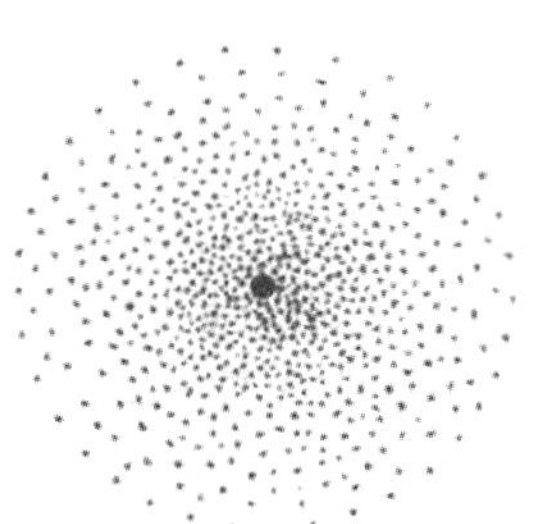

图3-1 电子云示意图

二、电子运动状态的描述

各种原子，除H原子核外只有一个电子外，其他原子均含几个甚至几十个电子，这么多的电子围绕着核，在核外一定空间内作高速运动，可想而知要描述每一电子的运动状态是相当复杂的，但也并非毫无办法。

根据现代电子理论，已经能够较明确地描述电子在核外的运动状态。一般按以下四方面参数进行描述：

核外电子运动状态 { 电子层
电子亚层
电子云伸展方向
电子的自旋 }

在含有多个电子的原子中,电子运动的情况较复杂。有的电子在离核较近的区域,电子与原子核相互吸引力较强,电子具有的能量较低;而有的电子,在离核较远的区域运动,电子与原子核相互吸引力较弱,电子具有的能量较高。通常,根据电子具有的不同能量,由低到高,可将电子在核外运动的区域分成不同层次。

1. 电子层(主量子数) 电子层亦称能级(n 值),当电子在离核最近的区域内运动,能量最低,为第一电子层,用"1"或"K"表示;在离核稍远的区域内运动,能量稍高,为第二电子层,用"2"或"L"表示;在离核更远的区域内运动,能量更高,为第三电子层,用"3"或"M"表示;由里往外,循序类推,如图 3－2 所示。

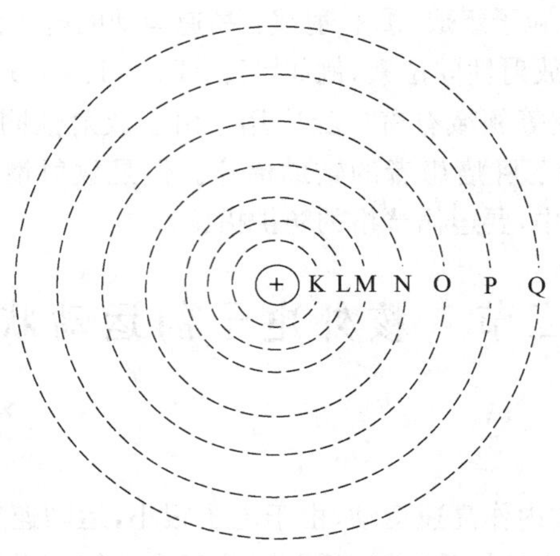

图 3－2 电子层排列示意图

由上看出,"n"值越大,电子离核越远,电子具有的能量越高。所以,电子层主要决定电子能量的高低,也决定电子占空间的大小(离核远近)。通常,电子是在核外不同的电子层中运动,电子能量的高低按 K→L→M→N→O→P→Q 次序循序递增。

怎样衡量核外电子的能量高低?可根据元素电离能来比较。从气态原子中失去一个电子变成阳离子,需要抵抗核电荷的引力而消耗能量,这个能量叫**电离能(ionization energy, I)**。

一般而言,离核越远的电子,核对其引力越小,所需电离能越小,电子越易失去,电子能量越高,所以,电子能量与电离能呈反比。因此在离核越远的区域内运动的电子,电子能量越高,电离能越低;在离核越近的区域内运动的电子,电子能量越低,电离能越高。

可见,含有多个电子的原子中,核外电子可按电离能大小或电子能量的高低按 K→L→M→N…依次分层排布。

2. 电子亚层和电子云形状(副量子数) 进一步分析,即使在同一电子层中的电子,其电子能量也有差异,电子云形状也不一样。根据此差异,又可将电子层分为若干个亚层,并分别用 s、p、d、f 等符号表示(见表 3－2)。

表 3-2 各电子层的亚层及表示

电子层	亚层数	电子标号
1 K层	1	1s
2 L层	2	2s、2p
3 M层	3	3s、3p、3d
4 N层	4	4s、4p、4d、4f
……		

注：s、p、d、f 是光谱学上的符号

在同一个电子层中，亚层电子能量按 s→p→d→f 循序渐增，且不同亚层的电子云形状是不同的(见表 3-3)。

表 3-3 电子亚层的形状及伸展方向

电子亚层	电子云形状	伸展方向
s 亚层	球形	1 种
p 亚层	哑铃形	3 种
d 亚层	梅花形	5 种
f 亚层	更复杂	7 种

由此可见，电子亚层既可决定同一电子层(n 值相同)中电子能量的高低(s→p→d→f)，又可决定电子云形状。

3. *电子云的伸展方向(磁量子数)* 电子云不仅有确定的形状，而且有一定的伸展方向(见表 3-3)。

s 电子云：球形对称，在空间各个方向上伸展程度相同，只有 1 种伸展方向；p 电子云：哑铃形，在空间可有 3 种互相垂直的伸展方向；d 电子云：梅花形，在空间可有 5 种伸展方向；f 电子云：更复杂，在空间可有 7 种伸展方向。

如果将在一定的电子层上，具有一定形状和伸展方向的电子云所占据的空间称为一个轨道，那么 s、p、d、f 亚层就分别有 1、3、5、7 个轨道，这样，各电子层可能有的最多轨道数如表 3-4 所示。

表 3-4 电子层轨道数及最多容纳电子数

电子层	电子亚层	轨道数	最多容纳电子数
1(K)	s	1，即 1^2	$2\times1^2=2$
2(L)	s、p	$1+3=4$，即 2^2	$2\times2^2=8$
3(M)	s、p、d	$1+3+5=9$，即 3^2	$2\times3^2=18$
4(N)	s、p、d、f	$1+3+5+7=16$，即 4^2	$2\times4^2=32$
…			

4. *电子的自旋(自旋量子数)* 电子不仅在核外空间按一定的规律不停地运动，而且还作自旋运动，电子自旋有顺时针转和逆时针转两种状态。这两种自旋相反的电子可同时存在于同一轨道

中,由此可推知,每一电子层中最多可容纳的电子数为 $2n^2$(表 3－4)。

第三节　原子核外电子的排布

上一节介绍了原子核外电子运动的各种可能状态。对于一个具体的原子来说,核外电子又如何按一定规律排布的呢? 通常核外电子的排布遵守以下规律。

一、泡利不相容原理

泡利不相容原理是指在一个原子中不可能有运动状态完全相同的 2 个电子同时存在,换言之,处于完全相同状态的电子是不相容的。

退一步讲,如果有 2 个电子处在同一能级的一个轨道中,即电子层、电子云形状和伸展方向都相同的轨道中,那么它们的自旋方向一定相反。由此推测,每一轨道中只能容纳 2 个自旋方向相反的电子。

按照泡利不相容原理,可以推测各电子层最多可容纳的电子数目及分布情况(表 3－4)。

二、能量最低原理

原子核外电子是按能级高低分层排布的,不同电子层中,电子能量按 K→L→M→N…循序递增,同一电子层中,电子能量按 s→p→d→f 循序递增。

按能量最低原理的理论认为,核外电子总是尽先占有能量最低轨道,只有当能量最低的轨道占满后,电子才依次进入能量较高的轨道。这样,原子的结构最稳定。因此,原子中电子的排布,将从能量最低的 1s 轨道开始: 1s→2s→2p→3s→3p→4s(能级交错)→3d→4p→5s→4d→5p→6s→4f→5d→6p→7s→5f→6d→7p→…

对于多电子的原子来说(＞18 个电子),由于核外电子与电子之间产生相互作用,以及核对电子的作用,从而使多电子的原子中核外电子能级产生交错现象。根据以上电子的近似能级圈,可以确定电子排入各轨道的次序。

三、洪特规则(最多轨道原则)

首先,按泡利不相容原理和能量最低原理来分析一下碳原子的核外电子排布情况: ${}_6C$, C 原子,核电荷数为 6,即核外有 6 个电子。按上述两个原理,电子排布次序为: $1s^2$→$2s^2$→$2p^2$。2 个电子排入 1s 轨道,2 个电子排入 2s 轨道,还剩下 2 个电子应该排入 2p 轨道。但 2p 有 3 个轨道,这 2 个电子应该排在同一个 2p 轨道里,还是分占 2 个 p 轨道? 如果分占 2 个 p 轨道,2 个电子自旋方向相同还是相反?

人们从光谱实验数据总结出一个规律——最多轨道原则: 在同一亚层中的各个轨道(也称等价轨道: 例如 3 个 p 轨道、5 个 d 轨道、7 个 f 轨道)上分布的电子,将尽可能分占不同的轨道,而且自旋方向相同,这样排布可使整个原子的能量最低。

如果直观一点,用方框"□"代表轨道,则 ${}_6C$ 的轨道表达式为:

1s	2s	2p		
↑↓	↑↓	↑	↑	

又如：

$_{7}N$　　核外有7个电子

$1s^2$　$2s^2$　$2p^3$　　电子排布式（方便）

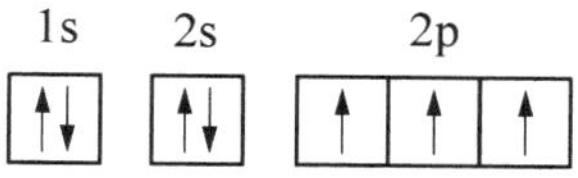

1s　2s　2p

[↑↓]　[↑↓]　[↑][↑][↑]　　轨道表达式（直观）

对于多原子来说，核外电子排布还要注意能级交错现象。

四、洪特规则特例

对于同一电子亚层，当电子排布为全充满、半充满或全空时，是比较稳定的。

全充满：p^6　d^{10}　或 f^{14}

半充满：p^3　d^5　或 f^7

全空：p^0　d^0　或 f^0

例如：

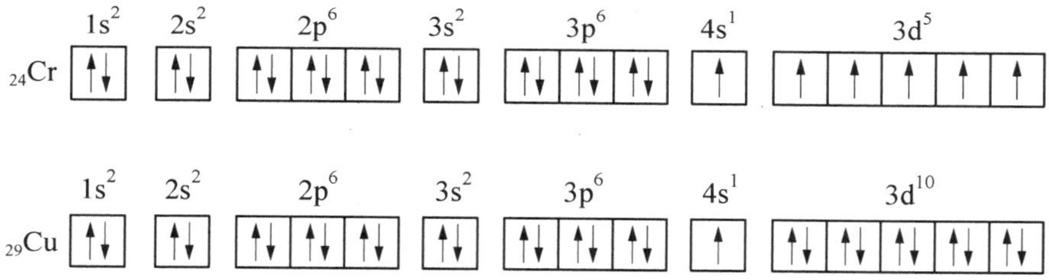

$_{24}Cr$　$1s^2$ [↑↓]　$2s^2$ [↑↓]　$2p^6$ [↑↓][↑↓][↑↓]　$3s^2$ [↑↓]　$3p^6$ [↑↓][↑↓][↑↓]　$4s^1$ [↑]　$3d^5$ [↑][↑][↑][↑][↑]

$_{29}Cu$　$1s^2$ [↑↓]　$2s^2$ [↑↓]　$2p^6$ [↑↓][↑↓][↑↓]　$3s^2$ [↑↓]　$3p^6$ [↑↓][↑↓][↑↓]　$4s^1$ [↑]　$3d^{10}$ [↑↓][↑↓][↑↓][↑↓][↑↓]

五、最外层电子数与元素化学性质的关系

惰性气体元素、金属元素和非金属元素的原子最外层电子数目各有特点。

1. *惰性气体元素*　即氦(He)、氖(Ne)、氩(Ar)、氪(Kr)、氙(Xe)，其原子最外层有 8 个电子的稳定结构(He 有 2 个电子)。因此，一般不与任何物质起反应。

2. *金属元素*　指组成金属单质的元素，如钠、镁、铝、铁、铜等金属单质，其原子最外层电子数目一般少于 4 个，在化学反应中，易失去最外层电子，而达到稳定的电子层结构，从而成为正价离子。例如：

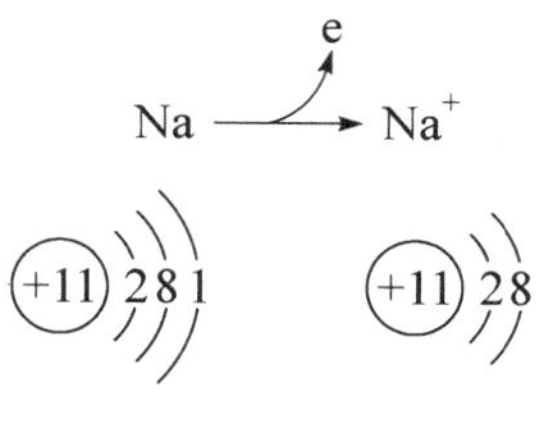

$$Na \xrightarrow{e} Na^{+}$$

(+11) 2 8 1　　(+11) 2 8

3. *非金属元素*　指组成非金属的元素，如氯、氢、碳、氧、硫、溴，其原子最外层电子数目一般多于 4 个，在化学反应中，易得到电子而达到稳定的电子层结构，从而成为负价离子。例如：

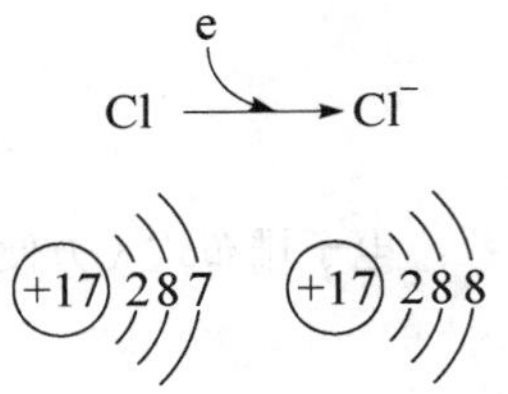

$$Cl \xrightarrow{e} Cl^-$$

(+17) 2 8 7　(+17) 2 8 8

金属具有特殊的光泽，容易导电、传热，有可塑性、延展性，常温下是固体(汞例外是液体)。而非金属元素一般无光泽，不能导电和传热，其单质通常呈气态、液态或固态。值得注意的是金属与非金属两者之间并无绝对界限。

第四节　氧化还原反应

一、氧化与还原

在化学反应中，凡是物质跟氧发生反应，叫做氧化反应。例如：

$$2Mg + O_2 \xlongequal{点燃} 2MgO$$

凡是含氧物质里的氧被夺去的反应，叫做还原反应。例如：

$$CuO + H_2 \xlongequal{\triangle} Cu + H_2O$$

进一步分析，上述氧化反应的实质是发生了电子得失(转移)及化合价的变化：

失去 2e，被氧化，化合价升高

$$2\overset{0}{Mg} + \overset{0}{O_2} \xlongequal{点燃} 2\overset{+2}{Mg}\overset{-2}{O}$$

得到 2e，被还原，化合价降低

失去 2e，被氧化，化合价升高

$$\overset{+2}{Cu}O + \overset{0}{H_2} \xlongequal{\triangle} \overset{0}{Cu} + \overset{+1}{H_2}O$$

得到 2e，被还原，化合价降低

以上反应可看出，当物质跟氧化合时，总是失去电子被氧化，其化合价升高；当含氧物质失去氧时，总是得到电子被还原，化合价降低。

此氧化还原反应的概念可被扩大，不仅能分析得氧和失氧的反应，而且也能分析没有得氧、失氧关系而发生电子得失、元素化合价变化的反应。例如：

失去 2e，被氧化，化合价升高

$$\overset{0}{Fe} + \overset{+2}{Cu}SO_4 \xlongequal{} \overset{+2}{Fe}SO_4 + \overset{0}{Cu}$$

得到 2e，被还原，化合价降低

由此得出结论：物质失去电子，化合价升高的反应，是氧化反应；物质得到电子，化合价下降的反应，是还原反应。凡是有电子得失，化合价变化的反应，叫做**氧化还原反应**(**oxidation-reduction**

reaction)。在氧化还原反应中，一个物质失去电子，必然伴有另一物质得到电子，而且失去电子的数目一定等于得到电子的数目，所以，氧化和还原必然同时发生。

二、还原剂和氧化剂

在氧化还原反应之中，失去电子的物质叫做**还原剂**，例如上述反应之中的 Mg、H_2、Fe；得到电子的物质称为**氧化剂**，例如 O_2、CuO、$CuSO_4$。还原剂失去电子而本身被氧化，化合价升高；氧化剂得到电子而本身被还原，化合价下降。

在氧化还原反应方程式中，常用双桥式箭头表示反应过程中电子的得失。例如：

失 2e

$$2Na + Cl_2 = 2NaCl$$

得 2e

也可用单桥式箭头表示物质进行反应时，相互间电子转移的方向和数目。

2e

$$2Na + Cl_2 = 2NaCl$$

三、氧化性和还原性

氧化剂具有获得电子的性质，具有氧化性。如果物质中的原子获得电子能力越强，其氧化性就越强。例如卤素单质都是氧化剂，均具有氧化性，其氧化性的强弱顺序见下：

F→Cl→Br→I(强→弱)，得电子的能力逐渐减弱。

还原剂具有失去电子的性质，具有还原性。如果物质中失去原子的能力越强，其还原性就越强。例如碱金属都是还原剂，具有还原性。其还原性强弱顺序是：

Cs→Rb→K→Na→Li(强→弱)，失电子的能力逐渐减弱。

氧化性往往是非金属表现出来的性质，因此也称为非金属性；还原性往往是金属表现出来的性质，因此也称为金属性。

第五节　元素周期律

将 100 多种元素按核电荷数(原子序数)由小到大排序，呈现周期性变化。

一、核外电子排布的周期性变化

第一周期元素仅含 K 层电子，最外层电子排布 $1s^1 \sim 1s^2$；第二周期元素含 K、L 层，最外层电子排布 $2s^1 \sim 2p^6$，电子从 1 个增至 8 个的稳定结构；第三周期元素含 K、L、M 层，最外层电子排布 $3s^1 \sim 3p^6$，电子也是从 1 个增至 8 个的稳定结构。因此，在同一周期，随着原子序数的增加，元素原子的最外层电子由 1 个增至 8 个，达到稳定的电子层结构。

二、原子半径的周期性变化

在同一周期中，各元素的核外电子层数虽然相同，但随核电荷数依次增多，核对外层电子引力增强，原子半径逐渐减少。因此，在同一周期，随着原子序数的递增，原子半径由大逐渐变小(惰性元素除外)。

三、元素主要化合价的周期性变化

以第三周期元素为例,Na～Cl,正价逐渐增大,依次从＋1～＋7; Si～Cl,负价逐渐递减依次从－4～－1。因此,在同一周期,元素的化合价随着元素原子序数的递增正价逐渐递增,负价逐渐递减。

综上所述,在同一周期,元素的性质随着元素原子序数的递增而呈现周期性变化,这个规律叫做**元素周期律**。

第六节　元素周期表

俄国化学家门捷列夫经过艰苦卓绝的努力,发现了元素周期律,并于1869年根据元素周期律发表了第一张元素周期表。后经多位科学家的不断补充完善,逐渐形成了现代的元素周期表(见附录3)。元素周期表的结构与原子结构的关系是最基本的化学知识之一,掌握了它们之间的关系,就好比拿到开启元素大门的钥匙。

一、元素周期表的结构

(一) 周期

具有相同电子层数而又按核电荷数递增的顺序排列的一系列元素称为周期。元素周期表共有7个横行,即7个周期,周期的序数即为该周期元素所具有的电子层数。其中1、2、3周期元素数目较少,称为短周期;4、5、6周期元素数目较多,称为长周期;第7周期因其中的元素还未被完全发现而称为不完全周期,也叫最后周期。

(二) 族

元素周期表里有18个纵列,每个纵列称为一个族。其中主族有7个,即ⅠA～ⅦA;副族有7个,即ⅠB—ⅦB; 8、9、10三个纵列元素化学性质极为相似,称为Ⅷ族;而惰性气体元素因化学性质稳定,故称为零族。

二、周期表里元素性质的递变规律

同一周期中,按照原子半径随原子序数递增而变小的规律,原子半径越小,核对电子吸引力越大,失电子能力逐渐减弱,反之,得电子能力逐渐增强。因此,元素周期表从左到右,金属性逐渐减弱,非金属性逐渐增强。

同一族中,随着电子层数依次增多,原子半径依次增大,原子对电子引力逐渐减弱,则得电子能力逐渐减弱,反之,失电子能力逐渐增强。因此,元素周期表从上到下,非金属性减弱,金属性增强。

三、原子结构和主族元素化合价

对于金属元素来说(包括H),ⅠA～ⅢA中,其最高正化合价＝族的序数＝最外层电子数(称价电子);对于非金属元素,|最高正化合价|＋|最高负化合价|＝8,最高正化合价＝失去或偏离的最外层电子数,最高负化合价＝8－最外层电子数(8为稳定电子层结构)。

第七节 化 学 键

世界由物质构成，物质由分子构成，分子由原子构成。各种原子是怎样互相结合成分子，进一步构成物质的呢？在此过程中，由原子的化学性质转变成分子的化学性质，在此中间究竟原子与原子发生哪些相互作用，使化学性质发生很大改变？

化学上，分子形成过程中相邻的两个或多个原子之间强烈的相互作用，叫做**化学键**。根据原子内相互作用方式不同，化学键有离子键、共价键和金属键三种类型。

一、离子键

（一）离子键的形成

分析 NaCl 的形成，我们知道$_{11}$Na 核外有 11 个电子，由于 Na 原子的 3s 电子的电离能很小，故易失去电子使最外层达到 8 个电子的稳定结构，形成 Na^+。

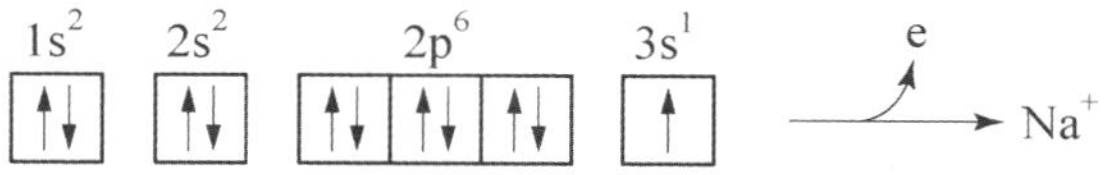

$1s^2$ ↑↓　$2s^2$ ↑↓　$2p^6$ ↑↓ ↑↓ ↑↓　$3s^1$ ↑　—e→ Na^+

而$_{17}$Cl 核外有 17 个电子，由于 Cl 原子电子亲和能较大，易结合电子使最外层也达到 8 个电子的稳定结构形成 Cl^-。这里的电子亲和能是指在获得一个电子后处于稳定状态时所释放的能量。电子亲和能越大，所释放能量越大，表示原子越易获得电子。

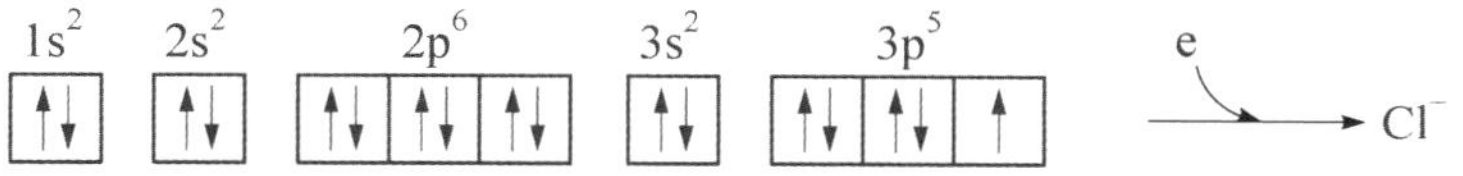

$1s^2$ ↑↓　$2s^2$ ↑↓　$2p^6$ ↑↓ ↑↓ ↑↓　$3s^2$ ↑↓　$3p^5$ ↑↓ ↑↓ ↑　—e→ Cl^-

在 Na 与 Cl 反应之中，钠原子中 3s 轨道上一个电子转移到氯原子 3p 轨道上，而使 Na^+、Cl^- 两者产生静电吸引作用，从而形成离子化合物。即：

$$Na^+ + Cl^- = Na^+ Cl^- = NaCl$$

由阴、阳离子间通过静电作用形成的化学键，叫做**离子键**。离子键的形成往往发生在活泼的金属元素的原子（周期表ⅠA、ⅡA、ⅢA）与活泼的非金属元素的原子（周期表ⅥA、ⅦA）之间，两者相互形成化合物时，都会发生电子得失。

（二）离子化合物

以离子键结合的化合物称**离子化合物**。

离子化合物具有如下性质：①离子化合物在室温下以离子晶体（阴、阳离子通过离子键所形成的有规则排列的晶体）形式存在，例 Na^+、Cl^-。②在离子型晶体中，正负离子之间有很强是静电吸引力，所以离子型晶体最显著的特点是具有较高的熔点和沸点。③离子化合物是电解质，在水溶液或熔融状态时都能导电。

二、共价键

正如前述，离子键只能在活泼的金属原子和活泼的非金属原子之间形成。因为这样的两种原子相互靠近时，发生了电子转移，形成了阳离子和阴离子，最后通过静电相互吸引，形成离子键。当两个相同的原子或性质相差不大的原子相互靠近时，很难发生电子转移，也就不可能形成离子键。例如：H_2、N_2、Cl_2 等非金属单质，它们都是由相同原子构成，在形成分子过程中，不会发生电子转移，不会形成阴、阳离子。事实也证明，这些单质无论是固态、液态还是气态，都不会导电，即均不是电解质，或者说不是离子化合物。那么，这些单质在分子形成过程中，原子与原子之间发生了哪一种相互作用？

（一）共价键的形成

以最简单的 H 原子为例，其核外有 1 个 1s 电子，1s 电子围绕着核作高速运动。当 2 个 H 原子互相靠近，形成 H_2 分子过程中，原子之间发生了哪些作用？

当 2 个 H 原子充分靠近时，每 1H 原子除了吸引本身核外的 1s 电子外，还吸引另一个 H 原子核外的 1s 电子，从而使原来分属于各个氢原子的 1s 电子成为 2 个氢原子核共有，即 2 个 1s 电子围绕着 2 个氢原子核运动，被 2 个原子所共有，称为共有电子对。这样两核间的电子出现的机会最大，即两核间电子云发生了重叠，而且自旋方向相反。由于 2 个 H 原子相互靠近时，2 个 1s 电子形成共用电子对，使得每一氢原子的 1s 轨道都被充满，都具有氢原子的稳定结构，从而形成氢分子。

电子式及结构式表示如下：

$$H\times + \cdot H = H \overset{\times}{\cdot} H \qquad H—H(\text{结构式})$$

像 H_2 那样，原子内通过共用电子对（电子云重叠）所形成的化学键，叫**共价键**。共价键电子云重叠程度越大，形成的分子越稳定。

通过共价键所形成的化合物，称**共价化合物**。许多非金属元素构成的化合物，例如 H_2O、NH_3、H_2S 和有机化合物都属于共价化合物。共价键可以由相同元素的原子形成，也可以由不同元素的原子形成。

（1）由相同元素的原子形成单质：例如 Cl_2，其轨道表达式和结构式如下：

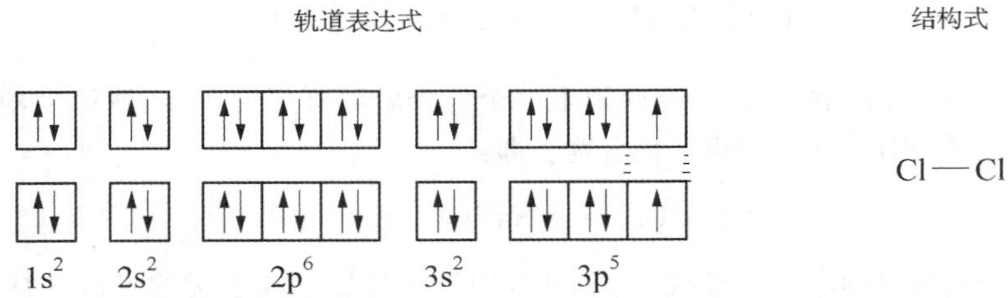

（2）由不同元素的原子形成共价化合物：例如 NH_3，N 原子核外有 7 个电子，其最外层有 3 个未成对的 2p 电子，NH_3 中 N 与 3 个 H 化合成 NH_3 分子，其轨道表达式和结构式如下：

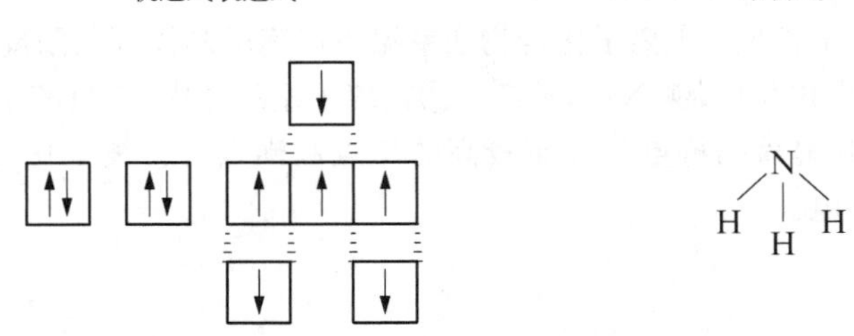

(二)共价键的参数

1. 键能和键长 实验证明,某一共价键的形成往往要释出一定的能量,而破坏此共价键时则要吸收同样多的能量,例如:

$$H_{(气)} + H_{(气)} = H_2 + 104.2(千卡)$$

原子内构成某一化学键时所放出的能量或破坏某一化学键时所需要吸收的能量叫键能。键能的大小可以衡量化学键的强弱程度。键能越高,共价键越牢固,所形成的分子就越稳定。

在分子中,两个成键原子的核间平均距离叫键长。键长也可衡量化学键的牢固程度。键长越短,键就越牢固。

键能和键长是共价键的两个重要的性质,可由实验测知。

2. 键角 在分子中键与键之间的夹角叫做键角。

(1) 共价键的饱和性:共价键形成的先决条件是具有自旋方向相反的未成对的电子。有 n 个未成对电子,就可与 n 个自旋方向相反的电子配对成键,成键电子一旦配对,就不能再与另外的电子配对成键。这也符合每个轨道最多只能容纳两个自旋方向相反的电子的泡利不相容原理。

例如 H_2S 分子形成过程中,每个 S 原子有两个未成对的 3p 电子,每个 H 原子有一个未成对的 1s 电子,且它们的自旋方向相反,当它们的充分靠近时,1 个 S 原子和 2 个 H 原子各提供 2 个电子形成 2 个共价键:

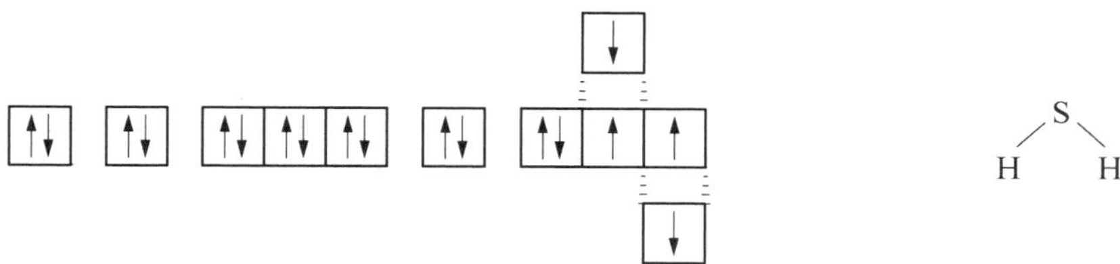

H_2S 分子中,H 原子不能再与第 2 个原子配对结合,S 原子也不能再与第 3 个 H 原子配对结合,即两者已达到饱和。

从共价键的稳定性来看,形成共价键过程中,成键电子云重叠程度越大,核内电子云密度越高,形成的共价键越稳固。

然而,如前所述,每一亚层电子云形状不一样。s 电子为球形对称,只有 1 种伸展方向(1 个轨道);p 电子为纺锤形,有 3 种伸展方向(3 个轨道);d 电子云为梅花形,有 5 种伸展方向(5 个轨道)。因此,要使形成的共价键更稳固,电子云重叠要有一定方向性。

(2) 共价键的方向性:在成键过程中,为了达到电子云最大限度的重叠,电子云必须沿着原子轨道伸展方向发生重叠,这样,可使电子云重叠程度最高,形成的共价键最稳定。

仍以 H_2S 为例,S 原子最外层 2 个不成对的 3p 电子在空间伸展的方向为互成直角,两个氢原子的 1s 电子要与 S 原子的 2 个 3p 电子配对成键,氢原子的 1s 电子云要沿着 S 原子 3p 电子的 X 轴和 Y 轴的伸展方向与 3p 电子重叠,这样,才能使电子云重叠程度最大,形成共价键最稳定。由此,形成的 2 个共价键也互成直角,接近 90°。

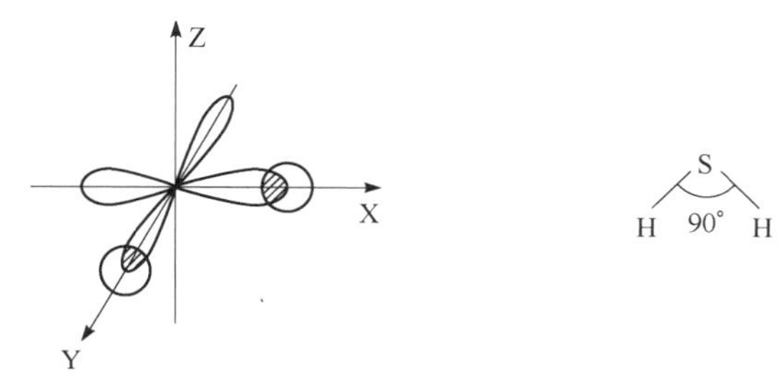

图 3-3 s 和 p 电子云重叠方向

键角是共价键的又一重要性质,根据键角的

大小，可以推测分子的立体构型。例如：H_2O 分子中两个 O—H 键间的夹角为 104°5′，其构型为折线型；CO_2 分子中两个 C═O 键间的夹角为 180°，其构型为直线型；NH_3 分子中三个 N—H 键间的夹角为 107°18′，其构型为锥体型；CH_4 分子中四个 C—H 键间的夹角为 109°28′，其构型为正四面体型。

3. 共价键的极性　共价键形成过程中，没有电子得失，共用电子对的电子云在两个成键原子内的分布有两种情况：

(1) 同种原子形成的共价键：由于相同原子吸引电子能力相同，所以成键电子将均等地围绕两核运动，即共用电子对不偏向任何一方，两个成键原子都不显电性，这样的共价键称为非极性键(非极性共价键)。

以非极性键结合而形成的分子都是非极性分子，即整个分子不显极性。例如：O_2、N_2、H_2、Cl_2。

(2) 不同原子之间所形成的共价键：由于不同原子吸引电子能力不同，成键电子云(共用电子对)偏向于吸引电子能力较强的一方。此时，电荷的分布不对称，使吸引电子能力较强的原子带部分负电荷，吸引电子能力较弱的原子带部分正电荷，这样的共价键称为极性(共价)键。

可以从成键原子的电负性大小来判断键的极性。电负性是指原子在分子中吸引电子的能力。电负性大，表示原子对电子吸引能力强，一般为活泼的非金属元素，电负性小，表示原子对电子吸引能力弱，一般为活泼的金属元素。

根据电负性大小可推测键的类型及共价键的极性。各元素的电负性数值，一般在 0.7～4.0 之间(见表 3-5)。

表 3-5　根据电负性大小推测键的类型

元素及电负性		电负性数值之差	键的类型
Na	Cl		
0.9	3.1	3.1－0.9＝2.2	离子键(电负性数值之差＞1.9)
H	F		
2.1	4.0	4.0－2.1＝1.9	极性共价键(电负性数值之差 0～1.9)
N	N		
3.0	3.0	3.0－3.0＝0	非极性共价键(差值为零)

以极性键形成的双原子分子，都是极性分子，例如 HBr、HCl、HF；以极性键形成的多原子分子，是否是极性分子，还要考虑分子的几何构型，即分子的对称性如何。

例如 CO_2 是共价化合物：

判断键的极性，看电负性差值：

C	O	电负性差值	
2.6	3.5	3.5－2.6＝0.9	应该为极性键

然而，由于 CO_2 是多原子分子，还要看分子的几何构型(键角)：

O═C═O　　键角＝180°　　分子为对称排列，两极极性互相抵消，整个分子无极性，所以 CO_2 为非极性分子。

又例如 H_2O 也是共价化合物：

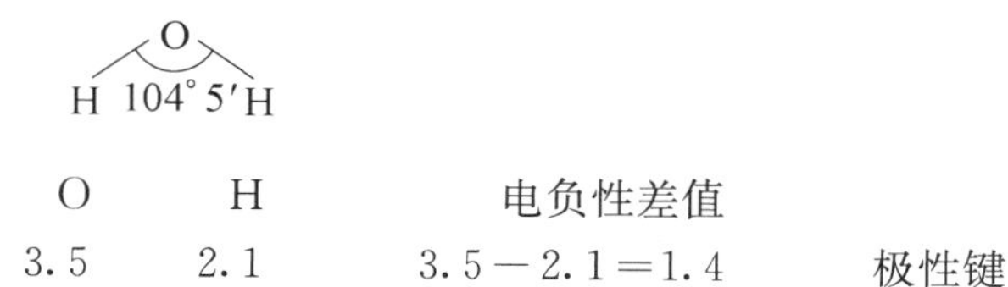

键角＝104°5′，无对称性，故为极性分子。

因此可得出如下结论：

同种原子形成非极性共价键，例：O_2、N_2、H_2、Cl_2 是非极性分子

不同原子形成极性共价键
- 双原子分子形成极性分子：HF、HBr
- 多原子分子
  - 对称：非极性分子（例：CO_2）
  - 不对称：极性分子（例：H_2O）

（三）配位键（一种特殊的共价键）

如上所述，形成共价键的一对共用电子对，通常是由两个原子提供被共用。还有一类特殊的共价键，其共用电子对是由 1 个原子单独提供而被两个原子共用，这样形成的共价键，称配位键。

例如：$NH_3 + HCl \xlongequal{} NH_4Cl$

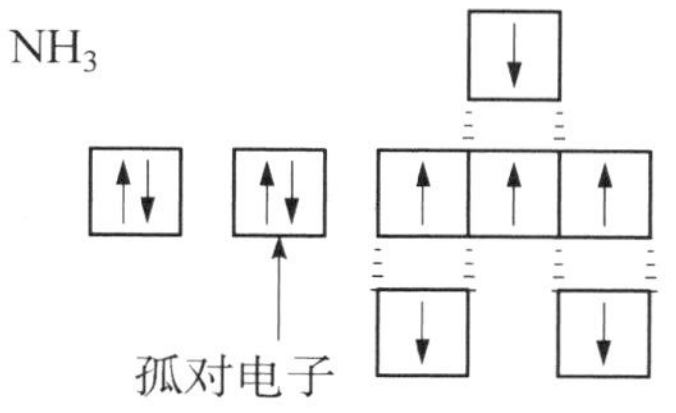

对于 N 和 H 均无未成对电子（轨道已饱和），N 原子最外层含有一对未共用的孤对电子

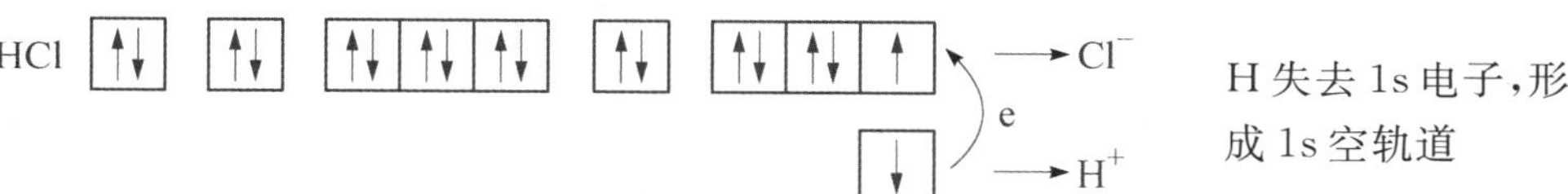

H 失去 1s 电子，形成 1s 空轨道

当 $\ddot{N}H_3$ 和 H^+Cl^- 反应时，NH_3 可以提供一对孤对电子和 H^+ 共用：

$$\ddot{N}H_3 + H^+ \xlongequal{} NH_4^+ \qquad \left[\begin{array}{ccc} & H & \\ & | & \\ H & — N — & H \\ & | & \\ & H & \end{array}\right]^+$$

配位键表示：

$$\underset{\substack{\uparrow \\ \text{电子对供给体}}}{A} \longrightarrow \underset{\substack{\uparrow \\ \text{电子对接受体}}}{B}$$

配位键形成条件：①电子对供给体必须具有孤对电子；②电子对接受体必须具有空轨道。

三、金属键

许多金属原子释放出电子后形成的金属离子，按一定的规律堆积而成，释放出的电子在整个晶体里自由地运动，成为各原子共有，这些电子称为自由电子。由于自由电子的作用使金属离子之间形成的化学键，叫做金属键，其实质是金属离子和自由电子之间的相互作用。通过这种相互作用，可使许多金属离子相互结合在一起，构成金属晶体。由于金属键的存在，造就了金属多种特

殊物理性质(详见拓展阅读)。

四、分子间作用力和氢键

前面讨论的各种化学键,实际上是原子与原子之间产生的相互作用力,它是决定分子的化学性质的主要因素。分子非常小,存在于自然界中的物质,无论呈气态、液态或固态,都是由许许多多分子构成的聚集体。对于呈聚集体状态的物质来说,单从原子与原子之间的相互作用(化学键的性质)还不能完全说明整个物质的性质。

1. 分子间作用力　在分子与分子构成物质的过程中,分子与分子之间还存在着一种较弱的作用力——分子间作用力。分子间作用力是决定物质的沸点、熔点、汽化热、熔化热、溶解度、表面张力、黏度等物理性质的主要因素。分子间如何发生相互作用?分子间作用力如何形成?

分子间作用力(又称范德华力)可以归纳为取向力、诱导力和色散力的总和:

(1) 取向力:当两个极性分子相互靠近时,由于它们的偶极的同极相斥,异极相吸,两个分子会发生相对移动,产生定向作用力,叫取向力。

(2) 诱导力:由于偶极相互影响,分子内彼此间产生诱导偶极,使分子从无极性转变为有极性,$A—B \xrightarrow{HCl} \overset{\delta^+}{A}—\overset{\delta^-}{B}$。

(3) 色散力:当非极性分子相互靠近时,由于每个分子中的电子在不断运动,原子核在不断振动,经常发生电子云和原子核之间的瞬间相对位移,因而产生瞬时偶极而相互吸引,这种力称色散力。

分子间作用力越大,物质熔点、沸点越高。

2. 氢键　实验发现,有些氢化物沸点异常高,例如,NH_3 沸点估计值为 -78 ℃,实际值为 -33 ℃;HF 沸点估计值为 -90 ℃,实际值为 20 ℃;H_2O 沸点估计值为 -70 ℃,而实际值却高达 100 ℃。为什么出现沸点的反常?这是由于这些分子内产生了一种叫做氢键的相互作用,从而增加了分子间的结合力,使得 NH_3、H_2O、HF 在较高温度时才能汽化。

氢键如何形成?以 HF 分子为例,在 HF 分子中,F 原子的电负性较大(4.0),H 的电负性(2.1),通过共用电子对形成 HF 分子时,共用电子对强烈地偏向 F 原子。“H—F”使分子极性增强,H 原子几乎成为“裸露”的质子,H—F 中这个原子半径很小,带部分正电荷的 H 核,允许另一个带部分负电荷的 F 原子充分靠近它,而产生静电吸引作用,形成氢键。

氢键表示:

X—H…Y;式中 X,Y 代表电负性较强的原子,例 O、N、F。

氢键形成条件:①有一个电负性很强的原子(一般含孤对电子),例:F、O、N(均有 $2s^2$ 孤对电子);②有一个与电负性很强的原子形成共价键的氢原子,例:H_2O、HF、NH_3。

氢键也有饱和性和方向性:

$$X—H\cdots Y$$

一个 H 原子只能与一个 Y 原子结合(只能形成一个氢键),X—H 键轴方向尽可能与 Y 原子上的孤对电子方向一致,因此:X—H…Y,三个原子在同一直线上,形成氢键最牢固。

氢键键能比共价键小,比范德华力稍大些。分子内通过氢键的形成,可使分子发生缔合现象,增强了分子间作用力,可使物质的熔点、沸点升高,氢键和范德华力在高分子化合物(核酸、蛋白质)空间构象的维系中具有十分重要的作用。

拓展阅读：金属键与金属

金属键存在于金属晶体中。通常情况下，金属单质除汞之外，一般均为金属晶体。金属晶体是具有一定几何形状的金属固体。其结构实际上是由许多金属原子释放出电子后形成的金属离子，按一定的规律堆积而成，释放出的电子在整个晶体里自由地运动，成为各原子共有，这些电子称为自由电子。

＋　＋　＋　＋　＋　＋
－　－　－　－　－　－
＋　＋　＋　＋　＋　＋
－　－　－　－　－　－
＋　＋　＋　＋　＋　＋

金属离子和自由电子之间的相互作用，通过这种相互作用，可使许多金属离子相互结合在一起，构成金属晶体。

由于金属键的存在，使得金属具有良好的导电性、导热性和延展性(可塑性)。

(1) 导电性：在没有外加电场时，自由电子在金属晶体内作自由运动，无方向性。在外加电场作用下，自由电子在金属晶体内作定向运动，从而形成电流，这就是金属具有导电性的原因。

(2) 导热性：在金属某部分受热情况下，可使该区域自由电子能量增加，运动加快，使自由电子与金属离子发生碰撞，将能量传给其他金属离子。就这样，通过自由电子的运动，可将能量从温度高的部分传递到温度低的部分，直至整块金属达到相同的温度，因此金属均有良好的导热性。

(3) 延展性：当金属受到外力作用，各层之间发生形变，但金属键未被破坏，使金属不会断裂，因此金属可以压成薄片，拉成丝，分段成一定的形状，表现出良好的可塑性。

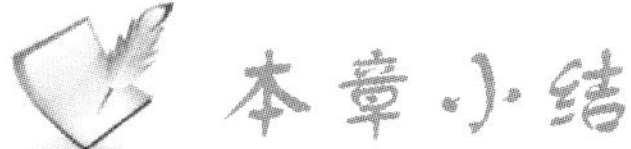

本章小结

原子是化学变化中的最小微粒，原子可以分为原子核和电子，原子核还可以再分为质子和中子。核电荷数＝核内质子数＝核外电子数＝原子序数。原子质量主要集中在核上，原子量实际上是由质子数和中子数总和构成。

具有相同核电荷数的同类原子叫元素。人们将具有相同质子数和不同中子数的同一元素的多种原子称为同位素，同位素的各种原子的化学性质几乎相同，但物理性质有所差异，根据物理性质不同可分为稳定同位素和放射性同位素。

一般按电子层、电子亚层、电子云伸展方向、电子的自旋四方面参数描述电子在核外的运动状态。电子层主要决定电子能量的高低，也决定电子占空间的大小。电子能量的高低按 K→L→M→N→O→P→Q 次序循序递增。在同一电子层中的电子，又可将电子层分为若干个亚层，并分别用 s、p、d、f 等符号表示。电子亚层既可决定同一电子层中电子能量的高低(s→p→d→f)，又可决定电子云形状。电子云不仅有确定的形状，而且有一定的伸展方向。在一定的电子层上，具有一定形状和伸展方向的电子云所占据的空间称为一个轨道，s、p、d、f 亚层就分别有 1、3、5、7 个轨道。电子还作自旋运动，电子自旋有顺时针转和逆时针转两种状态。

通常核外电子的排布遵循泡利不相容原理、能量最低原理和洪特规则，泡利不相容原理是指在一个原子中不可能有运动状态完全相同的2个电子同时存在。能量最低原理的理论认为，核外电子总是尽先占有能量最低轨道，只有当能量最低的轨道占满后，电子才依次进入能量较高的轨道。而在同一亚层中的各个轨道（等价轨道）上分布的电子，将尽可能分占不同的轨道，而且自旋方向相同，这样排布可使整个原子的能量最低，即洪特规则。

惰性气体元素、金属元素和非金属元素的原子最外层电子数目各有特点，惰性气体元素原子最外层有8个电子的稳定结构（He除外）。因此，一般不与任何物质起反应。金属元素原子最外层电子数目一般少于4个，在化学反应中，易失去最外层电子，而达到稳定的电子层结构，从而成为正价离子。非金属元素原子最外层电子数目一般多于4个，在化学反应中，易得到电子而达到稳定的电子层结构，从而成为负价离子。

物质失去电子，化合价升高的反应，是氧化反应；物质得到电子，化合价下降的反应，是还原反应。凡是有电子得失，化合价变化的反应，叫做氧化还原反应。在氧化还原反应中，一个物质失去电子，必然伴有另一物质得到电子，而且失去电子的数目一定等于得到电子的数目，所以，氧化和还原必然同时发生。

在氧化还原反应之中，失去电子的物质叫做还原剂，得到电子的物质称为氧化剂。还原剂失去电子而本身被氧化，化合价升高；氧化剂得到电子而本身被还原，化合价下降。氧化剂具有获得电子的性质，具有氧化性；还原剂具有失去电子的性质，具有还原性。氧化性往往是非金属表现出来的性质，因此也称为非金属性；还原性往往是金属表现出来的性质，因此也称为金属性。

将100多种元素按核电荷数（原子序数）由小到大排序，核外电子排布、原子半径、元素主要化合价呈现周期性变化，即元素周期律。根据元素周期律创建出了元素周期表，在元素周期表里，同一周期中，元素周期表从左到右，金属性逐渐减弱，非金属性逐渐增强。同一族中，元素周期表从上到下，非金属性减弱，金属性增强。

分子形成过程中相邻的两个或多个原子之间强烈的相互作用，叫做化学键。根据原子内相互作用方式不同，化学键有离子键、共价键和金属键三种类型。由阴、阳离子间通过静电作用形成的化学键，叫做离子键。以离子键结合的化合物称离子化合物。原子内通过共用电子对（电子云重叠）所形成的化学键，叫共价键。键能和键长可衡量化学键的牢固程度。在分子中键与键之间的夹角叫做键角。共价键具有饱和性和方向性，键角是共价键的又一重要性质，根据键角的大小，可以推测分子的立体构型。相同原子形成的共价键称为非极性（共价）键，不同原子形成的共价键称为极性（共价）键。可以从成键原子的电负性大小来判断键的极性。以极性键形成的双原子分子，都是极性分子；以极性键形成的多原子分子，是否是极性分子，还要考虑分子的几何构型。配位键是一种特殊的共价键，配位键形成条件：①电子对供给体必须具有孤对电子；②电子对接受体必须具有空轨道。自由电子的作用使金属离子之间形成的化学键，叫做金属键。分子间作用力是分子与分子之间存在的一种较弱的作用力（又称范德华力）。分子间作用力是决定物质物理性质的主要因素。分子间作用力越大，物质熔点、沸点越高。有些氢化物沸点异常高，这是由于这些分子内产生了氢键的相互作用，从而增加了分子间的结合力。氢键形成条件：①有一个电负性很强的原子（一般含孤对电子）；②有一个与电负性很强的原子形成共价键的氢原子。氢键也有饱和性和方向性。

思 考 题

一、名词解释

1. 同位素　2. 电离能　3. 氧化还原反应　4. 元素周期律　5. 化学键
6. 共价键

二、问答题

1. 计算：① 下列元素构成的原子或离子核外电子数：X(A=197，N=118)；Y^{3+}(A=70，N=39)；Z^-(A=80，N=45)。

② 下列元素构成的原子或离子核内中子数：C(A=48，Z=22)；D^{3+}(A=89,核外电子数=36)；E^{2-}(A=32,核外电子数=18)。

2. 分别写出各电子层所具有的亚层类型、轨道数及最多容纳电子数。

3. 分别写出$_{11}Na$、$_{16}S$、$_{17}Cl$、$_{19}K$的电子排布和轨道表达式。

4. 写出元素周期表同一周期及同一主族元素性质递变规律。

5. 指出下列分子中共价键的类型并判断分子的极性：H_2O、CH_4、CCl_4、$CH_2{=}CH_2$、乙炔、CO_2、Cl_2、HCl、H_2S。

6. 有两种元素$_xA$、$_yB$,已知元素B形成的阴离子与镁离子(原子序数为12)具有相同的电子排布,且它们形成的离子化合物为MgB,又 x+y=14。问A、B分别为何种元素？写出这两种元素所形成的化合物分子式并判断该分子极性。

第四章

化学反应原理

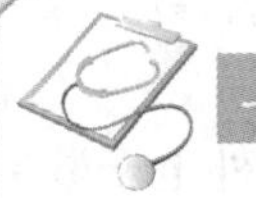

导学

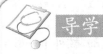

1. 掌握：化学平衡的概念。

2. 熟悉：反应热的概念与计算；影响化学反应速率的因素及机制；影响化学平衡状态的因素及机制。

3. 了解：化学反应中的能量变化；化学反应速率的表示方法。

化学反应的发生需要一定的条件，我们知道氢气可以在氧气中燃烧，但在室温条件下，氢气和氧气混合在一起，它们并不发生反应。大量能够和氧气反应的物质如木材、纸张、塑料甚至钢铁，在大气中却能长期稳定存在。然而，物质表现出的稳定性并不是绝对的，而是有条件的，正如烧红的铁丝一旦放入纯氧中，则出现剧烈的燃烧。有些反应可以瞬间完成，而有些反应则非常缓慢，需要借助加热、加催化剂等来实现；有些反应可以完全转变为产物，而有些反应产物的生成量却难以跨过某个限度。本章将讨论化学反应中的能量变化以及反应速率、方向及限度等问题。

第一节　化学反应与能量变化

化学反应过程中，不仅有物质的变化，也同时伴随着能量的变化。这种能量变化可以以热能、光能或电能等形式表现出来。

一、反应热

化学反应过程中为什么会有能量变化？这是由于在反应过程中，当反应物分子的化学键断裂时，需要克服原子间的相互作用，这需要吸收热量；当原子重新结合成生成物分子时，又重新生成新的化学键，这就会释放出能量。我们将化学反应过程中形成生成物释放出的能量与反应物化学键断裂吸收能量的差值称为该反应的**反应热**，单位以千焦/摩尔(kJ/mol)表示。

由于反应情况不同，反应热可分为多种，如燃烧热、中和热、溶解热等。就一个化学反应而言，如果生成物释放出的能量比反应物化学键断裂吸收能量大，该反应即为放热反应，用“－”表示，反之，则为吸热反应，用“＋”表示。

二、反应热的计算

实验测定反应热时，一般以可以称量的一定质量的反应物进行测量，而反应热的单位是kJ/mol。因此，实验结果一般要进行换算。

例 4-1　10 克钠与足够量的氯气反应，生成氯化钠晶体并释放出 178.7 kJ 热量，求该反应的反应热。

解：设该反应的反应热为 x kJ/mol，则

$$Na(s) + 1/2Cl_2(g) = NaCl(s)$$

$$\frac{23}{10} = \frac{x}{-178.7}$$

$$x = -411(kJ/mol)$$

例 4-2　乙醇的燃烧热是 −1 367 kJ/mol，500 g 乙醇充分燃烧后能够释放多少热量？

解：乙醇 C_2H_5OH 的摩尔质量是 46 g/mol，所以，

500 g 乙醇燃烧后释放出的热量 $= -1\,367 \times (500 \div 46) = 1.486 \times 10^4$(kJ)

第二节　化学反应速率与化学平衡

化学反应速率有快有慢，可以用单位时间内生成物或反应物的浓度变化来表示，我们通常用单位时间内生成物的浓度增加或反应物的浓度减少来表示化学反应的快慢，即：

$$v = \frac{\Delta c}{\Delta t}$$

式中，v 表示反应速率，c 表示各反应物或生成物浓度，Δc 表示其浓度的变化，t 表示时间，Δt 表示时间变化。

一、影响化学反应速率的因素

化学反应速率与反应物分子间的有效碰撞频率有关，因此能够改变分子运动速率、内能以及碰撞概率的方法，例如改变浓度、压强、温度，加入催化剂，或通过超声波、辐射、强磁场等，都可以用来控制、改变反应速率。

(一) 浓度对反应速率的影响

其他条件相同时，增大反应物浓度反应速率增大，减小反应物浓度反应速率减小。究其原因，对某一反应而言，反应物中活化分子百分含量是一定的，而单位体积内的活化分子数与单位体积内反应物分子的总数成正比，即与反应物的浓度成正比。反应物浓度增大，活化分子数也增多，有效碰撞概率增加，反应速率也就增大。

(二) 压强对反应速率的影响

对于气体而言，其他条件相同时，增大压强反应速率增大，减小压强反应速率减小。这是因为一定量的气体，增大压强等于压缩了气体的体积，使得单位体积内气体的分子数增加，即增加了反应物的浓度。

由于固体、液体粒子间空隙很小，改变压强几乎不能改变其体积，因此对只有固体或液体参加的反应，压强的变化对反应速率的影响可以忽略不计。

(三) 温度对反应速率的影响

其他条件相同时，升高温度反应速率增大，降低温度反应速率减小。加热一方面可以使分子获得更高的能量，活化分子百分含量提高，另一方面含有较高能量的分子间碰撞频率也得以提高。以上两方面均可以使分子间有效碰撞的概率提高，反应速率因此也增大。

(四) 催化剂对反应速率的影响

在化学反应里能改变(加快或减慢)其他物质的化学反应速率,而本身的质量和化学性质在反应前后(反应过程中会改变)都没有发生变化的物质叫做**催化剂(catalyst)**。

大部分催化剂能加快反应速率,原因在于催化剂能够改变反应路径,使发生反应所需的活化能降低,活化能(activation energy)是指初态反应物分子转变为活化分子所需的能量。如图 4-1 所示,加入催化剂后的活化能比无催化剂反应的活化能降低很多,这样反应体系中活化分子百分含量提高,从而使分子间有效碰撞的概率提高,反应速率增大。

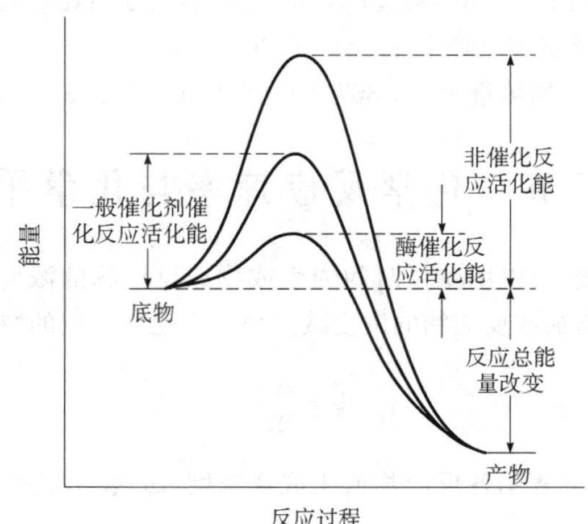

图 4-1 一般催化剂与酶在化学反应中活化能的改变

二、化学平衡

我们知道,物质溶于溶剂时,存在一定的限度,即有一定的溶解度。许多化学反应和物质溶解类似,也存在一定的限度。

(一) 可逆反应

一定温度下,固体溶质在某种溶剂中形成饱和溶液后,固体溶质的质量将不会改变,但是溶解的过程并没有停止。只不过固体溶质溶解的速率和溶液中溶质分子回到固体溶质表面结晶的速率正好相等,因此饱和溶液的浓度和固体溶质的质量都保持不变。

我们将上述过程称为可逆过程。表述上述过程时,采用"$\rightleftharpoons$"来代替反应式中的"$=\!=\!=$",把从左到右的过程称作正反应,从右到左的过程称作逆反应。化学反应的可逆性非常普遍,化学过程的限度取决于可逆性的大小。

(二) 化学平衡状态

在一定条件下,当正、逆两个方向的反应速率相等时,反应体系中所有参加反应物质的质量或浓度可以保持恒定,此时我们称该反应体系达到**化学平衡(chemical equilibrium)**。值得注意的是化学平衡后,化学反应并没有停止,正、逆反应仍在继续,只不过是速率正好相等,因此化学平衡是动态的。

达到化学平衡后,反应体系中所有物质浓度不再变化,此时各生成物浓度的化学计量数次幂的乘积除以各反应物浓度的化学计量数次幂的乘积所得的比值是个常数,这个常数叫**化学平衡常**

数(**chemical equilibrium constant**)，用 K 表示。即：

$$mA + nB \rightleftharpoons pC + qD$$

$$K = \frac{c_C^p \cdot c_D^q}{c_A^m \cdot c_B^n}$$

（三）化学平衡状态的移动

化学平衡是动态的，当反应条件发生改变，可逆反应将从一种平衡状态转变为另一种平衡状态，叫**化学平衡状态的移动(shift of chemical equilibrium state)**。化学平衡发生移动的根本原因是条件改变后，正、逆反应速率不相等，而平衡移动的结果是可逆反应到达了一个新的平衡状态，此时正、逆反应速率重新相等。影响化学平衡移动的因素主要有浓度、压强、温度等。

1. 浓度　在其他条件不变时，增大反应物的浓度或减小生成物的浓度，有利于正反应的进行，平衡向右移动；增加生成物的浓度或减小反应物的浓度，有利于逆反应的进行，平衡向左移动。单一物质的浓度改变只是改变正反应或逆反应中一个反应的反应速率而导致正逆反应速率不相等，而导致平衡被打破。

2. 压强　对于气体反应物和气体生成物分子数不等的可逆反应来说，当其他条件不变时，增大总压强，平衡向气体分子数减少即气体体积缩小的方向移动；减小总压强，平衡向气体分子数增加即气体体积增大的方向移动。若反应前后气体总分子数(总体积)不变，则改变压强不会造成平衡的移动。压强改变通常会同时改变正、逆反应速率，对于气体总体积较大的方向影响较大。

3. 温度　在其他条件不变时，升高反应温度，有利于吸热反应，平衡向吸热反应方向移动；降低反应温度，有利于放热反应，平衡向放热反应方向移动。与压强类似，温度的改变也是同时改变正、逆反应速率，升温总是使正、逆反应速率同时提高，降温总是使正逆反应速率同时下降。对于吸热反应来说，升温时正反应速率提高得更多，而造成 $v_{正} > v_{逆}$ 的结果；降温时吸热方向的反应速率下降得也越多。与压强改变不同的是，每个化学反应都会存在一定的热效应，所以改变温度一定会使平衡移动，不会出现不移动的情况。

拓展阅读：生物体内的催化剂——酶

酶是生物体活细胞产生的一类具有高度催化效率的蛋白质。酶的催化反应比非催化反应速率高 $10^8 \sim 10^{20}$ 倍，比其他非酶催化反应速率高 $10^7 \sim 10^{13}$ 倍。例如，脲酶催化尿素水解的速率是 H^+ 催化作用的 7×10^{12} 倍，α-胰凝乳蛋白酶对苯酰胺水解的速率是 H^+ 的 6×10^6 倍。酶和一般催化剂一样都可通过降低反应活化能以加速反应的进行，由于酶比一般催化剂能更有效地降低反应所需的活化能，使初态底物只需较少能量便可转变为活化分子(图 4-1)，从而使单位体积内活化分子数大大增多，化学反应加速进行。

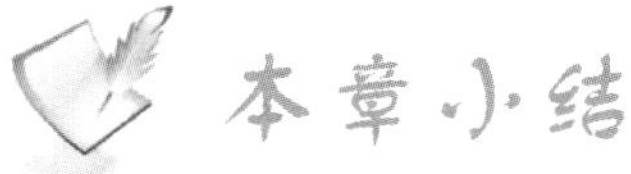

化学反应过程中形成生成物释放出的能量与反应物化学键断裂吸收能量的差值称为该反应的反应热，单位以千焦/摩尔(kJ/mol)表示。放热反应用“－”表示，吸热反应用“＋”表示。

改变浓度、压强、温度，加入催化剂都会对化学反应速率产生影响。增大反应物浓度反应速率增大，减小反应物浓度反应速率减小。

对于气体而言，增大压强反应速率增大，减小压强反应速率减小。升高温度反应速率增大，降低温度反应速率减小。催化剂能加快反应速率，原因在于催化剂能够改变反应路径，使发生反应所需的活化能降低。

化学平衡是指在一定条件下，当正、逆两个方向的反应速率相等时，反应体系中所有参加反应物质的质量或浓度可以保持恒定，此时各生成物浓度的化学计量数次幂的乘积除以各反应物浓度的化学计量数次幂的乘积所得的比值是个常数，这个常数叫化学平衡常数，用 K 表示。化学平衡是动态的，当反应条件发生改变，可逆反应将从一种平衡状态转变为另一种平衡状态，叫化学平衡状态的移动。影响化学平衡移动的因素主要有浓度、压强、温度等。增大反应物的浓度或减小生成物的浓度，有利于正反应的进行，平衡向右移动；增加生成物的浓度或减小反应物的浓度，有利于逆反应的进行平衡向左移动。对于气体反应物和气体生成物分子数不等的可逆反应来说，增大总压强，平衡向气体分子数减少即气体体积缩小的方向移动；减小总压强，平衡向气体分子数增加即气体体积增大的方向移动。升高反应温度，有利于吸热反应，平衡向吸热反应方向移动；降低反应温度，有利于放热反应，平衡向放热反应方向移动。

思考题

一、问答题

1. 10 g 硫粉在氧气中完全燃烧生成二氧化硫，放出 92.5 kJ 热量，计算硫的燃烧热。
2. 1 g 甲烷完全燃烧生成液态水和二氧化碳，放出 55.6 kJ 热量，计算甲烷的燃烧热。
3. 影响化学反应速率的因素有哪些？简述其影响机制。
4. 分别叙述浓度、压强、温度是如何影响化学平衡移动的。

第五章
有机化学基础

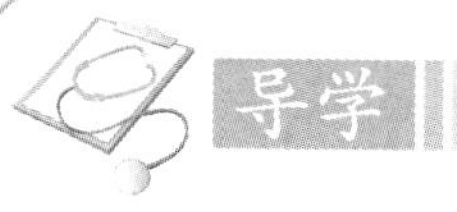

导学

1. 掌握：有机化合物的概念；有机化合物的表示方法；功能基概念及常见功能基。

2. 熟悉：有机化学的研究内容；共价键概念、类型、参数、共价键的断裂方式和反应类型。

3. 了解：有机化合物特性；有机化合物分类。

有机化学(**organic chemistry**)是研究有机化合物的组成、结构、化学性质的一门科学。有机化合物都含有碳元素，除此外，绝大多数有机化合物还含有氢，有的也含有氧、硫、氮和卤素等。所以，现在一般把有机化合物定义为碳氢化合物及其衍生物。需要指出的是含碳的化合物不一定都是有机化合物，如一氧化碳、二氧化碳、碳酸盐及金属氰化物等，它们的性质与无机化合物相似，习惯上把它们放在无机化学中讨论。

第一节　有机化合物特性

有机化合物与无机化合物之间没有绝对的界限，也不存在本质的区别。有机化合物不一定都来自有机体，也可以以无机化合物为原料在实验室中人工合成出来。但有机化合物有下面一些特点。

1. *有机化合物种类繁多*　组成有机化合物的元素为数不多，但有机化合物的种类却极其繁多，迄今已逾千万种，而且新合成或被新分离鉴定的有机化合物还在与日俱增。而无机化合物的总数则远远低于有机化合物总数。有机化合物种类繁多的原因在于构成有机化合物的碳原子具有特殊结构，使得碳原子既可与其他原子，也可在碳原子之间形成稳定的共价键；共价键可以是单键，也可以是双键或三键；形成的化合物碳原子可多可少；化合物可以是链状或环状等。有机化合物种类繁多，也是我们把有机化学作为一门独立学科进行研究的原因之一。

2. *熔点较低，且热稳定性差*　有机化合物的熔点通常比无机化合物要低，一般不超过 400 ℃。与典型的无机化合物相比，有机化合物一般对热是不稳定的，有的甚至常温下就能分解。

3. *导电能力差*　有机化合物一般不导电，而无机化合物在水溶液或熔化状态下一般能导电。

4. *难溶于水，易溶于有机溶剂*　多数有机化合物，易溶于有机溶剂而难溶于水。但是当有机化合物分子中含有极性基团时，该有机化合物也有可能溶于水中。

5. *反应速度慢，常有副反应发生*　有机反应一般都是反应速度缓慢的分子间反应，往往需要加热或使用催化剂。另外，分解或取代反应都是在分子中的某一部位发生，且在大多数情况下，反应分阶段进行。所以，往往有副产物生成或能够分离出多种反应中间产物。

第二节　有机化合物与共价键

典型的有机化合物与典型的无机化合物的本质差别在于组成分子的化学键不同。构成有机化合物的碳原子位于元素周期表第二周期第Ⅳ主族，有四个价电子，碳与其他原子结合时，各自提供数目相等的电子，作为双方共有，并使每个原子达到稳定结构。这种由共用电子对所形成的键叫做**共价键(covalent bond)**。由一对共用电子形成的键称为**单键(single bond)**，由两对或三对共用电子所形成的键分别叫做**双键(double bond)**或**三键(triple bond)**。它们是有机化合物中最常见的共价键。例如：

```
    H   H                H         H                                  H    O    H
    |   |                 \       /                                   |    ‖    |
H — C — C — H              C ═ C            H — C ≡ C — H         H — C  — C  — C — H
    |   |                 /       \                                   |         |
    H   H                H         H                                  H         H

   乙烷                    乙烯                   乙炔                       丙酮
```

在上述分子中均含有碳氢（C—H）单键，此外，乙烷和丙酮中含有碳碳（C—C）单键，乙烯中含有碳碳（C═C）双键，丙酮中还含有碳氧（C═O）双键，乙炔中含有碳碳（C≡C）三键。

一、有机化合物分子结构

分子结构(molecular structure)的涵义包括分子中各原子的排列次序、分子中各原子间相互结合的方式以及分子中各原子在空间的排列。

(一) 分子式和结构式

分子式是以元素符号表示分子组成的式子。由于它不能表明分子的结构，因此在有机化学中应用甚少。表示分子中各原子的排列次序及结合方式的式子叫做**结构式(constitutional formula)**。例如分子组成是 C_2H_6O 的化合物可以是结构不同的两个化合物。

```
    H   H                    H         H
    |   |                    |         |
H — C — C — OH           H — C — O  — C — H
    |   |                    |         |
    H   H                    H         H

     乙醇                        甲醚
```

结构式在有机化学中的应用最多，在推测和说明有机化合物的理化性质时也极为重要。为简便起见，常将结构式中相同原子或原子团进行合并，以结构简式表示。此外，环状有机化合物经常以骨架式表示(图 5－1)。

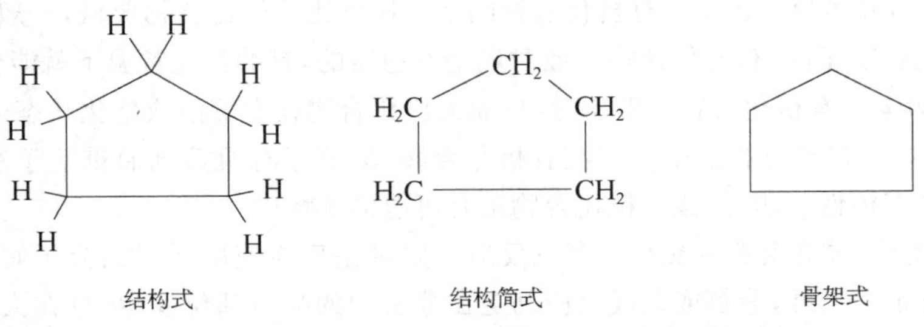

图 5－1　结构式、结构简式与骨架式表示方法

(二) 构型和构型式

结构式只是在平面上表示分子中各原子或原子团的排列次序和结合方式，是二维的。但分子结构是立体的，应当用三维表示法。例如最简单的甲烷分子，碳原子位于正四面体的中心，四个氢原子位于正四面体的四个顶点，H—C—H间的键角均为 109°28′(图 5-2)。

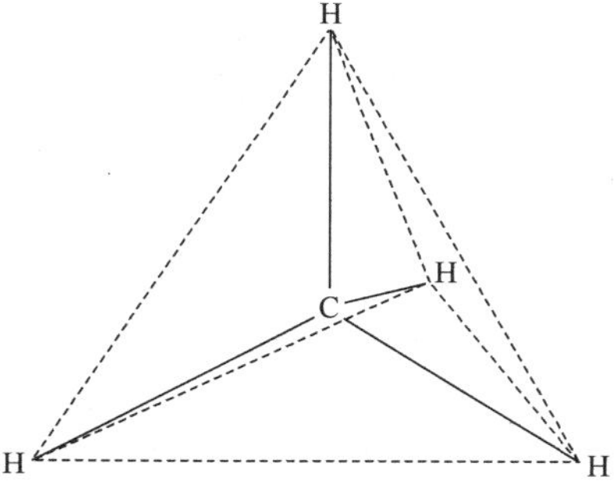

图 5-2　甲烷中各原子的空间排列

在具有确定结构的分子中，各原子在空间的排列叫做分子的**构型(configuration)**。为了在平面上表示有机化合物分子的立体结构，通常把两个在纸平面上的键用实线画出，把在纸平面前方的键用粗实线或楔形实线表示，在纸平面后方的键用虚线或楔形虚线表示。这种三维式就是构型式。

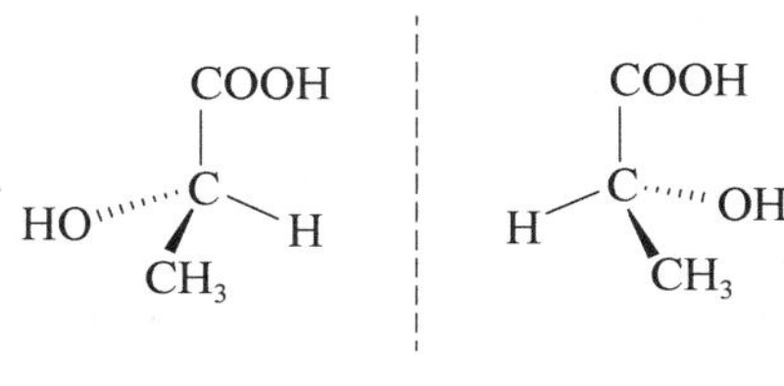

乳酸的构型式

二、有机分子中的共价键

由于构成有机化合物的碳原子与其他原子结合时，易形成共价键，因此共价键是有机化合物中最常见的化学键。

(一) 共价键类型

为达到电子云重叠程度最高，成键时轨道之间可有两种不同的重叠方式。

1. σ 键　成键电子沿着两个原子的电子轨道对称轴方向重叠形成键(两核连线，头碰头)(图 5-3a)。σ 键特点：①成键电子呈轴对称分布，即沿键轴呈圆柱形对称分布；②σ 键可围绕对称轴自由旋转，而不影响键的强度和键与键之间的角度；③σ 键较牢固，不易断裂，能单独存在于分子中；④σ 键性质较稳定，不易起化学反应。

2. π 键　成键电子沿着两个原子的电子轨道对称轴侧面平行重叠形成键(肩并肩)(图 5-3b)。π 键特点：①由轨道侧面重叠而成，重叠程度比 σ 键小；②π 键电子云分布在分子平面上

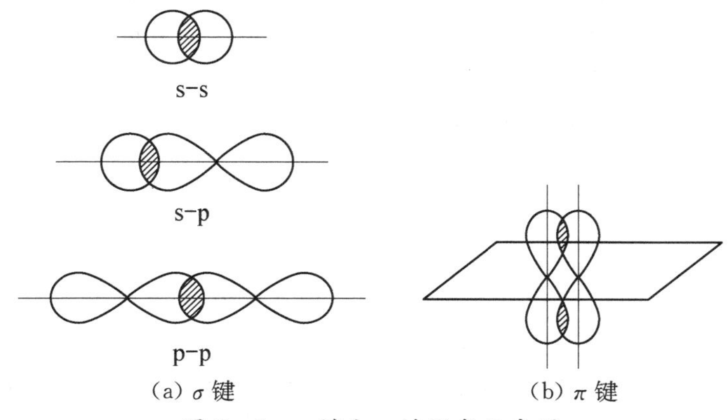

图 5-3　σ 键和 π 键形成示意图

下，受核束缚力小，具有较大流动性，易受外界影响而发生极化；③π 键不能单独存在于分子中，只能与 σ 键共存；④π 键不如 σ 键牢固，π 键易断裂，易起化学反应。

键长、键角、键能及键的极性等参数可以表征有机分子中共价键的某些性质。它们对探讨有机化合物的结构和性质是十分重要的。

有机化合物成键原子及成键的类型不同，其键长也不相同。例如，C—C、C═C及C≡C的键长分别是 0.154、0.133 和 0.121 nm，即单键最长、双键次之、三键最短。

键角的大小与分子的空间构型有关。例如，烷烃的 H—C—C 或 H—C—H 的键角都接近于 109°28′；烯烃是平面型分子，H—C—H 或 H—C—C 的键角接近于 120°；炔烃是线型分子，其 H—C—C 的夹角为 180°。键角是影响化合物性质的因素之一，从键角大小可推断有机分子的几何构型。而键能愈大，则有机分子中的共价键愈牢固。

极性共价键的共用电子对的电子云不是平均地分布在两个原子核之间，而是靠近电负性较大的原子，使它带部分负电荷（用 δ^- 表示）；电负性较小的原子则带部分正电荷（用 δ^+ 表示）。例如，一氯甲烷 CH_3—Cl，电负性较大的氯原子带部分负电荷，碳带部分正电荷。两个原子的电负性相差愈大，键的极性愈强。键的极性可导致分子的极性。通过极性键结合的双原子分子是极性分子；通过极性键结合的多原子分子是否有极性，则与分子的几何构型有关。键的极性能够影响物质的理化性质。它不仅与物质的熔点、沸点和溶解度有关，而且还能决定在这个键上能否发生化学反应或发生什么类型的反应，并影响与它相连化学键的反应活性。

（二）共价键的断裂和反应类型

任何一个有机反应过程，都包含原有化学键的断裂和新键的形成。共价键的断裂方式有均裂（homolysis）和异裂（heterolysis）两种。

1. 均裂　共价键断裂后，两个键合原子共用的一对电子由两个原子各保留一个，这种键的断裂方式叫均裂。由均裂生成的带有未成对电子的原子或原子团叫自由基或游离基。有自由基参加的反应叫做自由基反应，这种反应往往被光、高温或过氧化物所引发。自由基反应是高分子化学中的一个重要的反应，它也参与许多生理或病理过程。

$$-\overset{|}{\underset{|}{C}}:X \xrightarrow{\triangle\text{或}h\nu} -\overset{|}{\underset{|}{C}}\cdot + X\cdot$$

2. 异裂　共价键断裂后，其共用电子对只归属于原来生成共价键的两部分中的一部分，这种键的断裂方式叫做异裂。该反应一般在极性溶剂中进行，往往被酸、碱或极性溶剂所催化。通过共价键的异裂而进行的反应叫做离子型反应。它有别于无机化合物瞬间完成的离子反应，通常发生于极性分子之间，通过共价键的异裂而完成。

碳与其他原子间的 σ 键断裂时，可得到碳正离子或碳负离子：

$$-\overset{|}{\underset{|}{C}}:X \longrightarrow :X^- + -\overset{|}{\underset{|}{C}}^+ \text{（碳正离子）}$$

$$-\overset{|}{\underset{|}{C}}:Y \longrightarrow Y^+ + -\overset{|}{\underset{|}{C}}:^- \text{（碳负离子）}$$

碳正离子是亲电的，在反应中它们总是进攻电子云密度较大的部位，所以是一种亲电试剂（electrophilic reagent）。碳负离子是亲核的，在反应中它们往往寻求质子或进攻一个正电荷的中心以中和其负电荷，是亲核试剂(nucleophilic reagent)。由亲电试剂的进攻而发生的反应叫**亲电反应**；由亲核试剂的进攻而发生的反应叫**亲核反应**。

有机化学反应还可根据反应物与产物之间的关系分为取代反应、加成反应、消去反应、异构化反应和氧化还原等反应类型。

1. *取代反应*(substitution reaction)　连接在碳原子上的一个原子或官能团被另一个原子或官能团置换的反应叫**取代反应**。在反应中，该碳原子上有一个 σ 键断裂和一个新的 σ 键生成。

$$CH_3—CH_2Br + OH^- \longrightarrow CH_3—CH_2OH + Br^-$$

2. *加成反应*(addition reaction)　两个原子加到一个 π 键上形成两个 σ 键的反应叫**加成反应**。

$$R—CH{=}CH_2 + Br_2 \longrightarrow R—\underset{\displaystyle Br}{\underset{|}{CH}}—\underset{\displaystyle Br}{\underset{|}{CH_2}}$$

3. *消去反应*(elimination reaction)　一般地说，位于两个相邻碳原子上的两个 σ 键断裂，并在这两个原子之间形成一个 π 键的反应叫**消去反应**。

$$CH_3—CH_2Br \longrightarrow CH_2{=}CH_2 + HBr$$

4. *异构化反应*(isomerization reaction)　一个化合物通过原子或原子团的转移而转变为它的异构体的反应叫做**异构化反应**。

$$\begin{array}{c}CHO\\|\\H—C—OH\\|\\CH_2—O—PO_3H_2\end{array} \longleftrightarrow \begin{array}{c}CH_2—OH\\|\\C{=}O\\|\\CH_2—O—PO_3H_2\end{array}$$

5. *氧化还原反应*(oxidation-reduction reaction)　在有机化学中，**氧化**一般是指有机物得氧或脱氢的过程，**还原**是指有机物失氧或加氢的过程。因此，烃变成醇，醇变成醛都是氧化反应，它们各自的逆过程就是还原反应。

$$R—\overset{\displaystyle H}{\overset{|}{\underset{\displaystyle H}{\underset{|}{C}}}}—H \underset{还原}{\overset{氧化}{\rightleftharpoons}} R—\overset{\displaystyle H}{\overset{|}{\underset{\displaystyle H}{\underset{|}{C}}}}—OH \underset{还原}{\overset{氧化}{\rightleftharpoons}} R—\overset{\displaystyle O}{\overset{\|}{C}}—H \xrightarrow{氧化} R—\overset{\displaystyle O}{\overset{\|}{C}}—OH$$

第三节　有机化合物的分类

按照有机分子碳原子的结合方式即碳链骨架，有机化合物可分类如下：

- 有机化合物
  - 链状化合物(脂肪族化合物)
  - 环状化合物
    - 碳环化合物
      - 脂环化合物
      - 芳香族化合物
    - 杂环化合物

链状化合物之所以称为脂肪族化合物，是因为它们最早是从具有长链结构脂肪酸的脂肪中分离出来的。芳香族化合物是具有苯环的一类化合物，在有机化学发展的初期，这类化合物是从树脂或香脂中得到的，而且它们大多数都具有芳香气味，所以称为芳香族化合物。但是具有苯环的化合物不一定都有芳香味，而有芳香味的化合物也不一定含有苯环。所以，芳香族化合物中的"芳香"二字已失去其原有的涵义。

有机化合物的化学性质除了和它们的碳链骨架有关外，主要取决于分子中某些特殊的原子或原子团。这些能决定化合物基本化学性质的原子或原子团叫**官能团**或**功能基**(**functional group**)。因为含有相同官能团的化合物其化学性质基本相似，所以可以把官能团作为主要参考标准对有机化合物进行分类，以便于学习(表 5-1)。

表 5-1　有机化合物的分类及其官能团

官能团	名称	分类名	官能团	名称	分类名
$>C=C<$	双键	烯烃	—COOH	羧基	羧酸
$-C\equiv C-$	三键	炔烃	$-SO_3H$	磺基	磺酸
—OH	羟基	醇(脂肪族)、酚(芳香族)	$-NO_2$	硝基	硝基化合物
—O—	醚键	醚	$-NH_2$	氨基	胺
—CHO	醛基	醛	—CN	氰基	腈
$>C=O$	酮基	酮	—X(F、Cl、Br、I)	卤素	卤代物

拓展阅读：有机化学与医药学关系

人类使用有机化合物的历史很长，我国古代劳动人民很早就掌握了酿酒、造醋和制饴糖的技术。据记载，早在唐宋时期，人们已经掌握了制取一些较纯有机物如没食子酸、甘露醇的技术；16世纪后期西欧制得了乙醚、硝酸乙酯、氯乙烷等。早先，人们已知的有机物都从动植物等有机体中取得，所以把这类化合物叫做有机物。直到 19 世纪 20 年代，科学家先后用无机物人工合成许多有机物，如尿素、醋酸、脂肪等，从而打破了有机物只能从有机体中取得的观念，只是由于历史和习惯的原因，人们仍然沿用有机物这个名称。

有机化学与人类生活有着十分密切的关系。有机化合物直接关系到人类的衣、食、住、行。随着社会发展，人们越来越善于运用有机化学知识来分析和解决重大社会问题，如粮食问题、医疗健康问题、能源问题、环境污染问题等。医学研究的对象是复杂的人体，组成人体的物质除水和一些无机盐以外，绝大部分是有机物。例如构成人体组织的蛋白质，与体内代谢有密切关系的酶、激素和维生素，体内贮存的糖原、脂肪等。这些有机化合物在体内进行着一系列复杂的化学变化，以维持新陈代谢的平衡。为了防治疾病，除了研究生理、病理机制外，还要了解药物在体内的变化，它们的结构与药效、毒性的关系，这些都与有机化学密切相关。药物化学家从起初的细菌、植物、动物中提取有一定疗效的化学药物到经结构改造或人工合成大批量的临床有效药物，如青霉素、阿司匹林、普鲁卡因、磺胺药等，对人类的健康提供了强有力的保证。有机化学的知识在中医药研究中也有举足轻重的地位，绝大多数中药来源于动植物，其有效成分大多也为有机物。

有机化学为生物化学、生物学、免疫学、遗传学、卫生学以及临床各学科的学习提供必需的化学基础知识。有关生命化学本质的探讨，癌症、艾滋病等重大疾病的防治都离不开有机化学知识。

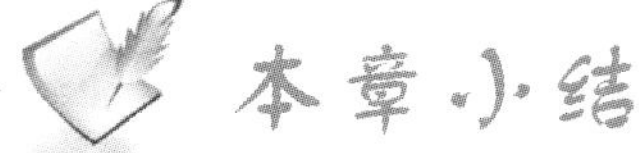

本章小结

有机化合物是指碳氢化合物及其衍生物。通常用结构式表示有机化合物分子结构，为简便起见，常将结构式中相同原子或原子团进行合并，以结构简式表示。此外，环状有机化合物经常以骨架式表示。有时可用构型式表示有机物的立体结构。

有机化合物组成分子的化学键是共价键，由一对共用电子形成的键称为单键，由两对或三对共用电子所形成的键分别叫做双键或三键，它们是有机化合物中最常见的共价键。共价键具有饱和性和方向性，σ 键和 π 键是两种不同类型的共价键。键长、键角、键能及键的极性等参数可以表征有机分子中共价键的某些性质，它们对探讨有机化合物的结构和性质是十分重要的。

有机化合物共价键的断裂方式有均裂和异裂，由均裂生成的带有未成对电子的原子或原子团叫自由基或游离基，有自由基参加的反应叫做自由基反应；通过共价键的异裂而进行的反应叫做离子型反应。有机化学反应还可根据反应物与产物之间的关系分为取代反应、加成反应、消去反应、异构化反应和氧化还原等反应类型。

通常可根据碳链骨架或官能团（功能基）对有机化合物进行分类。根据碳链骨架有机化合物可分为链状化合物和环状化合物，环状化合物又可分为碳环化合物和杂环化合物等；根据官能团不同有机物可分为烯、炔、醇、酚、醛、酮、羧酸、胺等。

思考题

一、名词解释

1. 有机化合物　　2. 官能团（功能基）

二、问答题

1. 简述共价键的类型及各自特点。
2. 常见的有机化学反应类型有哪些？
3. 指出下列有机化合物所具有的功能基及所属有机物类型。

① $CH_3—CH═CH_2$

② CH_3CH_2OH

③ $CH_3\overset{\overset{\large O}{\|}}{C}CH_3$

④ （苯环）—OH

⑤ $CH_3\overset{\overset{\large OH}{|}}{C}HCH_2COOH$

下　篇

医用化学篇

第六章
分散系与溶液

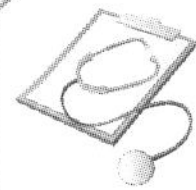

导学

1. 掌握：同离子效应，pH 值与溶液酸碱性的关系；缓冲溶液的组成；产生渗透现象的条件。

2. 熟悉：胶体分散系的特点；电解质的电离；缓冲溶液的缓冲机制；渗透压的生理意义。

3. 了解：分散系的分类，粗分散系与分子或离子分散系的特点。

医学研究及医疗实践过程中，溶液有着十分重要的作用。例如，在科研工作中所用化学试剂绝大多数需配成溶液；在医疗实践过程中，葡萄糖生理盐水、口服药液、碘酒、各种针剂等都是溶液；人体内 60%以上是体液，即含有各种电解质和非电解质的水溶液。因此，对于溶液的基本知识，我们要有充分的认识。溶液属于分散系中的一类，本章首先介绍分散系的相关知识。

第一节　分　散　系

一种或多种物质以微粒形式分散到另一种物质中所形成的体系称为**分散系**(**dispersed system**)。分散系中分散成微粒的一种或多种物质叫做**分散相**(**dispersed phase**)，分散相所处的介质叫做**分散介质**(**dispersed medium**)。从组成上看，分散系等于分散相加分散介质。分散相如果以单个分子或离子分散在分散介质中，称为均相或单相分散系；分散相是多个分子或离子等的聚集体则为非均相或多相分散系。

按照分散相粒子的大小(直径)不同可将分散系分为粗分散系、胶体分散系、分子(或离子)分散系三类。

一、粗分散系

粗分散系的分散相粒子直径大于 100 nm，由许多分子或离子聚集而成，用肉眼或普通显微镜即能看到分散相颗粒，因此属非均相分散系。由于分散相颗粒较大，足以阻止光线通过，所以分散系是浑浊的，不透明的；同时易受重力的作用而沉降，因此是不稳定的。属于这一类分散系的有悬浊液和乳浊液。

悬浊液(turbid liquid)是分散相为固体，而分散介质为液体的粗分散系。如临床用的普鲁卡因青霉素、醋酸可的松均属悬浊液，因为它们不稳定、易沉淀，所以注射前必须摇匀才能使用。

乳浊液(emulsion)是分散相和分散介质均为液体的粗分散系。如乳白鱼肝油、松节油搽剂等就属于这一类,它们是油分散在水中形成的乳状混浊液体。乳浊液中分散相粒子也比较大,因此也不稳定,放置不久,油滴就逐渐浮起,油水分成二层。如在乳浊液内加入少许肥皂再振荡,则油滴可以暂时比较稳定地分散在水中,这种能够使油滴比较稳定地分散在水中的物质叫乳化剂。胆汁能够帮助消化脂肪,主要因胆汁中含有的胆汁酸盐是一类乳化剂,能使摄入的油脂较稳定地分散在水中,以利于脂肪的消化与吸收。

二、胶体分散系

胶体分散系的分散相粒子直径在1～100 nm之间。胶体分散系可以是均相的,也可以是非均相的。

以固体为分散相,液体为分散介质的胶体分散系又称胶体溶液(colloidal solution),简称溶胶(collosol)。溶胶的分散相粒子即胶体粒子是由许多分子或原子聚集而成的,分散相与分散介质之间存在着界面,因此属非均相分散系。例如 $Fe(OH)_3$ 溶胶中的胶粒是由 10^3～10^6 个 $Fe(OH)_3$ 分子组成。

分散相离子直径在1～100 nm之间,但是以单个分子分散在分散介质中所形成的均相体系,称为高分子化合物溶液,简称高分子溶液(polymer solution)。如蛋白质、核酸或可溶性淀粉所构成的溶液。

(一) 溶胶

由于溶胶的胶粒大小在一定范围内,所以它具有许多特殊性质。

1. 胶粒对滤器的透过性　一般滤纸的孔径在1 000～5 000 nm之间,故胶体可以透过滤纸;过滤瓷板孔径最小是100 nm,胶粒一般也能透过。如将滤纸或过滤瓷板用火棉胶液浸湿后其孔径可以小至0.2 nm,则胶粒不能透过,但低分子和离子可自由透过,其他如羊皮纸、肠衣、膀胱膜、微血管壁等孔径也很小,我们把这些膜性结构称为半透膜(semi-permeable membrane)。半透膜可用于溶胶的净化,以除去其中低分子杂质,这种方法叫渗析(dialysis)。

2. 光学性质　当聚光光束通过放在暗处的溶胶时,从侧面可以看到一条明亮的光柱,如图6-1所示,这种现象是丁铎尔(Tyndall)1869年发现的,所以叫做**丁铎尔效应(Tyndall effect)**。丁铎尔效应的实质是由于胶体粒子大到使一部分光线向各方面散射的结果,如果粒子直径小于1 nm时,则大部分光线能直接穿透过去,光的散射就减弱,如果粒子过大(大于光波的波长时),大部分光线发生反射而显混浊,它们均无明显丁铎尔效应。因此利用该效应常可以区别真溶液、悬浊液和溶胶。

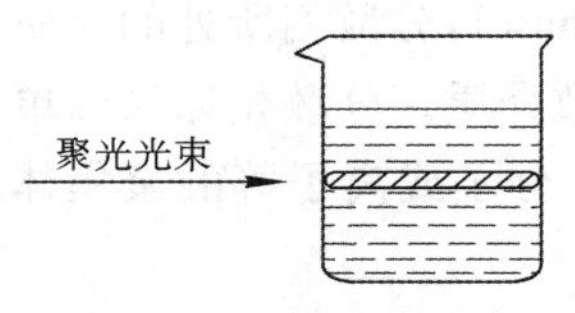

图6-1　溶胶的丁铎尔效应

3. 动力学性质　在高倍显微镜下观察溶胶时,可以见到胶体粒子作不规则运动,这种运动是布朗(Brown)在1817年首先观察到的,所以叫做布朗运动。溶胶粒子越小,布朗运动越显著。产生布朗运动的原因是周围分散介质粒子不断从各个方向撞击胶粒,而在每一瞬间胶粒受到的撞击力在各个方向上是不同的,因而胶粒处于不断无秩序的运动状态。

布朗运动使胶体粒子有扩散现象,它抵抗在重力的作用下胶体粒子的下沉,这是溶胶能保持相对稳定的原因之一,当扩散和沉降这两个相反的作用速度相等时,即达到平衡状态,称沉降平衡。平衡时,底层粒子浓度最大,但随着高度的增加,粒子的浓度逐渐降低。达到沉降平衡所需的时间与胶粒大小有极大关系,粒子越小,建立平衡所需时间越长。使用超速离心机,可以加速溶胶达到沉降平衡。

4. 电学性质　若将 $Fe(OH)_3$ 溶胶放入装有两个电极的 U 形管中，通电流后，可以看到 $Fe(OH)_3$ 胶粒向阴极移动。如果换上 As_2S_3 溶胶，则 As_2S_3 胶粒向阳极移动。这种胶体粒子在电场作用下移动的现象称为电泳(electrophoresis)。$Fe(OH)_3$ 溶胶粒子向阴极移动说明它带有正电荷，As_2S_3 胶粒向阳极移动说明它带有负电荷。胶粒带有电荷是由于胶粒有较大的总表面积，吸附力较强，能从溶胶中选择吸附与它组成类似的某种离子，使其表面带有电荷。例如明矾净水就是利用了 $Al(OH)_3$ 胶粒的吸附作用。

由于胶粒带有相同电荷，彼此互相排斥，这种斥力阻止了胶粒互相接近聚集成较大粒子；另一方面吸附在胶粒表面上的离子对水分子有吸引力，能将一些水分子吸引到胶粒表面上，在胶粒表面形成一层水化膜，也能阻止胶粒的聚集。因此胶粒带相同电荷和水化膜的形成是溶胶稳定的主要因素。减弱这些因素就可以使胶粒聚集成大的颗粒而沉淀，这个过程叫**凝聚(coacervation)**。使溶胶凝聚的主要方法有加入少量电解质、加入带相反电荷胶粒的溶胶、加热等。例如医药上用 $FeCl_3$ 止血就是利用电解质促使血液胶体的凝聚。

(二) 高分子溶液

高分子溶液的溶质分子直径与溶胶粒子大小相近，因而在性质上它们有相似之处。如不能透过半透膜、扩散速度较慢等。但高分子溶液属单分子(或离子)的均相分散体系，所以也具有自己的特征。例如，它比一般的溶胶更稳定，具有较大的黏性。同时，高分子溶液经蒸发或冷却后，往往可凝成一种弹性的半固体物质，称为凝胶。但高分子溶液的丁铎尔效应不明显，原因是其分散相与分散介质的折射率差别不大，对光的散射作用较弱。

高分子溶液的溶质分子如蛋白质、核酸等具有许多亲水基团，很容易吸附水分子，并解离成离子状态，使得每个分子的周围形成一层水化膜及带同种电荷，这层水化膜比胶体粒子水化膜更厚、更牢固。这也是高分子溶液比溶胶更稳定的原因。高分子溶液中加入大量的电解质，可使高分子化合物从溶液中沉淀析出，这种现象称**盐析(salting out)**，其原理是大量电解质可使高分子化合物脱水及中和其所带电荷。

三、分子(或离子)分散系

分散相粒子的直径小于 1 nm 的分散系称为分子或离子分散系。这类分散系的分散相是以分子(或离子)分散在分散介质中的，分散相和分散介质之间无界面，属均相分散系。通常所指的溶液就属于这类分散系，也称为真溶液。如葡萄糖溶液、氯化钠溶液等。其中分散相称**溶质(solute)**，分散介质称**溶剂(solvent)**。由于这些溶质的粒子是单个小分子或离子，故一般能透过半透膜、扩散速度较快，并具有高度稳定性。

人体的血液、淋巴液等都含有蛋白质等高分子化合物，同时还含有氯化钠、葡萄糖等低分子化合物。因此，体液是一种比较复杂的溶液。

各类分散系的比较见表 6-1。

表 6-1　各类分散系的比较

分散系类型		分散相粒子大小	分散相粒子组成	主要特征	实例
粗分散系	悬浊液	>100 nm	固体	多相、浑浊、不稳定、不能透过半透膜、无丁铎尔效应	泥浆
	乳浊液		液体		乳白鱼肝油

（续表）

分散系类型		分散相粒子大小	分散相粒子组成	主要特征	实例
胶体分散系	溶胶	1～100 nm	分子或离子等的聚集体	多相、不均匀、相对稳定、不能透过半透膜、有丁铎尔效应	$Fe(OH)_3$ 溶胶
	高分子溶液		单个高分子	单相、均匀、稳定、不能透过半透膜、丁铎尔效应不明显	蛋白质溶液
分子或离子分散系		＜1 nm	单个小分子或离子	单相、均匀、稳定、能透过半透膜、无丁铎尔效应	生理盐水

第二节　溶液的渗透压

一、渗透现象

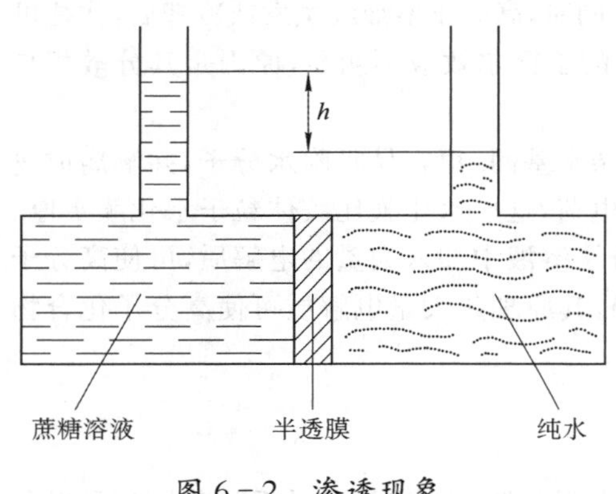

图 6-2　渗透现象

如图 6-2 所示，设有一容器，中间用半透膜隔开成两部分，分别放入等体积的水和蔗糖溶液。经过一段时间后，发现蔗糖溶液的液面比纯水的液面高，这种现象叫**渗透(osmosis)**。渗透总是由溶剂分子从纯溶剂向溶液或从稀溶液向浓溶液迁移，结果使水分子不断透过半透膜进入蔗糖溶液，直至进出两边的水分子数相等，达到渗透平衡。半透膜两边的水位差所表示的静压就称为溶液的**渗透压(osmotic pressure)**，或者说，渗透压是为了阻止溶剂分子渗透而必须在溶液上方所需要施加的最小额外压力。显然，溶液浓度越大，其渗透压越大。如果图中半透膜的两边放置的是两种不同浓度的蔗糖溶液，也能观察到类似的现象。

渗透压是溶液的一种性质，半透膜的存在和膜两侧单位体积内溶质粒子数不相等是产生渗透现象的两个必要条件。

二、渗透浓度

医学上常用渗透浓度(osmolarity)来比较溶液渗透性的大小，定义为溶液中产生渗透效应的溶质粒子的物质的量除以溶液的体积，可用符号 c_{os} 表示，单位为 mol/L 或 mmol/L。

例 6-1　求 $\rho_{C_6H_{12}O_6}$ 为 50 g/L 的葡萄糖溶液的渗透浓度。

解：产生渗透效应的是溶液中的葡萄糖分子，此溶液的渗透浓度即葡萄糖的物质的量浓度。

因为 $\rho_B = c_B \times M_B$

$$c_{os} = c_B = \frac{\rho_B}{M_B} = \frac{50(\text{g/L})}{180(\text{g/mol})} = 0.278(\text{mol/L}) = 278(\text{mmol/L})$$

例 6-2　求生理盐水的渗透浓度。

解：生理盐水是强电解质，在溶液中可解离成 Na^+ 和 Cl^- 两种粒子，因此生理盐水的渗透浓度为：

$$c_{os} = c_{Na^+} + c_{Cl^-} = 2c_{NaCl}$$

$$c_{os} = 2c_{NaCl} = \frac{\rho_{NaCl}}{M_{NaCl}} \times 2 = \frac{9(g/L)}{58.5(g/mol)} \times 2 = 0.308(mol/L) = 308(mmol/L)$$

以上例题可见，电解质溶液和非电解质溶液渗透浓度的计算不同。对于任何非电解质溶液，在相同温度下，只要物质的量浓度相等，它们的渗透压也相等。但对于电解质溶液，单位体积溶液中的溶质颗粒数目要比相同浓度的非电解质溶液多，所以渗透压更大。

三、渗透压的生理意义

溶液的渗透压高低是相对的。在医学上，正常人血浆的渗透浓度为 303.7 mmol/L，临床上以血浆渗透压为标准，规定浓度在 280～320 mmol/L 的溶液为**等渗溶液（isotonic solution）**，如生理盐水（9 g/L NaCl 溶液）、50 g/L 的葡萄糖溶液等都是等渗溶液。高于血浆渗透压范围的称**高渗溶液（hypertonic solution）**，低于血浆渗透压范围的称**低渗溶液（hypotonic solution）**。

在医疗实践过程中，对于大量失水的患者，往往需要输液以补充水分，静脉输入液体必须和血液的渗透压相等，否则会导致机体内水代谢紊乱及细胞变形甚至破裂（图 6－3）。因为红细胞膜具有半透膜性质，正常情况下，红细胞膜内的细胞液和膜外的血浆是等渗的。若大量输入高渗溶液，红细胞膜内液体的渗透压小于膜外血浆渗透压，使红细胞内的水分渗出膜外，造成红细胞皱缩，皱缩的红细胞互相凝结成团，在小血管内将产生“栓塞”。若大量输入低渗溶液，红细胞内液体渗透压高于膜外血浆渗透压，血浆中的水分将向红细胞渗透，使红细胞胀裂，医学上称为溶血现象。因此，临床上大量输液时必须输入等渗溶液。

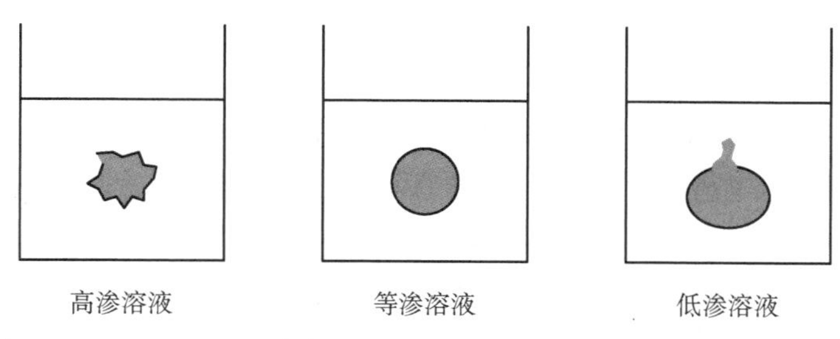

图 6－3　红细胞在不同浓度溶液中形态变化示意图

正常人体中，体液能够维持恒定的渗透压，这对水盐的代谢过程起着极为重要的作用。体液是由电解质（如 KCl、$NaHCO_3$ 等）、小分子物质（如葡萄糖、尿素等）和高分子物质（如蛋白质）溶解于水而成的复杂混合物。在医学上，把电解质、小分子物质所产生的渗透压叫**晶体渗透压**，而把蛋白质等大分子物质产生的渗透压叫**胶体渗透压**。正常血浆中的渗透压以晶体渗透压为主，胶体渗透压很小，这是因为血浆中的小分子或离子的颗粒数远多于高分子的颗粒数。但是由于毛细血管壁膜允许小分子或离子自由通透，但不允许蛋白质等高分子透过，因此胶体渗透压虽小，但其大小决定了血管内外水分的流动方向。而细胞膜对物质的透过性比较严格，绝大部分小分子或离子不能自由通透，因此晶体渗透压的大小决定了细胞内外水分的流动方向。

20 世纪 60 年代起，根据渗透压发展起来一项新技术即反渗透。所谓反渗透（reverse osmosis）是指在溶液的一方所加的静液压超过渗透压，使溶剂分子反向流动（即溶剂分子从溶液流向溶剂）。反渗透方法可用于生物高分子浓缩、海水淡化及工业废水处理等领域。

第三节 电解质的电离与溶液的酸碱性

根据能否导电，溶液可分为电解质和非电解质溶液。酸（HCl、CH_3COOH）、碱（NaOH、$NH_3 \cdot H_2O$）、盐（NaCl）等形成的溶液均能导电，为电解质溶液；而蔗糖、甘油、酒精等形成的溶液不能导电，为非电解质溶液。

电解质之所以能够导电，是因为它们在水溶液中发生了电离，产生了带不同电荷的能自由移动的离子。例如：

$$NaCl \longrightarrow Na^+ + Cl^-$$
$$HCl \longrightarrow H^+ + Cl^-$$
$$NaOH \longrightarrow Na^+ + OH^-$$

根据电解质在溶液中的电离程度大小不同，可将电解质分为强电解质和弱电解质。通常，大部分盐类（NaCl、$CaCl_2$）及强极性化合物（强酸如 HCl、H_2SO_4，强碱如 NaOH、KOH 等）在水溶液中几乎全部电离成离子，其导电能力强，称强电解质。具有弱极性的化合物，如弱碱（$NH_3 \cdot H_2O$）、弱酸（HCN、CH_3COOH）等，在溶液中仅部分电离成离子，导电性较弱，称弱电解质。

一、弱电解质的电离平衡

以 CH_3COOH（HAc）为例，当 HAc 溶于水时，一部分 HAc 电离成 Ac^- 和 H^+；同时，由于离子的运动，在水中 Ac^- 和 H^+ 互相碰撞而彼此吸引，重新结合成分子。当 HAc 电离成离子的速度（正反应）和离子重新结合成分子的速度（逆反应）相等时，即电离达到动态平衡，称**电离平衡**。

$$HAc \rightleftharpoons Ac^- + H^+$$

1. 同离子效应　当溶液处于电离平衡时，溶液中离子的浓度和弱电解质分子的浓度都保持不变。但是，当改变条件时，电离平衡即发生移动，直至建立新的平衡。例如 0.1 mol/L 的醋酸溶液处于电离平衡时，测得溶液 pH≈3，当加入少量固体 NaAc 时，此时溶液 pH 上升。

我们知道，HAc 为弱电解质，只能部分电离出 H^+ 和 Ac^-。当加入 NaAc 时，NaAc 为强电解质，在溶液中电离生成 Ac^-，使溶液中[Ac^-]大大增加。Ac^- 与溶液中原有的 H^+ 结合生成 HAc，使平衡向生成 HAc 方向移动，以建立新的动态平衡。在新的平衡状态下，溶液中[H^+]显著减少，而[HAc]相应增大，因而 HAc 的电离程度减少了，从而使溶液 pH 上升。

$$HAc \rightleftharpoons H^+ + Ac^-$$
$$NaAc \longrightarrow Na^+ + Ac^-$$

这种在弱电解质溶液中加入具有同名离子的强电解质，使该电解质的电离程度下降的现象叫**同离子效应**。

要使弱电解质产生同离子效应，关键应加入含有同名离子的强电解质。当弱电解质溶液中加入含有同名离子的强电解质时，由于同离子效应的产生，使溶液中盐离子及弱电解质分子比原来大大增多，从而可增强此溶液对酸、碱的抵抗能力。

2. 电离度与电离常数　弱电解质在溶液中的电离程度可用**电离度（degree of ionization）**和**电离常数（ionization constant）**来表示。

电离度(α)是指在平衡状态下,已电离的弱电解质分子数与原有分子总数的百分比,公式表示如下:

$$\alpha=\frac{\text{已电离的电解质分子数}}{\text{原有电解质分子总数}}\times 100\%$$

例如 25 ℃,0.1 mol/L 的 HAc 溶液中,每 10 000 个 HAc 分子里有 132 个分子电离成离子,它的电离度是 $\alpha=132/10\ 000\times 100\%=1.32\%$。

弱电解质的电离度常受浓度、温度的影响。当弱电解质溶液浓度越稀,电离生成的离子相互间碰撞形成分子的机会越少,其电离度就越大;当温度升高时,平衡向吸热方向移动,而多数电解质电离时都要吸收热量,因此电离度增大。因此,在表示各种电解质电离度大小时,应注明浓度和温度。

电离常数表示弱电解质达到电离平衡时离子浓度的乘积与未电离分子浓度的比值,用 K_i 表示。如某弱电解质溶液 AB,在水溶液中达到电离平衡时:

$$AB \rightleftharpoons A^+ + B^-$$

$$K_i=\frac{[A^+][B^-]}{[AB]}$$

通常弱酸电离常数用 K_a 表示,弱碱电离常数用 K_b 表示。K_i 值越小,电离程度越小,为越弱的电解质。K_i 不受浓度影响,而与温度有关。

对于多元弱酸,其电离是分步进行的。例如:

$$H_3PO_4 \rightleftharpoons H^+ + H_2PO_4^- \qquad K_{a_1}$$

$$H_2PO_4^- \rightleftharpoons H^+ + HPO_4^{2-} \qquad K_{a_2}$$

$$HPO_4^{2-} \rightleftharpoons H^+ + PO_4^{3-} \qquad K_{a_3}$$

通常 $K_{a_1}>K_{a_2}>K_{a_3}$,一般以 K_{a_1} 作为多元弱酸的电离常数。

二、水的离子积和溶液的酸碱性

1. 水的离子积　水有微弱的导电能力,说明水也能部分电离出 H^+ 和 OH^-,是一种微弱的电解质,存在下列电离平衡关系式:

$$H_2O \rightleftharpoons H^+ + OH^-$$

$$K_i=\frac{[H^+][OH^-]}{[H_2O]}$$

25 ℃条件下,$[H^+]=[OH^-]=10^{-7}$ mol/L。由于水的电离很弱,可以将$[H_2O]$近似地看作是一个常数,因此得出在一定温度下,$[H^+]\times[OH^-]=K_i\times[H_2O]=$常数。此常数称为**水的离子积**,用符号 K_w 表示。

在一定温度下,$[H^+]\times[OH^-]=K_w$,说明水中 H^+ 与 OH^- 相互依存,当$[H^+]$上升,则$[OH^-]$下降,当$[H^+]$下降,则$[OH^-]$上升,两者乘积始终为一常数。此关系适合任何溶液,即在一定温度下,任何溶液中$[H^+]\times[OH^-]$始终为一常数。在 25 ℃ 时,$K_w=1.0\times10^{-14}$。

25 ℃条件下,如果在纯水中加入少量酸或碱,则可使水的电离平衡发生移动,从而改变$[H^+]$和$[OH^-]$,使$[H^+]\neq[OH^-]$,但两者乘积仍等于 1.0×10^{-14}。因此,当知道$[H^+]$,就可以计算出$[OH^-]$,反之亦然。

2. *溶液的酸碱性* 溶液的酸碱性可以用[H^+]表示。如果[H^+]=[OH^-]=1.0×10^{-7} mol/L，这种溶液称为中性溶液；如果[H^+] > 1.0×10^{-7} mol/L > [OH^-]，这种溶液称为酸性溶液；如果[OH^-] > 1.0×10^{-7} M > [H^+]，这种溶液则称为碱性溶液。由于[H^+]很小，在实际应用中为方便起见，往往用 pH 值表示溶液酸碱度，pH = −lg[H^+]。

若用 pH 表示溶液酸碱度，其范围在 0～14：

pH < 7，酸性　　[H^+] > 1.0×10^{-7} mol/L

pH = 7，中性　　[H^+] = 1.0×10^{-7} mol/L

pH > 7，碱性　　[H^+] < 1.0×10^{-7} mol/L

溶液 pH 值一般可用 pH 试纸来测定，用待测溶液浸润该试纸，试纸即显示出一定颜色，与该 pH 试纸所附标准色谱比较，便可测得溶液的 pH 值。如需要精确测定 pH 值，则可选用 pH 计。

第四节　缓冲溶液

纯水在 25 ℃时 pH 值为 7.0，如果滴加 1 滴浓盐酸入 1 升纯水中，可使 H^+ 增加 5 000 倍左右(由 1.0×10^{-7} 增至 5×10^{-4} mol/L)，若将 1 滴氢氧化钠溶液(12.4 mol/L)加到 1 升纯水中，pH 变化也有 3 个单位。可见纯水的 pH 值因加入少量的强酸或强碱而发生很大变化。然而，1 滴浓盐酸加入 1 升 HAc～NaAc 混合溶液或 NaH_2PO_4～K_2HPO_4 混合溶液中，H^+ 的增加不到百分之一，pH 值没有明显变化。我们将这种能够抵抗外加少量强酸或强碱而使溶液 pH 值几乎不变的作用，叫做**缓冲作用(buffer action)**，具有缓冲作用的溶液称**缓冲溶液(buffer solution)**。

一、缓冲溶液的组成

缓冲溶液的成分构成有：①弱酸和弱酸盐，如 CH_3COOH～CH_3COONa(HAc～NaAc)、H_2CO_3～$NaHCO_3$；②弱碱和弱碱盐，如 $NH_3 \cdot H_2O$～NH_4Cl；③酸式盐和对应次级盐，如 NaH_2PO_4～K_2HPO_4。通常将构成缓冲溶液的两种物质合称为**缓冲对(buffer pair)**或**缓冲系(buffer system)**。

二、缓冲作用机制

以 HAc～NaAc 为例：

$$HAc \rightleftharpoons Ac^- + H^+$$

$$NaAc \longrightarrow Ac^- + Na^+$$

由于在 HAc 溶液中加入强电解质 NaAc，使溶液中[Ac^-]大大增多，产生同离子效应促使 Ac^- 与 H^+ 结合生成 HAc，使电离平衡向 HAc 生成方向移动。此时溶液中有大量的 Ac^- 和大量的 HAc 以及极少量 H^+。

当外加少量 HCl 时，溶液中大量的 Ac^- 与外来的 H^+ 作用生成 HAc，使溶液 pH 值几乎不变，因此 Ac^-(NaAc)为抗酸成分。

当外加少量的 NaOH 时，溶液中 H^+ 与外来的 OH^- 作用生成 H_2O，由于溶液中 H^+ 不断被消耗，大量的 HAc 电离补充 H^+，最终使溶液 pH 值几乎不变，因此 HAc 为抗碱成分。

综上所述，由于 HAc～NaAc 缓冲溶液中，有大量的抗酸成分(NaAc 或 Ac^-)，又有大量的抗碱成分(HAc)，因此可以抵抗外加的少量强酸或强碱，使溶液 pH 值几乎不变。

三、缓冲溶液 pH 值计算

以弱酸及其盐组成的缓冲溶液为例：

$$HAc \rightleftharpoons Ac^- + H^+$$
$$NaAc \longrightarrow Ac^- + Na^+$$

在此缓冲液中，HAc 为弱酸，本来电离度就不大，由于溶液中加入大量的强电解质 NaAc，使溶液中$[Ac^-]$大大增加，产生同离子效应而使 HAc 电离变得更小。因此可以认为 HAc 分子接近于没有电离，故上式中[HAc]可以看作为弱酸的总浓度。同时，溶液中的盐 NaAc 全部电离，因此溶液中 Ac^- 可以认为就等于 NaAc 的总浓度。因此有

$$K_a = \frac{[H^+][Ac^-]}{HAc} = \frac{[H^+][盐]}{[酸]}$$

即

$$[H^+] = K_a \times \frac{[酸]}{[盐]}$$

两边取负对数，得

$$pH = pK_a + \lg\frac{[盐]}{[酸]}$$

上式称为韩德森-哈塞尔巴赫方程式(Henderson-Harsselbalch equation)，简称为韩-哈方程式。它表示缓冲溶液的 pH 值决定于酸的电解常数 K_a 和组成缓冲溶液的盐与酸浓度的比值。根据韩-哈方程式可知，当缓冲溶液加水稀释时，由于盐和酸的浓度受到同等程度的稀释，缓冲溶液的 pH 值几乎不变。

韩-哈方程式中，由于$[盐]=n_{盐}/V$，$[酸]=n_{酸}/V$，代入韩-哈方程式，缓冲溶液的 pH 值计算公式也可表示为：

$$pH = pK_a + \lg\frac{n_{盐}}{n_{酸}}$$

当酸和盐在混合前的浓度相等，则上式可改写为：

$$pH = pK_a + \lg\frac{V_{盐}}{V_{酸}}$$

式中 $V_{盐}$ 和 $V_{酸}$ 为盐和酸混合前的体积。

例 6-3　1 升缓冲液中含有 0.1 mol HAc 和 0.2 mol NaAc，试计算此溶液的 pH 值。已知 25 ℃时，HAc 的 $K_a = 1.76 \times 10^{-5}$。

解：根据韩-哈方程式，有

$$\begin{aligned} pH &= pK_a + \lg\frac{[盐]}{[酸]} \\ &= -\lg(1.76 \times 10^{-5}) + \lg\frac{0.2}{0.1} \\ &= 4.75 + 0.3 \\ &= 5.05 \end{aligned}$$

四、缓冲容量

缓冲能力的强弱，可用缓冲容量 β 表示。缓冲容量也叫缓冲值或缓冲指数。**缓冲容量**在数值上等于使 1 毫升缓冲溶液的 pH 值改变 1 个单位时所必须加入的强碱或强酸的物质的量(通常单位用 mmol)。

缓冲容量的大小与缓冲溶液的总浓度以及[盐]与[酸]比值有关。[盐]与[酸]比值一定(即 pH 值一定)时，总浓度越大，缓冲容量也越大；总浓度一定时，[盐]与[酸]比值为 1 时，缓冲容量最大，此时溶液的 $pH=pK_a$。当溶液的[盐]与[酸]比值偏离 1 愈远，则 pH 值与 pK_a 的偏差也随着增大，溶液的缓冲容量也随着减小，当[盐]与[酸]比值大于 10/1 或小于 1/10 时，则溶液的缓冲容量极小，一般认为没有缓冲能力。可见缓冲溶液只能在一定的 pH 值范围内发挥有效的缓冲作用。这个能发挥有效缓冲作用的 pH 范围，叫缓冲范围。当[盐]与[酸]比值为 1/10 时，$pH=pK_a-1$；当[盐]与[酸]比值为 10/1 时，$pH=pK_a+1$。故缓冲范围 pH 值大致在 pK_a-1 至 pK_a+1 约两个 pH 单位范围内，超出此范围时，缓冲容量很小，缓冲作用亦非常小。几种常用缓冲溶液的 pK_a 及缓冲范围见表 6-2。

表 6-2 几种常用缓冲溶液的 pK_a 及缓冲范围

缓冲溶液的组成	pK_a	缓冲范围
$H_2C_8H_4O_4$(邻苯二甲酸)～NaOH	2.89(pK_{a_1})	2.2～4.0
$KHC_8H_4O_4$(邻苯二甲酸氢钾)～NaOH	5.41(pK_{a_2})	4.0～5.8
HAc～NaAc	4.75	3.7～5.6
KH_2PO_4～Na_2HPO_4	7.21(pK_{a_2})	5.8～8.0
Tris[三(羟甲基)氨基甲烷]～HCl	8.21	7.1～8.9
H_3BO_3～NaOH	9.14(pK_{a_1})	8.0～10.0
$NaHCO_3$～Na_2CO_3	10.25(pK_{a_2})	9.2～11.0

五、缓冲溶液的配制

在配制具有一定 pH 值的缓冲溶液时，为了使所得溶液具有较好的缓冲能力，应注意以下原则：

(1) 选择适当的缓冲对，使配制溶液的 pH 值在所选择的缓冲对的缓冲范围内，即在 $pK_a\pm1$ 之内。例如 HAc～NaAc 缓冲对的范围是 3.7～5.6，要配制 pH 从 3.7～5.6 之间的缓冲溶液可选用这一缓冲对。

(2) 缓冲对中酸的 pK_a 应尽量接近于配制溶液的 pH 值。例如，要配制 pH 为 5.3 的缓冲溶液时，可以选用 HAc～NaAc 或 $H_2C_8H_4O_4$～NaOH 缓冲对，因为 pH 5.3 恰恰在这两种缓冲对的缓冲范围内。但是，前者酸的 pK_a 为 4.75，后者酸的 pK_a 为 5.41，所以配制相同浓度的缓冲溶液，选用 $H_2C_8H_4O_4$～NaOH 较选用 HAc～NaAc 有更大的缓冲容量。

(3) 要有一定的总浓度(通常在 0.05～0.20 mol/L 之间)，使所配成溶液具有足够的缓冲容量，并采用适当的[盐]与[酸]比值使溶液的 pH 恰好等于所需要的 pH 值。

例 6-4 如何配制 100 ml pH 值为 5.10 的缓冲溶液？

解： 根据配制缓冲溶液的原则，可选择 HAc～NaAc 缓冲系来配制。因 pH＝5.10，pK_a＝4.75，$V_{盐}+V_{酸}=100$ ml，假设所用 HAc 与 NaAc 浓度相等，有

$$pH=pK_a+\lg\frac{[盐]}{[酸]}$$

$$5.1=4.75+\lg\frac{V_{盐}}{V_{酸}}$$

$$\frac{V_{盐}}{V_{酸}}=2.24$$

$$V_{盐}=69.1(ml),\ V_{酸}=30.9(ml)$$

六、缓冲溶液在医学上的意义

人体体液 pH 值的维系具有十分重要的生理意义。体液 pH 值被控制在一狭小范围内，因为只有在这一范围内，机体的各种功能活动才能正常进行。离开正常范围的少许变化尚能允许，但如变化太大，则可能引起体内许多功能失调。

在体内，各类物质代谢过程中几乎都有酸产生，如有机食物被完全氧化而产生碳酸，嘌呤被氧化而产生尿酸，碳水化合物的无氧分解产生乳酸以及因氧化作用不完全而导致乙酰乙酸和 β-羟基丁酸的生成等；体内代谢也生成磷酸、硫酸及 $NaHCO_3$。这些代谢产生的酸或碱进入血液并没有引起 pH 值发生明显的变化，说明血液具有足够的缓冲作用。

正常人血液的 pH 值相当恒定，是因为血液是一种很好的缓冲溶液。血液中存在下列缓冲对：

血浆：H_2CO_3～$NaHCO_3$、NaH_2PO_4～Na_2HPO_4、H-蛋白质～Na-蛋白质

红细胞：H_2CO_3～$KHCO_3$、KH_2PO_4～K_2HPO_4、H—Hb～K—Hb、H—HbO_2～K—HbO_2

在这些缓冲对中，碳酸氢盐缓冲对（H_2CO_3～HCO_3^-）在血液中浓度很高，对维持血液正常 pH 值的作用很重要。正常情况下血液 $[HCO_3^-]/[H_2CO_3]=20/1$，pH 值维持在 7.35 ～ 7.45 范围内。

理解缓冲作用的基本知识，在医学上有重要的意义。例如，微生物的培养、组织切片、细菌染色以及研究酶的催化，都需用一定 pH 值的缓冲溶液；在临床检验中，常把血液中 HCO_3^- 的浓度看作“碱储备”，作为一种常规来检查。

拓展阅读：酸碱理论

人们在对酸碱的认识过程中提出了不同的酸碱理论，主要有酸碱电离理论、酸碱质子理论以及酸碱电子理论。

酸碱电离理论是 1887 年瑞典化学家阿伦尼乌斯（Arrhenius S A）提出的，该理论的核心内容是：在水溶液中电离出的阳离子全部是 H^+ 的为酸，电离出的阴离子全部是 OH^- 的为碱，酸碱反应的实质是 H^+ 与 OH^- 反应生成 H_2O 的反应。该理论的不足是把酸碱只定义为在水溶液中产生的氢离子和氢氧根离子，不能解释非氢离子或氢氧根离子的其他酸性或碱性物质，同时也不能解释非水溶液中的酸碱反应。

针对酸碱电离理论的局限，1923 年布朗斯特（Bronsted J N）和劳瑞（Lowry T M）同时提出了酸碱质子理论。该理论认为：凡能提供质子（H^+）的物质为酸，凡能接受质子（H^+）的物质为碱，酸给出质子后变为碱，碱接受质子后变为酸，这种酸碱关系称为共轭关系。酸碱反应的本质是两个共

轭酸碱对之间转移质子的反应。给出质子能力强的为强酸,其共轭碱为弱碱;接受质子能力强为强碱,其共轭酸为弱酸。酸碱反应的方向总是由强酸与强碱反应生成弱酸与弱碱。

酸碱质子理论弥补了酸碱电离理论的不足之处,但不能解释没有质子交换的一些酸碱反应。1923年路易斯(Lewis G N)提出了酸碱电子理论,该理论的核心内容是:凡能给出电子对的物质为碱,凡能接受电子对的物质为酸。给出电子的原子至少有一对孤对电子,接受电子的原子至少有一个接受电子对的空轨道。酸碱反应的实质是碱提供电子对,与酸形成配位键而生成配位化合物。但是由于酸碱电子理论概括的酸碱范围太广,其实用性反而受到限制。

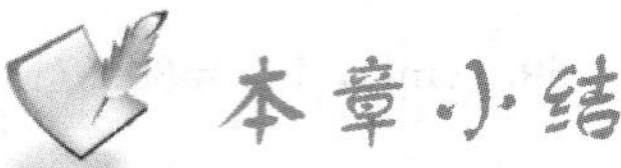

本章小结

本章主要介绍分散系、溶液的渗透压、电解质的电离与酸碱性及缓冲溶液四个方面的内容。

分散系按分散相粒子的大小不同分为粗分散系、胶体分散系和分子或离子分散系。①粗分散系:颗粒直径>100 nm,不能透过滤纸和半透膜,多相、不稳定、无丁铎尔效应;②胶体分散系:颗粒直径1~100 nm,能透过滤纸,不能透过半透膜,其中多相的为溶胶,相对稳定,有丁铎尔效应;单相的为高分子溶液,较稳定,丁铎尔效应不明显;③分子或离子分散系:颗粒直径<1 nm,能透过滤纸与半透膜,单相、非常稳定、无丁铎尔效应。

用半透膜将两个不同浓度的溶液隔开时可发生渗透现象。因此,半透膜及膜两侧溶液浓度不相等是产生渗透的两个必要条件。渗透压的大小可以用渗透浓度表示,即产生渗透效应的溶质颗粒的总的物质的量浓度。对于相同浓度的电解质与非电解质,产生的渗透压力大小不同。医学上规定,小于血浆渗透浓度(280~320 mmol/L)的溶液为低渗溶液,等于的为等渗溶液,大于的为高渗溶液。临床输液往往需输入等渗溶液。体液中渗透压来源于晶体渗透压和胶体渗透压,晶体渗透压影响细胞内外水分的流动,胶体渗透压影响血管内外水分的流动。

电解质分为弱电解质和强电解质。弱电解质在水溶液中只有少部分电离成离子。其电离是一个可逆的动态平衡的过程,当溶液中分子的浓度与离子的浓度分别处于相对稳定状态时称电离平衡,电离平衡受浓度和温度的影响。弱电解质的电离程度可用电离度(α)和电离常数(K_i)表示。电离度受浓度、温度的影响,电离常数只与温度有关。弱电解质溶液中加入同名离子的强电解质会使该电解质的电离度下降,称为同离子效应,同离子效应可增强溶液的抗酸碱能力。

一定温度下,任何溶液中$[H^+]\times[OH^-]=K_w=1.0\times10^{-14}$,称为水的离子积。溶液的酸碱性可用$[H^+]$表示,为方便使用,常采用$-\lg[H^+]$即pH表示,其范围在0~14之间,等于7为中性,小于7为酸性,大于7为碱性。正常人体的pH为7.35~7.45,小于7.35引起酸中毒,大于7.45引起碱中毒。

缓冲溶液是由抗酸和抗碱成分组成,常见的有弱酸及其对应的盐、弱碱及其对应的盐、多元酸的酸式盐及其对应的次级盐。由于同离子效应,缓冲溶液中存在有大量的抗酸和抗碱成分,使缓冲溶液能够抵抗外来的少量强酸或强碱。缓冲溶液pH值可用韩-哈方程式计算,缓冲能力的强弱可用缓冲容量表示,缓冲容量的大小与缓冲溶液的总浓度以及[盐]与[酸]比值有关。人体血液是一个很大的缓冲系统,含有许多缓冲对,最重要的缓冲对是H_2CO_3~$NaHCO_3$,保持血液中$[NaHCO_3]$与$[H_2CO_3]$比值为20∶1,血液pH值可维持在7.4正常水平。

思　考　题

一、名词解释

1. 分散系　2. 分散相　3. 分散介质　4. 丁铎尔效应　5. 渗透现象
6. 等渗溶液　7. 高渗溶液　8. 低渗溶液　9. 胶体渗透压　10. 晶体渗透压
11. 电离度　12. 电离常数　13. 同离子效应　14. 缓冲作用　15. 缓冲溶液

二、问答题

1. 按照分散相粒子的大小不同，分散系可分为哪三类？

2. 溶胶具有哪些特征？溶胶为什么能比较稳定地存在？

3. 分别比较高分子溶液与溶胶及低分子溶液的异同点。

4. 产生渗透现象的必要条件是什么？胶体渗透压与晶体渗透压各有什么生理作用？

5. 为什么临床大量静脉输液要考虑用等渗溶液？

6. 举例说明缓冲溶液的作用机制。

7. 用 0.2 mol/L 的 HAc 溶液和 0.2 mol/L 的 NaAc 溶液配置 100 ml pH 值为 5.10 的缓冲溶液，分别需要 HAc 和 NaAc 多少毫升(已知 HAc 的 $pK_a=4.75$)？

8. 1 升缓冲液中含有 0.1 mol Na_2HPO_4 和 0.2 mol NaH_2PO_4，计算此溶液的 pH 值(已知 NaH_2PO_4 的 $pK_{a_2}=7.21$)。

第七章

烃

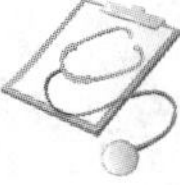
导学

1. 掌握：烷烃、烯烃、炔烃、脂环烃、芳香烃的命名、结构及重要化学性质；顺反异构及顺反命名法。

2. 熟悉：脂环烃的构象。

3. 了解：顺反异构的 Z、E 命名法。

由碳和氢两种元素组成的化合物称为碳氢化合物，简称为**烃(hydrocarbon)**。烃是有机化合物的母体，其他有机化合物可以看作是烃的衍生物。

根据碳原子的结合方式即碳链骨架，烃可分为链烃和环烃；根据碳原子连接的键的类型，又可分为饱和烃和不饱和烃，饱和烃即碳碳单键相连，不饱和烃又有碳碳双键相连的烯烃及碳碳三键相连的炔烃。

第一节 烷 烃

碳碳单键相连的烃分子中碳原子结合的氢原子数目达到最高限度，因此称饱和烃，即**烷烃(alkane)**。

一、烷烃的命名

人们常根据来源、用途对一些有机物进行命名，即所谓的“俗名”。随着被发现的有机化合物数量增多，“俗名”已不能满足区分不同的有机化合物，必须建立一套可遵循的规则即命名法(nomenclature)对有机物进行命名。烷烃的命名常用的有普通命名法和系统命名法。

(一) 普通命名法

通常根据碳原子的数目将烷烃称为“某烷”，分别用天干数甲、乙、丙、丁、戊、己、庚、辛、壬、癸表示 1 至 10 个碳，如 C_4H_{10} 叫丁烷；若超过 10 个碳，则用中文数字表示，如 $C_{12}H_{26}$ 叫十二烷。

为了区别异构体，直链烷烃用“正”表示，支链烷烃若碳链一末端带有两个甲基的特定结构用“异”表示，带有三个甲基的特定结构则用“新”表示，例如：

$CH_3CH_2CH_2CH_2CH_3$
正戊烷

$CH_3—CH_2—CH(CH_3)—CH_3$
异戊烷

$CH_3—C(CH_3)_2—CH_3$
新戊烷

普通命名法简单方便，但只适合一些结构比较简单的烷烃，对于比较复杂的烷烃需使用系统命名法。

在烷烃分子中，碳原子与碳原子之间的结合方式可能不同。如：

$$\overset{1}{C}H_3-\overset{2}{C}(\overset{6}{C}H_3)(\overset{7}{C}H_3)-\overset{3}{C}H(\overset{8}{C}H_3)-\overset{4}{C}H_2-\overset{5}{C}H_3$$

在上述结构中，碳原子不仅能与另外 1 个碳原子相连，还可与 2 个、3 个、4 个碳原子相连。因此，有四种不同类型的碳原子：①如果 C 原子四个价键中，只有 1 个价键与另外 1 个 C 原子相连，称伯碳原子(或以 1°表示)，例如 C－1、5、6、7、8，伯碳原子上连接的氢原子称伯氢；②有 2 个价键与另外 2 个 C 原子相连，称仲碳原子(或以 2°表示)，例如 C－4，仲碳原子上连接的氢原子称仲氢；③有 3 个价键与另外 3 个 C 原子相连，称叔碳原子(或以 3°表示)，例如 C－3，叔碳原子上连接的氢原子称叔氢；④有 4 个价键与另外 4 个 C 原子相连，称季碳原子(或以 4°表示)，例如 C－2，季碳原子上不能连接氢原子。

当烃分子失去一个或 n 个 H 原子后的剩余部分叫做**烃基(hydrocarbyl)**，烷基的通式可用 R—表示。常见的烃基有：

CH_3-	甲基
$-CH_2-$	亚甲基(甲烯基)
$-CH=$	次甲基(甲炔基)
CH_3CH_2-	乙基
$CH_3CH_2CH_2-$	丙基
$CH_3-CH(CH_3)-$	异丙基
$CH_3CH_2CH_2CH_2-$	丁基
$CH_3-CH(CH_3)-CH_2-$	异丁基
$CH_3-CH_2-CH(CH_3)-$	仲丁基
$CH_3-C(CH_3)_2-$	叔丁基

(二) 系统命名法

1892 年，日内瓦国际化学会议制定了系统的有机化合物命名法，后经国际纯粹与应用化学联合会(International Union of Pure and Applied Chemistry，简称 IUPAC)几次修改，形成了 IUPAC 命名法，我国则参考该命名法制定了系统命名法。系统命名法的关键在于如何确定主链和取代基位置，原则如下：

(1) 对于直链烷烃，系统命名法与普通命名法基本相同，仅不写"正"字。如：

$$CH_3-CH_2-CH_2-CH_2-CH_2-CH_3$$

己烷

$$CH_3-CH_2-CH_2-CH_2-CH_2-CH_2-CH_2-CH_2-CH_2-CH_2-CH_2-CH_3$$

十二烷

(2) 对于有支链的烷烃，选择最长的碳链为主链，根据主链碳原子数称为"某烷"，支链作为取代基。从最靠近取代基的一端开始给主链编号，取代基写在某烷之前，并用阿拉伯数字在其前面标出位次，且用“-”短线相连。如：

$$\begin{array}{ccccccccccccccc}
CH_3 & - & CH_2 & - & \overset{4}{C}H & - & \overset{5}{C}H_2 & - & \overset{6}{C}H_2 & - & \overset{7}{C}H_2 & - & \overset{8}{C}H_2 & - & \overset{9}{C}H_3 \\
 & & & & | & & & & & & & & & & \\
 & & & & {}^{3}CH_2 & & & & & & & & & & \\
 & & & & | & & & & & & & & & & \\
 & & & & {}^{2}CH_2 & & & & & & & & & & \\
 & & & & | & & & & & & & & & & \\
 & & & & {}^{1}CH_3 & & & & & & & & & &
\end{array}$$

4-乙基壬烷

(3) 若有两个以上取代基，应使取代基的位次和最小，并按取代基原子序数(或原子团)由小到大的顺序排列以命名；如果主链上有相同的取代基时，则用中文数字将取代基合并，但各取代基的位次仍须标出，且用“,”隔开。如：

$$\begin{array}{ccccccccccccccccc}
\overset{1}{C}H_3 & - & \overset{2}{C}H_2 & - & \overset{3}{C}H & - & \overset{4}{C}H & - & \overset{5}{C}H & - & \overset{6}{C}H_2 & - & \overset{7}{C}H_2 & - & \overset{8}{C}H_2 & - & \overset{9}{C}H_3 \\
 & & & & | & & | & & | & & & & & & & & \\
 & & & & CH_3 & & CH_2 & & CH_2 & & & & & & & & \\
 & & & & & & | & & | & & & & & & & & \\
 & & & & & & CH_2 & & CH_3 & & & & & & & & \\
 & & & & & & | & & & & & & & & & & \\
 & & & & & & CH_3 & & & & & & & & & &
\end{array}$$

3-甲基-5-乙基-4-丙基壬烷

$$\begin{array}{ccccccccccc}
\overset{1}{C}H_3 & - & \overset{2}{C}H & - & \overset{3}{C}H & - & \overset{4}{C}H_2 & - & \overset{5}{C}H & - & \overset{6}{C}H_3 \\
 & & | & & | & & & & | & & \\
 & & CH_3 & & CH_3 & & & & CH_3 & &
\end{array}$$

2,3,5-三甲基己烷

烷基大小的次序：甲基＜乙基＜丙基＜丁基＜戊基＜己基＜异戊基＜异丁基＜异丙基。

(4) 当同时有几个等长的主链时，则选择含取代基最多的碳链为主链。如：

$$\begin{array}{ccccccccccccc}
\overset{7}{C}H_3 & - & \overset{6}{C}H_2 & - & \overset{5}{C}H & - & \overset{4}{C}H & - & \overset{3}{C}H & - & \overset{2}{C}H & - & \overset{1}{C}H_3 \\
 & & & & | & & | & & | & & | & & \\
 & & & & CH_3 & & CH_2 & & CH_3 & & CH_3 & & \\
 & & & & & & | & & & & & & \\
 & & & & & & CH_2 & & & & & & \\
 & & & & & & | & & & & & & \\
 & & & & & & CH_3 & & & & & &
\end{array}$$

2,3,5-三甲基-4-丙基庚烷

(5) 若支链上还有取代基，则该取代基的名称可放在括号中或用带撇的数字标明支链中的碳原子。如：

$$\begin{array}{ccccccccccccccccccc}
 & & & & & & & & & & CH_3 & & & & & & & & \\
 & & & & & & & & & & | & & & & & & & & \\
 & & & & & & CH_3 & - & CH_2 & - & C & - & CH_3 & & & & & & \\
 & & & & & & & & & & | & & & & & & & & \\
CH_3 & - & CH_2 & - & CH_2 & - & CH_2 & - & CH_2 & - & C & - & CH_2 & - & CH_2 & - & CH & - & CH_3 \\
 & & & & & & & & & & | & & & & & & | & & \\
 & & & & & & CH_3 & - & CH_2 & - & C & - & CH_3 & & & & CH_3 & & \\
 & & & & & & & & & & | & & & & & & & & \\
 & & & & & & & & & & CH_3 & & & & & & & &
\end{array}$$

(1) 用括号表示：2-甲基-5,5-二(1,1-二甲基丙基)癸烷

(2) 用撇号表示：2-甲基-5,5-二-1′,1′-二甲基丙基癸烷

二、烷烃的构型与构象

具有确定结构的分子中，各原子在空间的排布叫做分子的**构型(configuration)**。烷烃中碳原子

所连四个原子或原子团，不是在同一平面上，而是在空间分布成四面体。我们知道甲烷分子中，碳原子是 sp^3 杂化，位于正四面体的中心，四个氢原子位于正四面体的四个顶点。由于 sp^3 杂化轨道的几何构型为正四面体，这就决定了烷烃分子中碳原子的排列不是直线形的。在结晶状态时，烷烃碳原子的排列呈锯齿状。如庚烷中碳原子的排列如下：

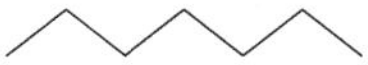

我们知道烷烃中的 σ 键可以旋转，这种有一定结构的分子通过单键旋转形成的各原子或原子团的空间排布称为**构象(conformation)**。例如乙烷的许多构象中，有两种典型构象，一种是反叠式构象，另一种是顺叠式构象：

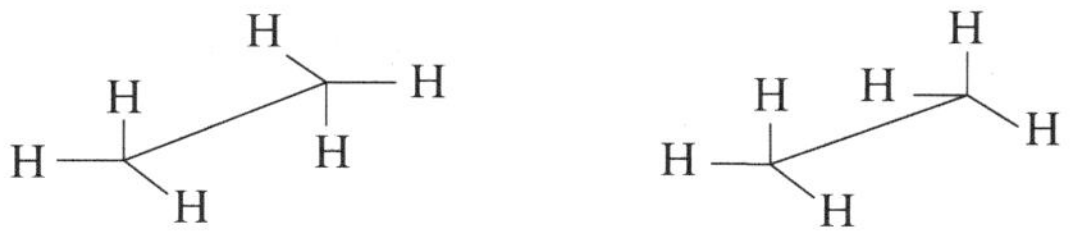

反叠式　　　　顺叠式

乙烷的反叠式构象三对氢原子距离最远，也最为稳定；而顺叠式构象三对氢原子距离最近，也最不稳定。因此，乙烷分子中，反叠式构象比顺叠式构象多。

三、烷烃的化学性质

烷烃是饱和烃，无论碳碳键或碳氢键都结合得比较牢固，因此，烷烃在一般条件下，化学性质比较稳定，与大多数试剂如强酸、强碱、强氧化剂、强还原剂等都不起化学反应。烷烃碳氢之间电负性差别小，整个分子电子云分布较均匀，不易发生异裂反应即离子型反应，但在足够能量条件下，如加热或光照，容易发生均裂反应即游离基反应。

烷烃的氢原子可被卤素取代，生成卤代烃，并放出卤化氢，该反应称为卤代反应。以甲烷的光照取代反应为例：

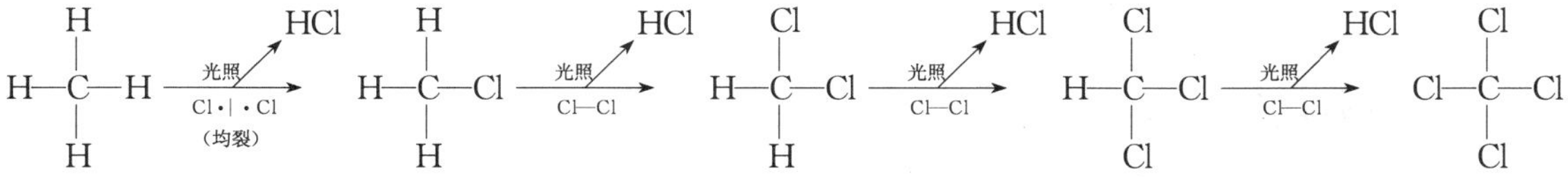

$$CH_4 \xrightarrow[Cl\cdot|\cdot Cl\ (均裂)]{光照} CH_3Cl + HCl \xrightarrow[Cl-Cl]{光照} CH_2Cl_2 + HCl \xrightarrow[Cl-Cl]{光照} CHCl_3 + HCl \xrightarrow[Cl-Cl]{光照} CCl_4 + HCl$$

光照卤代反应历程为游离基反应，参与反应的试剂(例 Cl_2)，首先共价键发生均裂，使原来共用电子对平均分给两个原子，形成 2Cl·，此 Cl·能量高，很活泼，易引起连锁反应。

碳链较长的烷烃发生卤代反应时，由于卤素可取代不同的氢，得到的各种卤代烃较为复杂。卤代反应的相对活性遵循叔氢＞仲氢＞伯氢，究其原因，在于烷基游离基的稳定性遵循 3°＞2°＞1°＞·CH_3 次序。

四、重要的烷烃

1. 甲烷　甲烷是无色、无味、难溶于水、易燃烧的气体。由于在池沼底部和煤矿的坑道里产生的气体中主要成分是甲烷，甲烷也称为沼气或坑气。天然气的主要成分是甲烷，甲烷既可作为热源，也是一种重要的化工原料。

2. 其他烷烃　汽油是由 5～10 碳的烷烃组成，煤油是由 12～18 碳的烷烃组成，液体石蜡是由

18～24 碳的烷烃组成,成熟水果中含有 27～33 碳的烷烃。

第二节　烯烃和炔烃

烯烃(**alkene**)和**炔烃**(**alkyne**)分子中碳原子没有全部被氢饱和,这类烃分子中氢原子数少于饱和烷烃氢原子数,因此被称为**不饱和烃**。若 C、C 以双键相连,烃分子中出现 C═C 的不饱和烃叫做**烯烃**;若 C、C 以三键相连,烃分子中出现 C≡C 的不饱和烃则叫做**炔烃**。

一、烯烃和炔烃的命名

烯烃和炔烃的命名与烷烃相似,要点如下。

(1) 选择含有双键或三键的最长碳链为主链,从靠近双键或三键的一端开始编号(保持双键或三键位次最小);双键或三键的位次用阿拉伯数字写在某烯或某炔之前,并加一短线隔开。如:

$$\overset{1}{C}H_3\overset{2}{C}H{=}\overset{3}{C}H\overset{4}{C}H_3 \qquad \overset{5}{C}H_3—\overset{4}{C}H_2—\overset{3}{C}{\equiv}\overset{2}{C}—\overset{1}{C}H_3$$

2-丁烯　　　　2-戊炔

(2) 取代基的位置、数目和名称写在烯烃或炔烃之前;若双键或三键位置正好在主链分子中央,则主链碳原子编号应保持取代基位次最小。如:

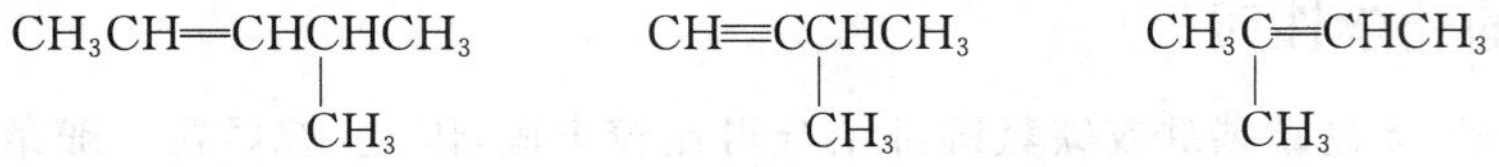

$$CH_3CH{=}CHCH(CH_3)CH_3 \qquad CH{\equiv}CCH(CH_3)CH_3 \qquad CH_3C(CH_3){=}CHCH_3$$

4-甲基-2-戊烯　　3-甲基-1-丁炔　　2-甲基-2-丁烯

烯烃失去一个氢原子后剩下的基团叫做烯基。如:

$$CH_3CH{=}CH— \qquad CH_2{=}CH—CH_2— \qquad CH_2{=}C(CH_3)—$$

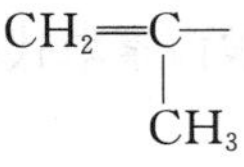

1-丙烯基　　2-丙烯基或烯丙基　　1-甲基乙烯基或异丙烯基

二、烯烃的同分异构现象

烯烃和炔烃的同分异构除碳链异构外,还有双键或三键位置异构。考虑到空间结构,在双键上两个碳原子所连接的原子或原子团不同时,还会产生顺反异构。

1. 碳链异构

$$CH_3—CH_2—CH{=}CH_2 \qquad CH_3—C(CH_3){=}CH_2$$

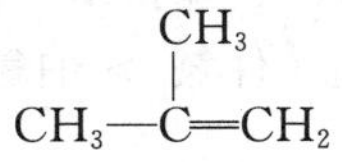

1-丁烯　　2-甲基-1-丙烯

2. 双键位置异构

$$CH_3—CH_2—CH{=}CH_2 \qquad CH_3—CH{=}CH—CH_3$$

1-丁烯　　2-丁烯

3. 顺反异构　在双键上两个碳原子所连接的原子或原子团不同时,会产生两种不同的排列方式。例如：

$CH_3—CH═CH—CH_3$

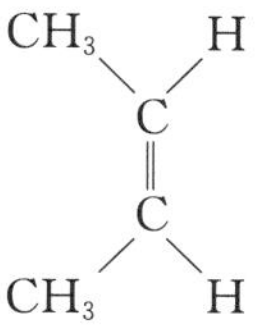

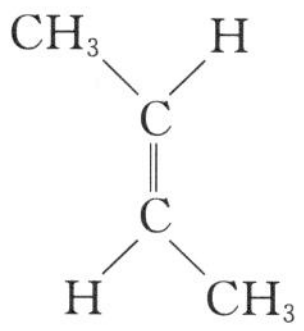

CH_3　H
　C
　‖
　C
CH_3　H

CH_3　H
　C
　‖
　C
H　CH_3

由于分子中键受到某种限制而不能自由旋转，使受限制碳原子连接的原子或原子团在空间排列不同而产生的同分异构现象，叫做**顺反异构**。

必须指出，并不是所有含双键的烯烃都有顺反异构。产生顺反异构的条件除了分子中存在限制键旋转的因素外，每个受限碳原子连接的原子或原子团还要不同。

顺反异构体不仅存在理化性质的差别，其生理活性也往往表现不同。对生物体而言，一般只有顺反异构体中的一种表现出生理活性；很多具有顺反异构的药物，往往也只有其中一种具有药效。

顺反异构体有两种命名方法，即顺反构型命名法和 Z、E 构型命名法。

(1) 顺反构型命名法：若两个受限碳原子连接的相同或相似原子、原子团分布在同侧，称为顺式构型；反之，则为反式构型。如下所示：

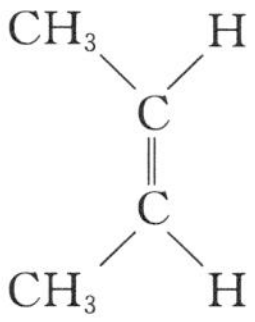

CH_3　H
　C
　‖
　C
CH_3　H

顺-2-丁烯

CH_3　H
　C
　‖
　C
H　CH_3

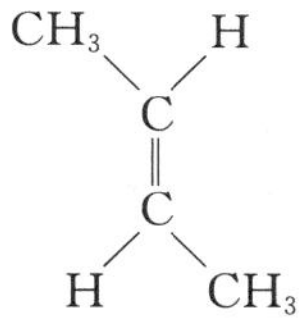

反-2-丁烯

(2) Z、E 构型命名法：Z、E 构型命名法是 IUPAC 提出的命名法，该命名原则是按定序规则来决定构型：将原子或原子团按原子序数由大到小排列，若两个受限碳原子连接的较大原子、原子团在同侧，为 Z（德文 Zusammen，意为同侧）型，在名称前附以（Z）；反之，则为 E（德文 Entgegen，意为相反）型，在名称前附以（E）。如：

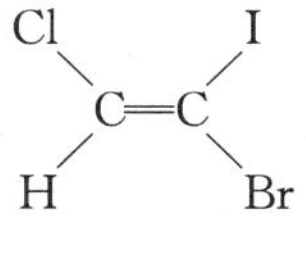

Cl　　I
　C═C
H　　Br

因原子序数 Cl > H，I > Br，且 Cl、I 分布在双键同侧，为 Z 型。又如：

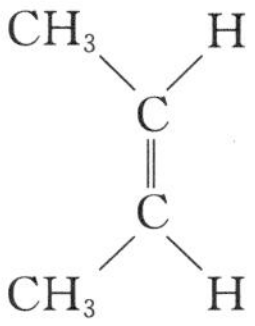

CH_3　H
　C
　‖
　C
CH_3　H

（Z）-2-丁烯

CH_3　H
　C
　‖
　C
H　CH_3

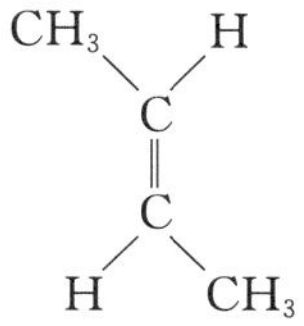

（E）-2-丁烯

三、烯烃和炔烃的化学性质

烯烃和炔烃的不饱和键中存在 π 键，我们知道 π 键不如 σ 键牢固，易断裂而发生化学反应。

1. 催化加氢

$$R—C\equiv CH \xrightarrow[\text{催化剂}]{+H_2} R—CH=CH_2 \xrightarrow[\text{催化剂}]{+H_2} R—CH_2—CH_3$$

2. 氧化反应　以烯烃为例，在高锰酸钾作用下：

$$R—CH=CH_2 \xrightarrow[KMnO_4]{[O]} R—\underset{OH}{\underset{|}{C}H}—\underset{OH}{\underset{|}{C}H_2} \xrightarrow{[O]} R—COOH + HCOOH \xrightarrow{[O]} CO_2 + H_2O$$

反应可使高锰酸钾的紫色很快褪去，并生成棕褐色的二氧化锰沉淀，因此可用于不饱和键的鉴定。

3. 加成反应

(1) 与卤素的加成

$$R—CH=CH_2 + Br_2 \longrightarrow R—\underset{Br}{\underset{|}{C}H}—\underset{Br}{\underset{|}{C}H_2}$$

此反应实质是烯烃分子中 π 键断裂，2 个 Br 原子分别加在 2 个碳原子上，生成二溴代烷烃。这种有机分子里不饱和的碳原子与其他原子或原子团直接结合生成别的物质的反应，叫做加成反应。该反应能使红棕色的溴立刻褪色，因此常用于鉴定有机物中是否存在不饱和键。

(2) 与卤化氢的加成

$$R—CH=CH_2 + HBr \longrightarrow R—\underset{Br}{\underset{|}{C}H}—CH_3 \quad (a)$$

$$R—CH=CH_2 + HBr \not\longrightarrow R—CH_2—\underset{Br}{\underset{|}{C}H_2} \quad (b)$$

理论上，不对称的不饱和烃和卤化氢加成时，有上述两种产物。而实验表明：不对称的不饱和烃和卤化氢加成时，X^- 加在含氢原子较少的不饱和键的碳原子上，称为马尔科夫尼科夫(Markovnikov)规则。因此，上述反应的实际产物是(a)。

根据反应历程看，不饱和烃分子的加成反应属于离子型亲电加成反应：

$$HBr \xrightarrow[\text{异裂}]{} H^+ + Br^-$$

$$R—CH=CH_2 + H^+ \longrightarrow R—\overset{+}{C}H—CH_3 \ (a') \xrightarrow{+Br^-} R—\underset{Br}{\underset{|}{C}H}—CH_3 \ (a)$$

$$R—CH=CH_2 + H^+ \longrightarrow R—CH_2—\overset{+}{C}H_2 \ (b')$$

理论上可生成(a′)、(b′)两种活性中间体碳正离子，碳正离子稳定性遵循 $3° > 2° > 1° > {}^{+}CH_3$ 次序。越稳定的中间产物，越有利于终产物的生成，而(a′)稳定性 > (b′)稳定性。因此，上述反应的实际产物是(a)。

4. 聚合反应

$$nCH_2=CH_2 \xrightarrow[\text{催化剂}]{} \left[CH_2-CH_2 \right]_n$$

四、重要的烯烃和炔烃

1. 乙烯　乙烯是一种略带甜味的无色气体，易燃烧。乙烯是极为重要的化工原料，其生产水平往往代表石油化工的发展水平。乙烯也是植物的内源性激素，可以促进果实的成熟。

2. 丙烯　和乙烯一样，丙烯也是重要的化工原料。

3. 乙炔　乙炔是最简单的炔烃，也是一种基本有机合成原料。

4. 二烯烃　分子中含有两个 C═C 双键的烃，叫做**二烯烃(dialkene)**。例如：

$$CH_2=CH-CH=CH_2$$

1,3-丁二烯

二烯烃的性质和分子中两个双键的相对位置有密切关系。这里我们只讨论单、双键交叉排列的二烯烃，该二烯烃又称为共轭二烯烃。以1,3-丁二烯为例：

H_2C — CH — CH — CH_2

此二烯烃分子中C原子均以 sp^2 杂化形成3个 C—Cσ 键、6个 C—Hσ 键，除此以外，每个碳原子还剩一个未参与杂化的p轨道，以侧面相互重叠，构成一个大π键，称共轭π键。这里由于4个C原子靠得很近，使电子云发生了公共化、平均化，从而使键平均化，体系趋于稳定，故其化学性质较烯烃稳定，这种出现于分子内的相互影响叫做**共轭效应(conjugative effect)**。若共轭效应发生于两个π键之间就称π-π共轭。

1,3-丁二烯是无色略带香味的气体，是合成橡胶的重要原料。与 Br_2 起加成反应，可生成1,2加成产物，也可生成1,4加成产物：

$$CH_2=CH-CH=CH_2 \xrightarrow{Br_2} \begin{cases} \underset{Br}{CH_2}-\underset{Br}{CH}-CH=CH_2 & \text{3,4-二溴-1-丁烯} \\ \underset{Br}{CH_2}-CH=CH-\underset{Br}{CH_2} & \text{1,4-二溴-2-丁烯} \end{cases}$$

异戊二烯也是一种共轭二烯烃，系统命名是2-甲基-1,3-丁二烯，无色稍有刺激性液体，是天然橡胶的构成单位，也是细胞线粒体内膜上分布的电子传递体之一泛醌的构成成分之一。

$$\begin{array}{l} CH_2{=}C{-}CH{=}CH_2 \\ \quad\ \ | \\ \quad\ CH_3 \end{array}$$

2-甲基-1,3-丁二烯(异戊二烯)

第三节 脂 环 烃

环烃(cyclic hydrocarbon)是指分子中有碳环结构的碳氢化合物,根据其结构和性质可分为**脂环烃(alicyclic hydrocarbon)**和**芳香烃(aromatic hydrocarbon)**。本节讨论脂环烃,芳香烃将在下节予以讨论。

一、脂环烃的分类与命名

根据碳原子连接的键的类型,脂环烃有饱和环烷烃和不饱和环烯烃、环炔烃;根据环的数目,又有单环和多环之分。

单环脂环烃的命名与烷烃类似,只在某烷前加一"环"字,如环上有取代基,则要保持取代基位次最小。例如:

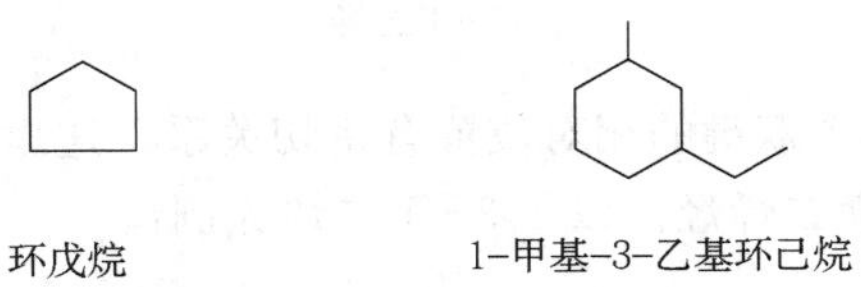

多环脂环烃包括螺环烃、稠环烃和桥环烃等。例如:

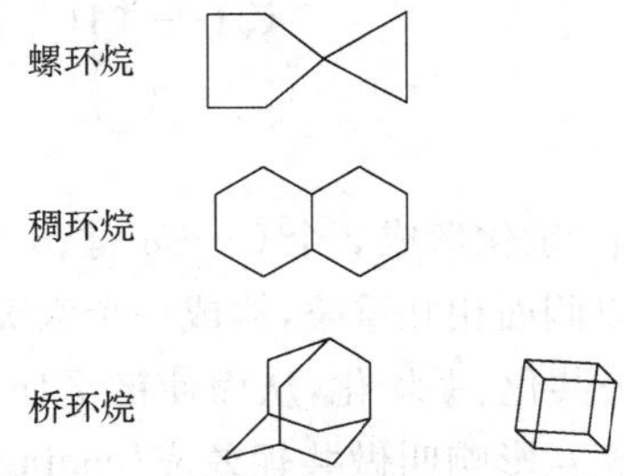

二、脂环烃的结构与化学性质

我们以单环环烷烃为例,介绍脂环烃的结构与化学性质。

环烷烃中的碳原子呈 sp^3 杂化状态,它们的杂化轨道之间的夹角应为 109°28′。就环丙烷而言,由于分子中三个碳原子连接成环,必然要在一个平面上,如图 7-1 所示。故在环丙烷中 C—C 间的 sp^3 杂化轨道,没有在两原子核连线的方向上达到最大程度的重叠。所以,它们之间形成的键就没有一般的 σ 键稳定。由于环丙烷中碳碳之间杂化轨道重叠程度较小,所以分子内存在一种要达到最大重叠的倾向,这种倾向称为"张力"。

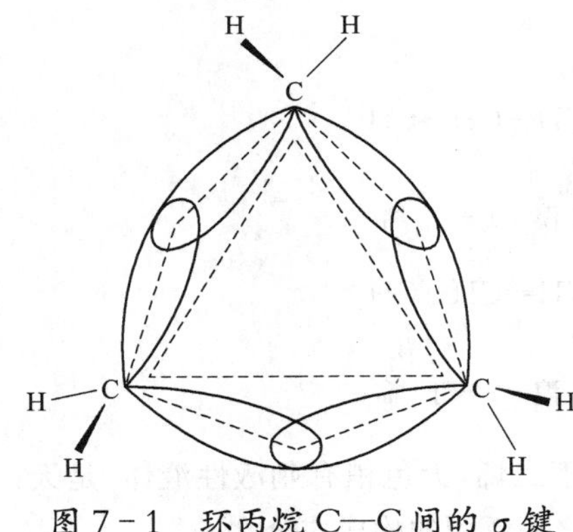

图 7-1 环丙烷 C—C 间的 σ 键

环丁烷(四元环)与环丙烷(三元环)相似，分子中也存在着张力，这是三、四元环较不稳定的主要原因，从而使它们的化学性质比较活泼，具有与烯烃相似的性质。四元环中四个碳原子并不在同一平面上，sp^3 杂化轨道重叠程度较三元环大，张力较小，故四元环比三元环要稳定一些。

五元环和六元环则较稳定。由于它们的碳碳杂化轨道可以保持或基本保持正常的键角和最大限度的重叠，且成环的原子并不在同一平面上，故稳定性更大。

六元环常有船式和椅式两种典型构象。在环己烷的构象中，四个碳原子在同一平面上，另两个碳原子在平面同侧的为船式，分别在两侧的则为椅式：

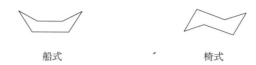

船式　　　　椅式

环己烷的椅式构象中，12 个 C—H 键可分为如图 7-2 所示 *a* 键(竖键或直立键)与 *e* 键(横键或平伏键)两种类型。如果环己烷上有取代基，取代基处在 *e* 键较为稳定。

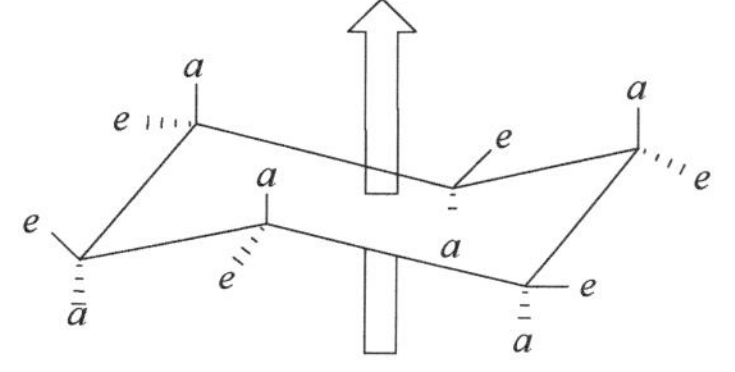

① *a*键（竖键或直立键）与对称轴平行

② *e*键（横键或平伏键）与分子平面呈一定角度

图 7-2　环己烷的竖键与横键

环烷烃性质类似于直链烷烃，能与卤素起取代反应。环烯烃的化学性质则与烯烃相似。

第四节　芳　香　烃

在烃类化合物中，除了链烃、脂环烃外，还有一类含有苯环结构的化合物。由于含有苯环结构的化合物常有芳香味，故称**芳香烃**。

苯的分子式是 C_6H_6，推测其结构为：

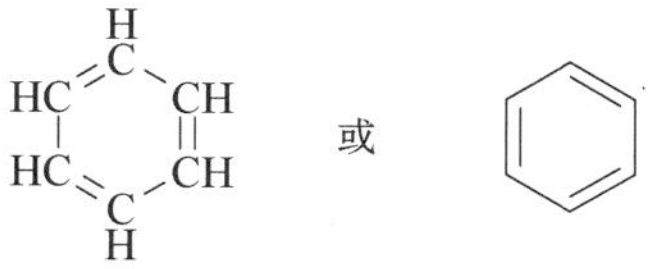

或

从上述结构分析，苯类似于具有单、双键交替的不饱和烃，应该具有烯烃的性质，例如可与 Br_2 起加成反应，或被高锰酸钾氧化，使溴和高锰酸钾褪色。但实验证明，苯不能与溴起加成反应，也不能被高锰酸钾氧化，因此说，苯不具有烯烃性质，较稳定。

研究发现苯分子具有平面正六边形结构，分子的键角、键能、键长均相等，可以表示为下左：

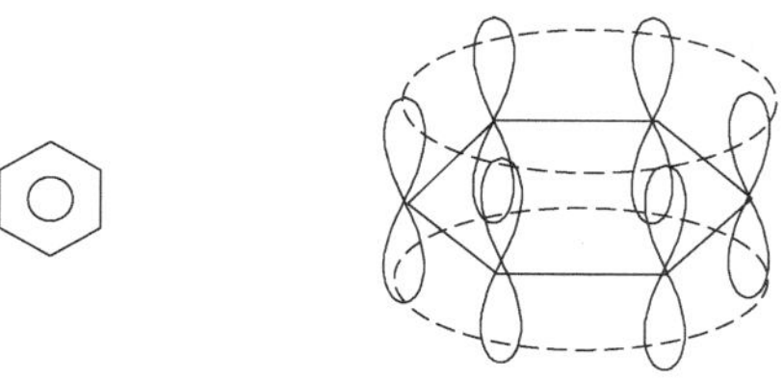

分子杂化轨道理论认为，苯分子中6个碳原子均为sp^2杂化，相互重叠，形成6个C—Cσ键和6个C—Hσ键。键角均为120°，是个环平面分子。每个碳原子还剩一个未参与杂化的p轨道，它们垂直于环平面，相互间以侧面重叠，形成一个闭合的大π键，均匀分布在环平面上下（如上右所示）。苯的大π键电子云为6个碳原子共有，从而使键长、键能平均化，使苯环结构较稳定，不易被高锰酸钾氧化，也不发生加成反应。

一、单环芳烃

分子中含有一个苯环的芳烃称为单环芳烃。包括苯及其衍生物。

（一）单环芳烃的命名

单环芳烃命名一般以苯环为母体，烃基作为取代基，其余的原则类似于烷烃的命名。

1,2-二甲苯 （邻二甲苯） （*o*-二甲苯）	1,3-二甲苯 （间二甲苯） （*m*-二甲苯）	1,4-二甲苯 （对二甲苯） （*p*-二甲苯）
1,2,3-三甲苯 （连三甲苯）	1,2,4-三甲苯 （偏三甲苯）	1,3,5-三甲苯 （均三甲苯）

当芳烃失去一个氢原子所剩下的原子团叫**芳基(aryl)**，可用Ar—表示。

（二）单环芳烃的化学性质

苯及其同系物的化学结构较稳定，不易起加成反应，不易被高锰酸钾氧化。但在一定条件下，易发生取代反应。我们以苯为例介绍单环芳烃的化学性质。

1. 取代反应　苯的取代反应很多，例如卤代、硝化、磺化、傅氏反应（即烷基反应）等。

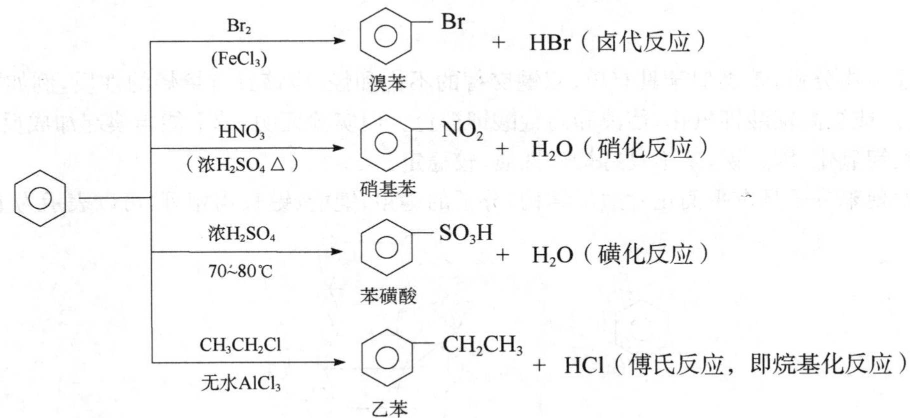

其反应机制是亲电取代反应，以卤代为例：

① $Cl{:}Cl + FeCl_3 \xrightarrow{\text{异裂}} Cl^+ + [FeCl_4]^-$

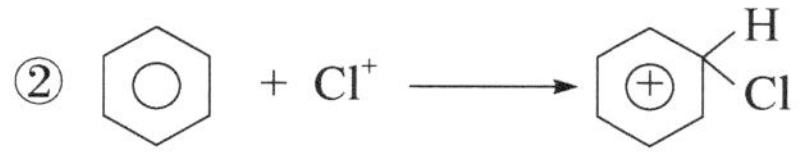

② 苯 + Cl^+ ⟶ 中间体（H、Cl）（不稳定的中间体）

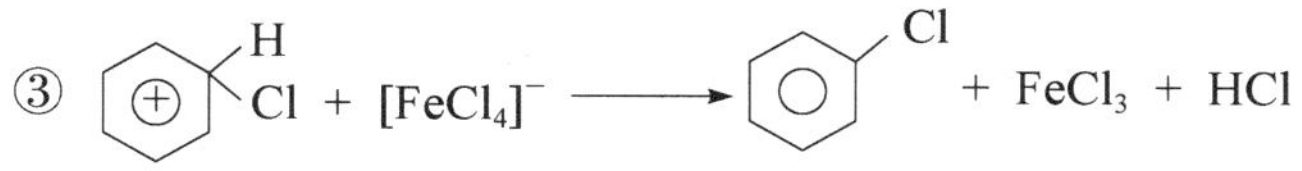

③ 中间体（H、Cl）+ $[FeCl_4]^-$ ⟶ 氯苯（Cl）+ $FeCl_3$ + HCl

2. 加成反应

苯 + $3H_2$ $\xrightarrow[\triangle]{\text{催化剂}}$ 环己烷

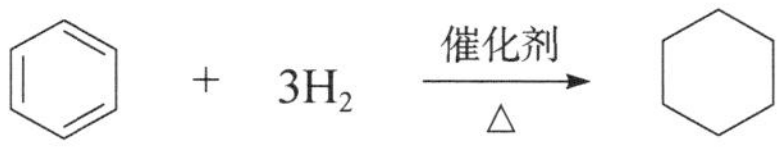

环己烷

(三) 重要的单环芳烃

1. 苯　苯为无色液体，有特殊气味，易燃烧，是一种很好的有机溶剂，也是重要的化工原料。

2. 甲苯　无色、易燃、易挥发液体。可作为有机溶剂，也可用来生产 2,4,6 -三硝基甲苯，即俗称 TNT 的烈性炸药。

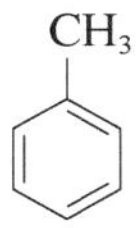

CH_3　　CH_3　O_2N　NO_2　NO_2

甲苯 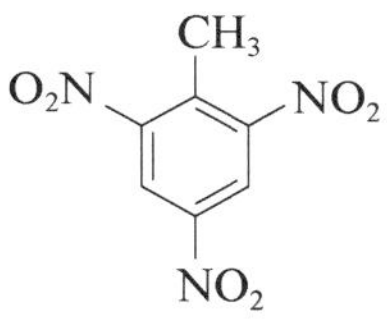　　2,4,6–三硝基甲苯

3. 二甲苯　存在三种同分异构体，有着各自的工业用途。

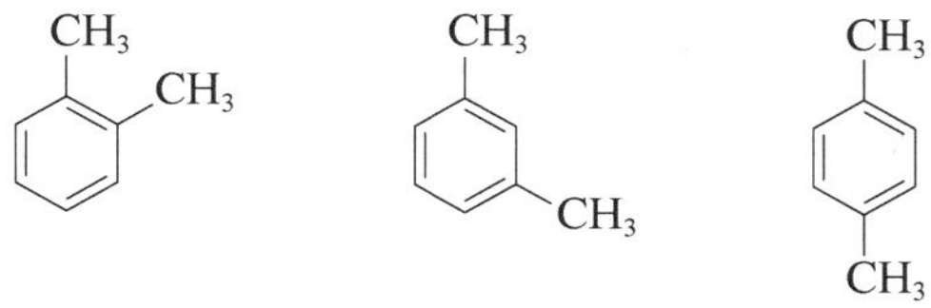

CH_3 CH_3　　CH_3 CH_3　　CH_3 CH_3

二、多环芳烃

分子中含有两个及以上苯环的芳烃称为多环芳烃。根据苯环连接方式，又可分为联苯、多苯代脂肪烃以及稠环芳烃三类。其中多见的是稠环芳香烃，有萘(naphthalene)、蒽(anthracene)、菲(phenanthrene)等，化学结构分别如下：

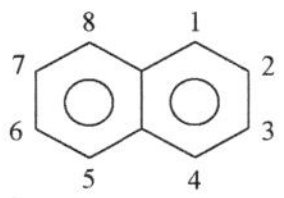

萘 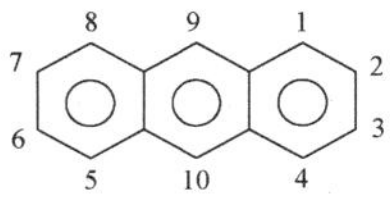　　蒽 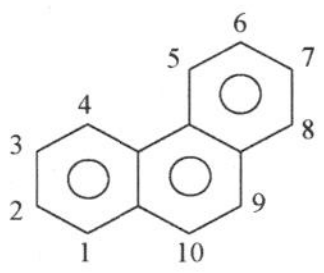　　菲

萘分子中每个碳原子均为 sp^2 杂化，未参与杂化的 p 轨道，侧面重叠，构成 π 电子云共轭体，其分子为平面结构。根据实验测出，萘分子中碳原子可以分为两类：C－1、4、5、8 电子云密度高，为 α 碳原子；C－2、3、6、7 电子云密度低，为 β 碳原子，易在 α 碳原子上发生亲电取代反应。

蒽分子中碳原子可以分为三类：C－1、4、5、8 为 α 碳原子，C－2、3、6、7 为 β 碳原子，C－9、10 为 γ 碳原子，γ 碳原子电子云密度最高，亲电取代反应易发生在 γ 碳上，在一定条件下，可被氧化成 9，10－蒽醌。

菲和蒽的分子式均为 $C_{14}H_{10}$，互为同分异构体。对于菲取代反应易发生在 C－9、C－10 位。菲的衍生物环戊烷多氢菲为甾类化合物的母体结构，构成胆固醇、胆酸、肾上腺皮质激素、VitD 等。

环戊烷多氢菲

由 4 个以上苯环稠合而成的多环芳香烃，存在于煤焦油、沥青、烟草焦油及汽车尾气中。多环芳香烃进入体内被活化为环氧化物后，大多具有致癌性。如：

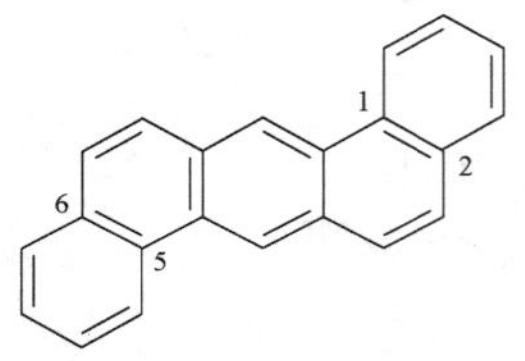

1, 2, 5, 6–二苯并蒽

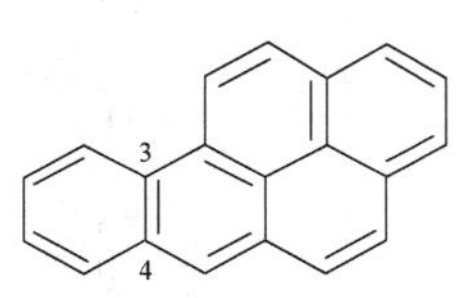

3, 4–苯并芘

拓展阅读：杂化轨道理论

为了解释甲烷的正四面体结构，鲍林(Pauling)在价键理论的基础上提出了杂化轨道(hybrid orbital)理论。杂化轨道理论认为在 C 原子与 H 原子形成甲烷(CH_4)分子过程中，首先 C 原子外层 1 个 2s 电子吸收一部分能量被激发到 2p 轨道上，然后由 1 个 2s 轨道和 3 个 2p 轨道混合起来，重新组合成 4 个能量等同的 sp^3 杂化轨道。这种组合成新轨道的过程称为“杂化”，杂化前后轨道数目不变。

sp^3 杂化轨道电子云形状既不同于 s 电子云的球形“○”，也不同于 p 电子云的哑铃形“∞”，而是一头大一头小的葫芦形“∞”。在 CH_4 形成过程中，由 sp^3 杂化轨道电子云的大头与氢原子的 1s 球形轨道电子云发生重叠“∝◯”，这样，重叠程度最大，形成的是最稳定的 σ 键。CH_4 分子中 4 个 sp^3 杂化轨道对称轴之间的夹角为 109°28′，呈正四面体，碳原子位于正四面体的中心。

乙烯分子的每个碳原子均有 3 个 sp^2 杂化轨道，其中碳碳之间各以 1 个 sp^2 杂化轨道沿键轴方向重叠形成 C—Cσ 键，每个碳原子又各以 2 个 sp^2 杂化轨道与 2 个氢原子沿键轴方向重叠形成 2 个 C—Hσ 键，键与键之间的夹角均为 120°，分子中 6 个原子处于同一平面。乙烯分子中每个碳原子还剩 1 个未参与杂化的 p 轨道，垂直于分子平面，以侧面相互平行重叠形成 π 键。

乙炔分子的每个碳原子均有 2 个 sp 杂化轨道，其中碳碳之间各以 1 个 sp 杂化轨道沿键轴方向重叠形成 C—Cσ 键，每个碳原子又各以 1 个 sp 杂化轨道与 1 个氢原子沿键轴方向重叠形成 1 个

C—Hσ 键，键与键之间的夹角均为 180°，因此乙炔是直线分子。乙炔分子中每个碳原子还剩 2 个未参与杂化的 p 轨道，互相垂直于 C—Cσ 键轨道对称轴，电子云侧面相互重叠形成 2 个 π 键。

杂化轨道理论成功地解释了一些分子的几何构型。

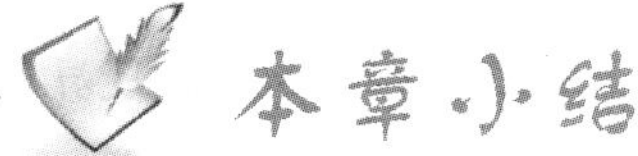

本章小结

烃是只含有碳和氢两种元素的有机化合物，即碳氢化合物。根据碳链骨架，烃可分为开链烃和环烃，环烃可分为脂环烃和具有苯环的芳香烃；根据碳原子连接的键的类型，又可分为饱和烃和不饱和烃，饱和烃即碳碳单键相连的烷烃，不饱和烃又有碳碳双键相连的烯烃及碳碳三键相连的炔烃。

烷烃中有伯、仲、叔、季四种不同类型的碳原子。烃的命名常用系统命名法，烷烃系统命名的关键在于如何确定主链和取代基位置，即选择最长的主链和保持取代基位次和最小。烷烃中的 σ 键可以旋转，这种有一定结构的分子通过单键旋转形成的各原子或原子团的空间排列称为构象。例如乙烷的许多构象中，有两种典型构象，一种是反叠式构象，另一种是顺叠式构象，反叠式构象比顺叠式构象稳定。烷烃在一般条件下，化学性质比较稳定，但在足够能量条件下，如加热或光照，容易发生均裂反应即游离基反应。

烯烃和炔烃的系统命名与烷烃相似，关键是选择含有双键或三键的最长碳链为主链，且保持双键或三键位次最小。烯烃和炔烃的同分异构除碳链异构，还有双键或三键位置异构。考虑到空间结构，在双键上两个碳原子所连接的原子或原子团不同时，会产生两种不同的排列方式即顺反异构。产生顺反异构的条件除了分子中存在限制键旋转的因素外，每个受限碳原子连接的原子或原子团还要不同。顺反异构体的命名可采用顺反构型命名法和 Z、E 构型命名法。烯烃和炔烃的不饱和键中存在 π 键，π 键不如 σ 键牢固，易断裂而发生化学反应。如烯烃和炔烃易被氧化，反应可使高锰酸钾的紫色很快褪去，并生成棕褐色的二氧化锰沉淀；易发生亲电加成反应，与溴加成使红棕色的溴立刻褪色，上述反应均可用于鉴定有机物中是否存在不饱和键。不对称的不饱和烃和卤化氢加成时，遵循马尔科夫尼科夫规则，即 X-加在含氢原子较少的不饱和键的碳原子上。二烯烃的性质和分子中两个双键的相对位置有密切关系，其中单、双键交叉排列的二烯烃被称为共轭二烯烃，共轭二烯烃分子中存在 π-π 共轭。

环烃可分为脂环烃和芳香烃。单环环烃的命名与链烃类似，只在某烃前加一“环”字。环丁烷（四元环）与环丙烷（三元环）分子中存在着张力，这是三、四元环较不稳定的主要原因，从而使它们的化学性质比较活泼，具有与烯烃相似的性质。五元环和六元环则较稳定，由于它们的碳碳杂化轨道可以保持或基本保持正常的键角和最大限度的重叠，且成环的原子并不在同一平面上，故稳定性更大。六元环常有船式和椅式两种构象。环烷烃性质类似于直链烷烃，能与卤素起取代反应。环烯烃的化学性质则与烯烃相似。

苯是个环平面分子，存在为 6 个碳原子所共有的大 π 键电子云，从而使键长、键能平均化，使苯环结构较稳定。单环芳烃命名一般以苯环为母体，烃基作为取代基，其余的原则类似于烷烃的命名。苯的化学结构较稳定，不易起加成反应，不易被高锰酸钾氧化。但在一定条件下，易发生亲电取代反应。稠环芳香烃有萘、蒽、菲等，菲的衍生物环戊烷多氢菲为甾类化合物的母体结构。由 4 个以上苯环稠合而成的多环芳香烃，大多为致癌烃。

思 考 题

一、名词解释

1. 烃　2. 烯烃　3. 炔烃　4. 芳香烃　5. 顺反异构　6. 构型　7. 构象

二、问答题

1. 什么是伯、仲、叔、季碳原子？

2. 命名下列化合物(若是顺反异构体请标明顺反构型)：

① CH_3—CH(CH_3)—CH(CH_2—CH_2—CH_3)—CH_2—CH_3

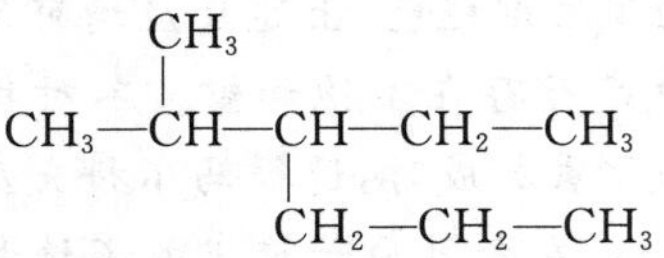

　　　　 CH_3
　　　　 |
　CH_3—CH—CH—CH_2—CH_3
　　　　　　　|
　　　　　　 CH_2—CH_2—CH_3

② 　　　 CH_3
　　　　 |
　CH_3—C═CH—CH_2—CH_3

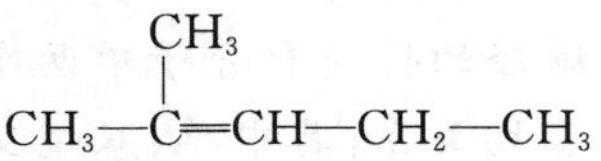

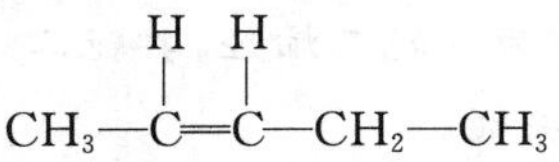

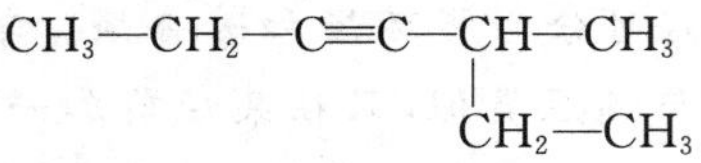

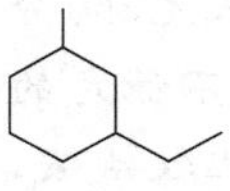

③ 　　　 H　H
　　　　 |　|
　CH_3—C═C—CH_2—CH_3

④ CH_3—CH_2—C≡C—CH—CH_3
　　　　　　　　　　 |
　　　　　　　　　　 CH_2—CH_3

⑤

⑥ CH_3

CH_3

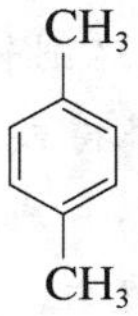

3. 写出下列化合物的结构式：

① 2,5-二甲基-3-乙基己烷

② 顺-3-甲基-2-氯-2-戊烯

③ 乙苯

④ 3-甲基环戊烯

⑤ 2-甲基萘

4. 完成下列化学反应：

① $CH_3—CH═CH—CH_3 + Br_2 \longrightarrow$

② $CH_3—C(CH_3)═CH—CH_3 + HBr \longrightarrow$

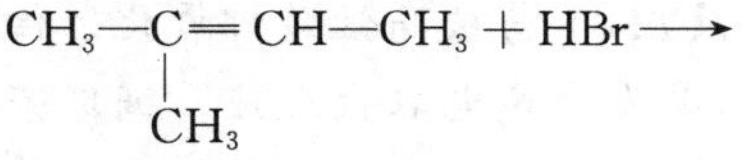

③ $CH_2═CH—CH═CH_2 + Br_2 \longrightarrow$

④ $+ Br_2 \xrightarrow{FeCl_3}$

第八章

醇、酚、醚

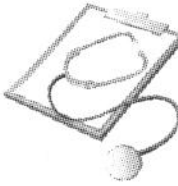

导学

1. 掌握：醇、酚的命名、结构及重要化学性质。
2. 熟悉：诱导效应；醚的命名、结构。
3. 了解：醇、酚、醚的分类；醚的化学性质。

醇、酚、醚均属于烃的含氧衍生物。**醇(alcohol)**是烃分子的氢被羟基取代的化合物，一般以通式 R—OH 表示；**酚(phenol)**是芳环上的氢被羟基取代的化合物，一般以通式 Ar—OH 表示。一般把醇类羟基称为醇式羟基，酚类羟基称为酚式羟基，酚中羟基与芳环的直接相连使其性质与醇不完全相同。**醚(ether)**是醇或酚的衍生物，它可看作是醇式或酚式羟基上的氢被烃基取代的化合物。

第一节　醇

一、醇的分类

醇可根据烃基类型、羟基所连碳原子的类型、羟基数目等方法进行分类。

(1) 根据醇分子中烃基的不同，分为脂肪醇、脂环醇及芳香醇等。

CH_3CH_2OH	(环己基)—OH	(苯基)—CH_2—OH
脂肪醇	脂环醇	芳香醇

(2) 根据羟基所连接碳原子种类不同，分为伯醇(1°醇)、仲醇(2°醇)和叔醇(3°醇)。

R—CH_2—OH	R(R′)CH—OH	R(R′)(R″)C—OH
伯醇	仲醇	叔醇

(3) 根据羟基数目的不同，分为一元醇、二元醇、三元醇等，含两个或两个以上羟基的醇又称为多元醇。

CH_3CH_2OH 一元醇

$CH_2OH—CH_2OH$ 二元醇

$CH_2OH—CHOH—CH_2OH$ 三元醇

多元醇中羟基一般连在不同的碳原子上。醇分子中的每一个碳原子只与一个羟基相连，如当碳原子上同时连有两个或三个羟基时，易发生分子内失水而形成醛、酮或羧酸。

二、醇的命名

(1) 选择连有羟基碳原子在内的最长碳链为主链，从靠近羟基的一端开始编号，根据主链碳原子数称某醇。羟基位次用阿拉伯数字标明。支链或其他取代基按“次序规则”列出。如：

$CH_3CH_2CH(OH)CH_3$ 2-丁醇

$CH_3CH(CH_3)CH_2CH_2OH$ 3-甲基-1-丁醇

$C_6H_5—CH(CH_3)—CH(OH)—CH_3$ 3-苯基-2-丁醇

(2) 不饱和醇的命名，应选择连有羟基同时含有双键或三键碳原子在内的碳链为主链，编号时应使羟基位次为最小，根据主链上碳原子数目称为某烯醇或某炔醇，表示双键或三键位置的数字放在某烯或某炔的前面，表示羟基位次的阿拉伯数字放在醇字的前面。例如：

$CH_3—CH_2—CH_2—CH(CH{=}CH_2)—CH_2—CH_2—CH_2—OH$ 4-丙基-5-己烯-1-醇

$CH_3—C{\equiv}C—CH_2—CH(OH)—CH_3$ 4-己炔-2-醇

(3) 多元醇的命名是选择包括连有尽可能多的羟基的最长碳链作主链，依羟基数目称某二醇、某三醇等。因为羟基是连在不同碳原子上的，所以当羟基数与主链碳原子数相同时可以不必标明羟基位次。例如：

$CH_2(OH)—CH_2—CH_2(OH)$ 1,3-丙二醇

$CH_2(OH)—CH(OH)—CH_2(OH)$ 丙三醇

$C_6H_6(OH)_6$（六个碳原子上各连一个 OH 的环己烷）环己六醇

三、醇的化学性质

低级醇是易挥发的液体，较高级的醇为粘稠的液体。饱和直链一元醇的沸点随着碳原子数的增加而上升；碳原子数目相同的醇，支链越多，沸点越低。醇的沸点比分子量相当的烷烃高得多，醇之所具有较高的沸点，是因为醇分子中的氢氧键高度极化，使羟基上带部分负电荷的氧和另一分子羟基上带部分正电荷的氢通过静电引力互相吸引形成氢键。醇分子中的羟基与水分子间也可以通过氢键缔合，使低级醇能以任意比例与水混溶。随着烃基的增大，烃基的位阻作用阻碍羟基

与水分子间缔合，因而随分子量增加，醇在水中的溶解度越来越小。

醇的官能团是由氢氧两原子构成的羟基。氧原子的电负性较大，吸电子的能力较强，所以醇分子中的 C—O 键和 O—H 键都有明显的极性。键的极性有利于异裂反应的发生，所以 C—O 键和 O—H 键都比较活泼，多数反应都发生在这两个部位。

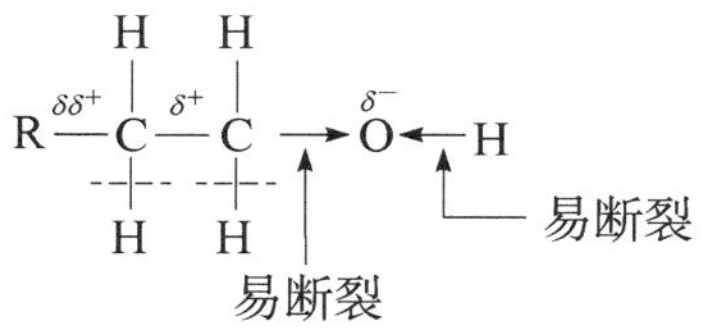

$$\mathrm{R}-\overset{\delta\delta^{+}}{\mathrm{CH_2}}-\overset{\delta^{+}}{\mathrm{CH_2}}\rightarrow\overset{\delta^{-}}{\mathrm{O}}\leftarrow\mathrm{H}$$

易断裂

易断裂

由于羟基吸电子的能力强，使 C—OH 共用电子对的电子云偏向羟基方向，于是 OH 带 δ^-，C 带 δ^+，形成极性共价键。这种吸电子性并不到此为止，C 的正电性又可吸引相邻 C 的共用电子对发生偏移，使部分电子云偏向该 C，从而使相邻 C 电子云密度下降。这种由于存在有电负性不同的原子或基团，使电子云沿着分子链向某一方向偏移（向电负性强的一侧偏移）的现象称为**诱导效应（inductive effect）**。σ 键电子云偏移（诱导效应）一般延分子链传递 3 个碳原子，以后可忽略不计。

对于一个具体的分子，其诱导方向一般选择 C—H 为标准，比较电负性大小而定。如果某原子或原子团的电负性大于 C—H 中的氢原子，常为吸电基或亲电基，例如 F、Cl、Br、I、—OH 等；如果某原子或原子团的电负性小于 C—H 中的 H 原子，则为斥电子基或供电基，例如—CH_3，—C_2H_5，—$CH(CH_3)_2$ 等。由吸电基引起的诱导效应，称为吸电效应或亲电效应，用“－I”表示；由斥电基引起的诱导效应，称为斥电子效应或供电诱导效应，用“＋I”表示。由于诱导效应，醇中与羟基邻近的碳原子上的氢也参与某些反应。

1. *与碱金属的反应* 醇与水相似，羟基里的氢可被活泼金属取代生成醇化物和氢气。例如：

$$2CH_3-CH_2-OH+2Na\longrightarrow \underset{\text{乙醇钠}}{2CH_3-CH_2-ONa}+H_2\uparrow$$

醇与金属钠的反应不如水与金属反应时那样剧烈。这是由于烃基的斥电子作用，使羟基中氧原子上的电子云密度增加，减弱了氧吸引氢氧间电子对的能力，即降低了羟基的极性，故醇的酸性比水还要弱。

醇与钠反应的速度和醇中烃基有关。烃基斥电子能力愈强，醇羟基中氢原子活泼性愈低，与金属钠的反应就愈缓慢。故不同类型醇与钠反应的活性顺序为伯醇＞仲醇＞叔醇。

2. *氧化反应* 醇分子中的 α 碳原子（即与—OH 相连的 C）上若有氢原子时，该氢原子受羟基的影响，比较活泼，易被氧化。例如，伯醇氧化生成醛，醛继续氧化生成羧酸；仲醇氧化生成酮。醇的氧化实质上是脱去两个氢原子，一个是羟基上的氢、一个是 α 碳上的氢。因叔醇 α 碳上不连氢，所以在一般条件下不起氧化反应。

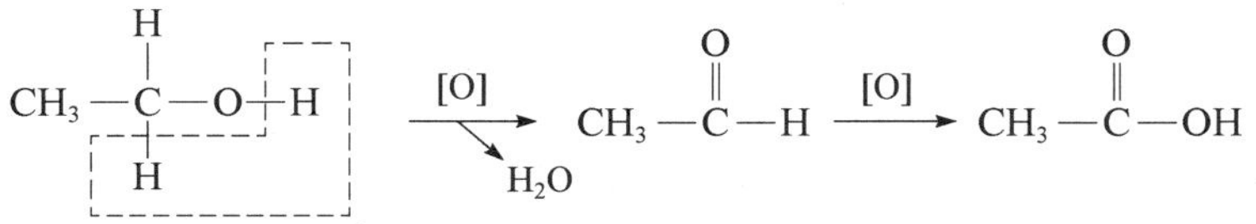

$$\underset{\text{乙醇（伯醇）}}{CH_3-CH_2-OH}\xrightarrow[-H_2O]{[O]}\underset{\text{乙醛}}{CH_3-\overset{O}{\overset{\|}{C}}-H}\xrightarrow{[O]}\underset{\text{乙酸}}{CH_3-\overset{O}{\overset{\|}{C}}-OH}$$

$$CH_3-\underset{H}{\overset{CH_3}{C}}-O-H \xrightarrow[-H_2O]{[O]} CH_3-\overset{O}{\overset{\|}{C}}-CH_3$$

2-丙醇（仲醇）　　　　丙酮

氧化性很强的铬酸试剂在实验室可用于醇的鉴别。伯醇和仲醇在数秒钟内即起反应，可使澄清的橙色铬酸试剂很快变为浑浊的蓝绿色，而叔醇无此反应。检查是否酒后驾车的一种呼吸分析仪即应用了这一原理。

生物体内也能发生醇的氧化，与体外反应的差别在于这类生物氧化需要酶的参与。人体之所以可以承受适量酒精，在于肝脏存在醇脱氢酶，能催化酒精氧化成乙醛，乙醛进一步氧化成可被机体细胞所同化的乙酸。临床上酒精中毒就是因为摄入酒精的速度大大超过其氧化的速度而造成酒精在血内潴留。

3. 与氢卤酸的反应　醇与氢卤酸作用时，醇中的羟基可被卤素取代，生成卤代烃和水。

$$R-OH + HX \longrightarrow R-X + H_2O$$

该反应速度与氢卤酸的结构及醇的类型有关。氢卤酸的活性顺序是：HI＞HBr＞HCl。盐酸与醇反应较困难，需加入无水氯化锌作催化剂，这种浓盐酸与无水氯化锌配成的试剂叫做卢卡斯(Lucas)试剂。该试剂在室温下可与叔醇立即反应，生成的卤代烃因不溶于反应试剂而呈混浊；如与仲醇反应，需几分钟才呈混浊；如与伯醇反应，则几小时也不见混浊。因此利用上述不同的反应速率，可作为区别伯、仲、叔醇的一种化学方法。

4. 脱水反应　醇与浓硫酸共热发生脱水反应，产物与反应条件及醇的类型有关。在较高温度下，主要发生分子内的脱水(消除反应)生成烯烃；而在稍低温度下，则发生分子间脱水生成醚。

$$\underset{H}{CH_2}-\underset{OH}{CH_2} \xrightarrow[170\ ℃]{浓H_2SO_4} CH_2=CH_2 + H_2O$$

$$C_2H_5-OH + H-OC_2H_5 \xrightarrow[140\ ℃]{浓H_2SO_4} C_2H_5-O-C_2H_5 + H_2O$$

人体代谢过程中，某些含羟基的化合物在酶催化下也会发生分子内脱水生成含有双键的化合物。如糖酵解中的烯醇化酶，柠檬酸循环中的延胡索酸酶都可参与催化此类消除反应。

有些仲醇及叔醇的脱水可能生成两种以上烯烃：

$$CH_3-\underset{OH}{CH}-CH_2-CH_3 \xrightarrow[H_2SO_4(1:1)]{-H_2O} \begin{cases} CH_2=CH-CH_2-CH_3 & 19\% \\ CH_3-CH=CH-CH_3 & 81\% \end{cases}$$

2-丁醇　　　1-丁烯　　　2-丁烯

实验证明醇脱水生成烯的反应主要产物是碳碳双键上连烷基最多的烯烃，该规律称为查依采夫(Saytzeff)规则。

5. 酯化反应　醇与酸脱水生成酯的反应叫做**酯化反应**。醇与羧酸的酯化反应是可逆的，而且反应速率很慢，需用酸作催化剂。

$$R'O-H + HO-\overset{O}{\overset{\|}{C}}-R \xrightleftharpoons{H^+} R-\overset{O}{\overset{\|}{C}}-OR' + H_2O$$

醇也可与无机含氧酸如硝酸、亚硝酸、硫酸和磷酸等作用，脱水而生成无机酸酯。例如：

$$\begin{array}{l} CH_2OH \\ | \\ CHOH \\ | \\ CH_2OH \end{array} + 3HONO_2 \longrightarrow \begin{array}{l} CH_2ONO_2 \\ | \\ CHONO_2 \\ | \\ CH_2ONO_2 \end{array} + 3H_2O$$

甘油三硝酸酯
（硝酸甘油）

$$RCH_2CH_2-OH + H-O-PO_3H_2 \longrightarrow RCH_2CH_2-O-PO_3H_2 + H_2O$$

甘油三硝酸酯（硝酸甘油）在临床上可用作血管舒张药，缓解心绞痛。含有无机酸酯的物质广泛存在于人体内。如存在于软骨中的硫酸软骨素就具有硫酸酯结构；组成细胞的重要成分如核酸和磷脂中都含有磷酸酯的结构，DNA 和 RNA 均属于多聚的磷酸二酯；体内某些物质代谢过程也往往通过形成磷酸酯作为中间产物。

四、重要的醇

1. **甲醇**　甲醇最初由木材干馏制得，故俗名木精。甲醇为无色透明液体，能与水及多数有机溶剂混溶。甲醇有毒，内服少量能使双目失明，过多则中毒致死。甲醇可作溶剂，是一种重要的化工原料。

2. **乙醇**　乙醇（ethanol）是酒的主要成分，故俗名酒精（alcohol）。乙醇用途广泛，是一种重要的有机合成原料和溶剂。因 70%～75%乙醇水溶液能使细菌蛋白质脱水变性，临床上将其作为外用消毒剂。

3. **丙三醇**　丙三醇俗名甘油（glycerol），为无色有甜味的黏稠液体。甘油吸湿性强，有润肤作用；在医药上甘油可用作溶剂，如酚甘油、碘甘油等；对便秘患者，常用 50%甘油溶液灌肠。

4. **山梨醇和甘露醇**　山梨醇和甘露醇都是六元醇，两者是异构体，分别由葡萄糖和甘露糖加氢还原生成。均为白色结晶粉末，味甜，广泛存在于植物如水果及蔬菜中。山梨醇和甘露醇均易溶于水，它们的 20%或 25%的溶液，在临床上用作渗透性利尿药，能使周围组织及脑组织的水分进入血中随尿排出，从而降低颅内压，消除水肿，对治疗脑水肿与循环衰竭有效。

$$\begin{array}{c} CH_2-OH \\ | \\ H-C-OH \\ | \\ HO-C-H \\ | \\ H-C-OH \\ | \\ H-C-OH \\ | \\ CH_2-OH \end{array} \qquad \begin{array}{c} CH_2-OH \\ | \\ HO-C-H \\ | \\ HO-C-H \\ | \\ H-C-OH \\ | \\ H-C-OH \\ | \\ CH_2-OH \end{array}$$

山梨醇　　　　甘露醇

5. 苯甲醇　苯甲醇又名苄醇，常以酯的形式存在于植物香精油中。它是无色液体，有芳香味，微溶于水，可与乙醇、乙醚混溶。苯甲醇具有微弱麻醉作用和防腐作用，也可作为局部止痒剂。

6. 龙脑　龙脑又名冰片或2-莰烷醇。它是透明或半透明片状结晶，有特异香气。它具有止痛消肿的作用，是人丹、冰硼散等中成药的成分之一。

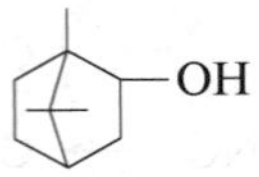

OH

7. 硫醇　R—OH中若—OH被—SH(巯基)取代，生成R—SH，称为硫醇。硫醇因氢硫键比氢氧键长，氢离子易解离而表现出比醇强的酸性；硫醇易被氧化生成二硫化物；硫醇还能和重金属离子或其氧化物作用，生成不溶性的盐，因此可用于重金属中毒的解毒剂。

第二节　酚

一、酚的分类和命名

酚可以根据分子中所含羟基数目的不同分为一元酚、二元酚、三元酚等，二元以上的酚又称为多元酚。

酚的命名通常是在酚字前加上芳环名称，以此作母体再冠以取代基的位次、数目和名称。对于含有其他取代基的多元酚，则以芳烃为母体，酚式羟基作为取代基来命名。例如：

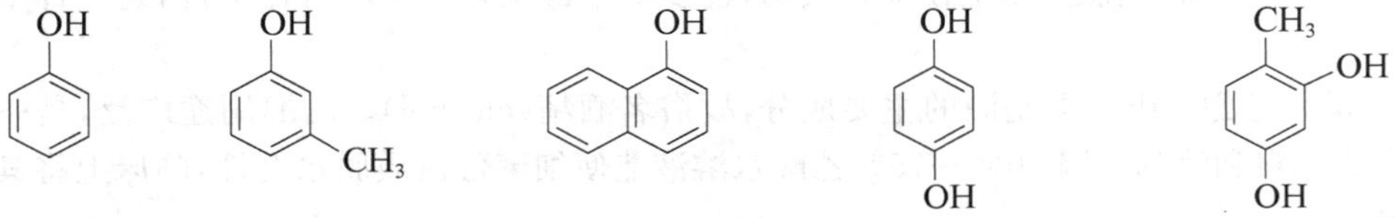

OH　　OH　　OH　　OH　　CH_3

CH_3　　　　OH

OH　　OH

苯酚　　3-甲基苯酚（间甲基苯酚）　　1-萘酚（α-萘酚）　　1,4-苯二酚（对苯二酚）　　2,4-二羟基甲苯

二、酚的化学性质

酚羟基氧原子上的两对未共用电子对中一对处于sp^2杂化轨道，而另一对处于未参加杂化的p轨道，该p电子云与苯环π电子云发生侧面重叠形成p-π共轭体系，因此酚羟基不易发生取代反应。酚羟基氧原子上的电子云向苯环的转移，也使苯环电子云密度增加，利于发生芳环上的亲电取代反应，同时p-π共轭也增加了酚羟基的极性，有利于酚羟基氢的解离而使酚羟基酸性增加。

1. 酸性　酚比醇的酸性强，是由于酚羟基的O—H键易断裂，生成的苯氧基负离子比较稳定，使苯酚的解离平衡趋向右侧，而表现出酸性。酚羟基的氢除能被金属取代外，还能与强碱溶液生成盐（如酚钠）和水。

若在苯酚钠的水溶液中通入CO_2，即有游离苯酚析出，表明苯酚的酸性弱于碳酸。实验室里常利用这一特性区别酚与羧酸，也可用这种方法对中草药中酚类成分与羧酸类成分进行分离。

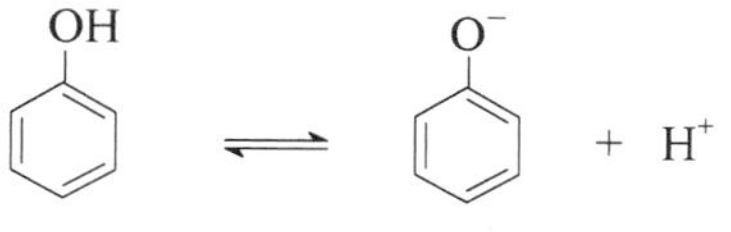

苯氧基负离子

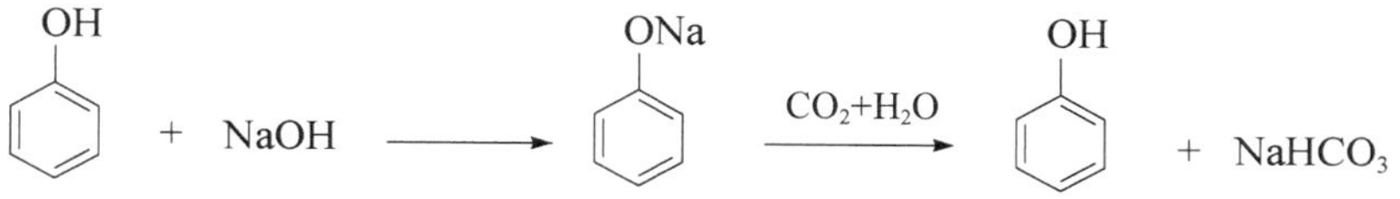

混浊　　澄清　　又混浊

$$C_6H_5OH + NaOH \longrightarrow C_6H_5ONa \xrightarrow{CO_2+H_2O} C_6H_5OH + NaHCO_3$$

2. *与三氯化铁反应*　大多数的酚能与三氯化铁（$FeCl_3$）的稀水溶液发生显色反应。不同的酚与 $FeCl_3$ 反应呈现不同的颜色。例如，苯酚、间苯二酚、1，3，5－苯三酚与 $FeCl_3$ 溶液作用，均显紫色；甲基苯酚呈蓝色；邻苯二酚、对苯二酚呈绿色；1，2，3－苯三酚呈红色，α－萘酚为紫色沉淀，β－萘酚则为绿色沉淀等。

研究表明，凡具有 $\gt C{=}C{-}OH$ 结构的烯醇型化合物大多能使 $FeCl_3$ 溶液显色。因此，此显色反应可用来鉴定酚类或烯醇式结构的存在。

3. *苯环上氢原子的取代反应*　苯环连有羟基后，环活泼性就增加，易与卤素、硝酸、硫酸等起取代反应，取代基一般进入酚羟基的邻位和对位。例如溴水加入苯酚中，立即生成 2,4,6－三溴苯酚的白色沉淀。此反应较灵敏，可用于酚类化合物的定性和定量测定。

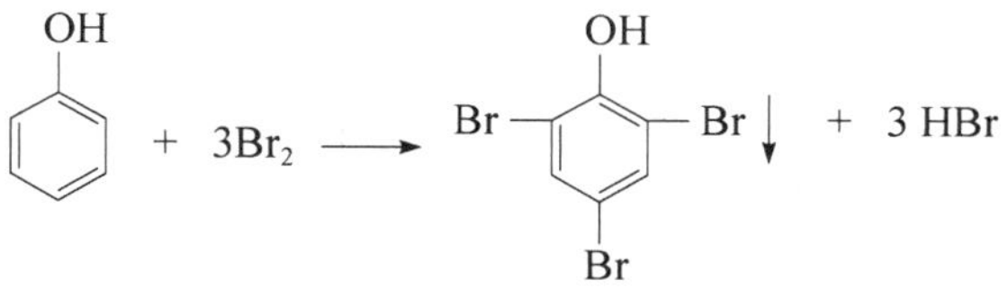

$$C_6H_5OH + 3Br_2 \longrightarrow C_6H_2Br_3OH\downarrow + 3\,HBr$$

4. *氧化反应*　酚类易被氧化，不仅可被氧化剂如重铬酸钾氧化，在空气中长久放置后也会被逐渐氧化使颜色加深。苯酚被氧化时，不仅羟基被氧化，羟基对位的碳氢键也被氧化，生成对苯醌。

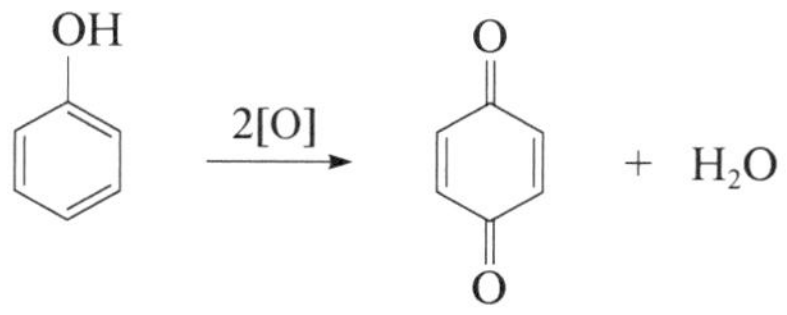

$$C_6H_5OH \xrightarrow{2[O]} C_6H_4O_2 + H_2O$$

对苯醌

三、重要的酚

1. *苯酚*　**苯酚（phenol）**最初从煤焦油中得到，也称石炭酸，无色结晶，有特殊气味。常温下微溶于水，68 ℃以上则可完全溶解；易溶于乙醇、乙醚、苯等有机溶剂。苯酚能凝固蛋白质，有杀菌能力，医药上用作消毒剂。

2. *甲酚*　甲酚可由煤焦油得到，又称煤酚，其邻、间、对三种异构体都有苯酚气味，但杀菌力比苯酚强。医药上常用消毒剂煤酚皂液为含50%左右的三种甲酚混合物的肥皂水溶液，又称来苏尔，其稀溶液常用于消毒。

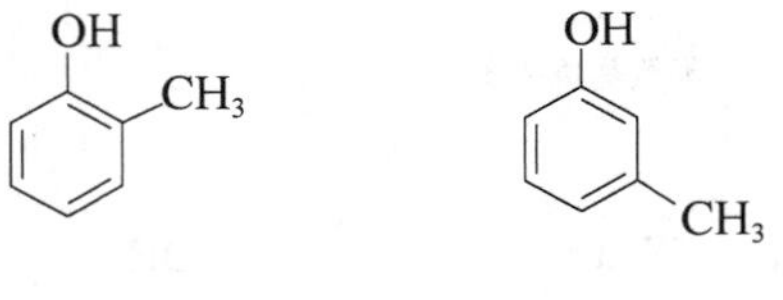

2-甲酚（邻甲酚）　　3-甲酚（间甲酚）　　4-甲酚（对甲酚）

3. *硝基酚*　硝基酚酸性较苯酚强，因有鲜艳的黄色，常被用于作为染料。2,4,6-三硝基苯酚俗名苦味酸，其乙醇溶液涂于动物皮毛上不易褪色，常用于给动物编号；2,4-二硝基苯酚是氧化磷酸化解偶联剂。

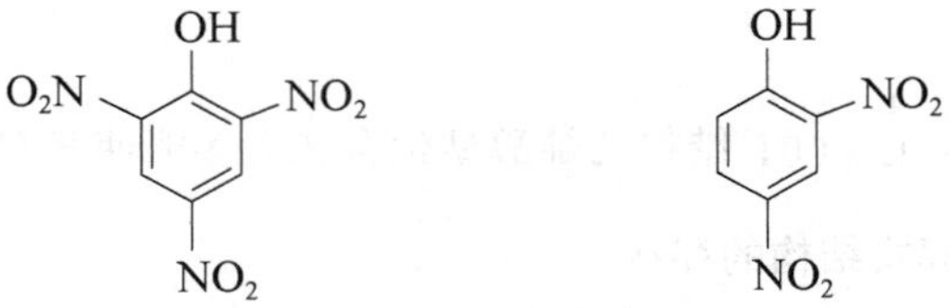

2,4,6-三硝基苯酚（苦味酸）　　2,4-二硝基苯酚

4. *苯二酚*　苯二酚的邻、间、对三种异构体都是无色结晶。邻苯二酚和间苯二酚易溶于水，对苯二酚在水中的溶解度小。邻苯二酚（俗称儿茶酚）存在于儿茶酚胺类神经递质或激素（如肾上腺素）分子中；间苯二酚具有抗细菌和真菌作用，强度仅为苯酚的1/3，但刺激性小，可用于治疗皮肤病如湿疹和癣症等；对苯二酚常用作显影剂。

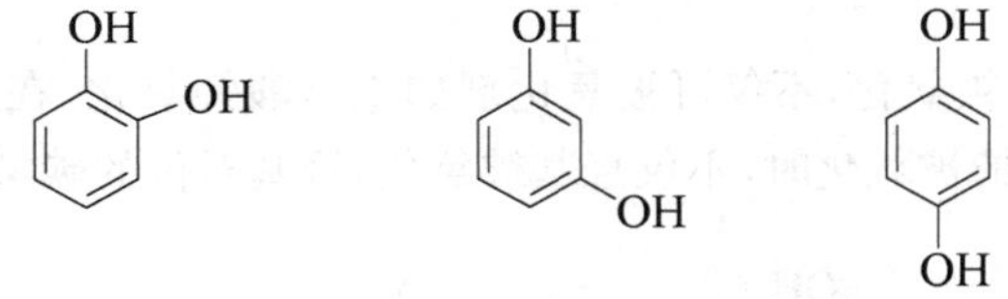

邻苯二酚（儿茶酚）　　间苯二酚　　对苯二酚

5. *萘酚*　萘酚有α和β两种异构体，α-萘酚为黄色结晶，β-萘酚为无色结晶。这两种化合物都是合成染料的原料，β-萘酚还具有抗细菌、霉菌和寄生虫的作用。

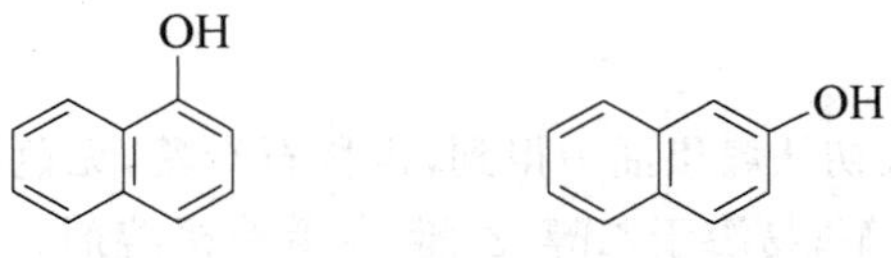

α-萘酚　　β-萘酚

第三节　醚

一、醚的分类和命名

醚分为单醚和混醚。如果两个烃基相同时为单醚，两个烃基不同时为混醚。

简单的醚采用与氧原子相连的两个烃基的名称来命名。单醚命名是烃基的名称后面加上“醚”字，省略“二”字即可；混醚的命名是将较小的烃基名称放在前面；如果有一个烃基是链状的，另一个是芳香烃基时，则把芳香烃基名称放在前面。例如：

$CH_3—CH_2—O—CH_2—CH_3$

乙醚

$CH_3—CH_2—O—CH_3$

甲乙醚

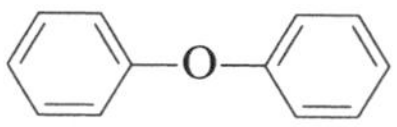

$C_6H_5—O—C_6H_5$

苯醚

$C_6H_5—O—CH_3$

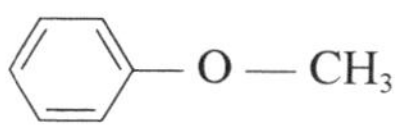

苯甲醚

结构比较复杂的醚可用系统命名法命名。将较小基团烷氧基作为取代基命名。例如：

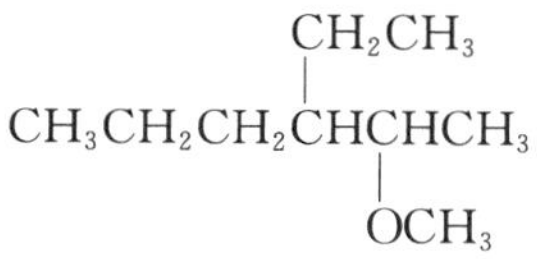

$$\begin{array}{c} \quad\quad CH_2CH_3 \\ \quad\quad | \\ CH_3CH_2CH_2CHCHCH_3 \\ \quad\quad\quad\quad | \\ \quad\quad\quad\quad OCH_3 \end{array}$$

3-乙基-2-甲氧基己烷

二、醚的化学性质

醚的化学性质与醇或酚有很大的不同。醚是比较稳定的化合物。醚与金属钠无反应，对碱及还原剂相当稳定。因此，常用一些醚作为有机反应中的溶剂。

含有 α 氢的烷基醚由于受烃氧基的影响，在空气中放置时会被氧气氧化，生成过氧化物。过氧化物性质不稳定，温度较高时能迅速分解而发生爆炸。因此，在使用醚类时，应尽量避免将它们暴露在空气中。贮存时，宜放入棕色瓶中，并可加入少量抗氧化剂（如对苯二酚）以防止过氧化物的生成。

三、重要的醚

乙醚　乙醚为无色液体，沸点 34.5 ℃，极易挥发、燃烧，故使用时要特别小心，防止接近明火。乙醚是一种应用很广泛的有机溶剂，在提取中草药中某些脂溶性的有效成分时，常使用乙醚作溶剂。纯净乙醚在外科手术中是一种吸入式全身麻醉剂。

拓展阅读：质谱在化学中的应用

质谱（Mass Spectrum，MS）是将待测样品破坏后所得的结构碎片按质量数与所带电荷数之比

(即质荷比,m/z)大小排列而得到的图谱。质谱技术是目前唯一可以方便地直接给出分子量信息、确定分子式的谱学方法,而分子式的确定对于推测结构至关重要。此外质谱所需药品量少,灵敏度高、分析速度快,1ng 甚至数 pg 的样品通过数秒时间即可完成质谱测试。而随着技术的发展,质谱技术与其他分析手段的联用如气质联用(GC/MS)、液质联用(LC/MS)等,已使其成为分析鉴定复杂生物样品中微量成分的一种非常重要的手段。

质谱仪主要由离子源、质量分析器和检测器三大部分组成。以传统的电子轰击电离(electron impact ionization, EI)为例,在离子源部分,待测样品的蒸气分子 M 在高真空下被电离失去一个电子变成分子离子。处于激发态的分子离子可进一步裂解成许多碎片,碎片可以是正离子、自由基型正离子、自由基及中性分子。其中正离子碎片经高压电场加速后即进入质量分析器,质量分析器将正离子按质荷比(m/z)的不同分开,使其依次进入检测器,然后被检出而记录下来,形成质谱图。

质谱图是由不同 m/z 的正离子的尖峰组成,常以条图(bar graphy)的形式表示,图 8-1 为丁酮 $CH_3COCH_2CH_3$ 的质谱图,谱中横坐标为 m/z,由于大多数碎片只带单位正电荷,即 $z=1$,因而 m/z 就是碎片的质量。纵坐标为百分相对丰度,此值是把谱中最强的离子峰定为基峰(base peak),其高度作为 100%,其他各峰则以对基峰高度的相对百分值表示。例如在丁酮的质谱图中基峰为质荷比 m/z 为 43 的峰。

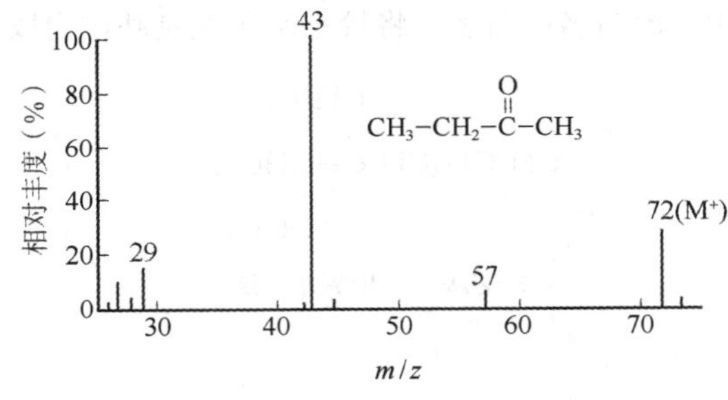

图 8-1 丁酮的质谱图

质谱中最常用的峰有分子离子峰、碎片离子峰和同位素离子峰三种。由样品分子失去一个电子后所产生的峰称分子离子峰,一般位于质谱图中 m/z 最高的一端,通常分子离子峰的 m/z 即代表样品的分子量,如图 8-1 中最右端的 m/z 为 72 的峰就是丁酮的分子离子峰。碎片离子峰是由分子离子开裂产生,也可由碎片离子进一步开裂生成。所谓开裂就是键的断裂,即成键电子发生转移,开裂方式主要分为单纯开裂和重排开裂两类。以丁酮为例,m/z 57 和 43 为分子离子经单纯开裂分别脱去甲基和乙基游离基后的碎片离子峰,m/z 29 则为 m/z 57 进一步脱去 CO 中性分子后的碎片离子峰。各类有机化合物的分子离子裂解成碎片是遵循一定规律的,根据碎片峰质荷比可以推测化合物结构。许多有机化合物的质谱已经测定,将未知样品的图谱与标准图谱对照也可以确认样品是哪一种化合物。有机分子中的 C、H、O、N、S、Cl、Br 等元素均有同位素,因此在质谱中除分子离子峰(M^+)外,还会出现 M+1 和 M+2 等同位素峰。同位素峰的强度是与分子中含该元素原子的数目以及该种同位素的天然丰度有关。

目前使用的质谱仪,除了传统的 EI 和化学(CI)源,离子化方式还有大气压电离(API)与基质辅助激光解析电离(matrix-assisted laser desorption-ionization, MALDI)。前者常采用四级杆或离子阱作质量分析器,统称 API-MS;后者常采用飞行时间作质量分析器,所构成的仪器统称为

MALDI－TOF－MS。API－MS的特点是可以和液相色谱、毛细管电泳等分离手段联用，扩展了应用范围，包括药物代谢、临床和法医学、环境分析、食品检验、组合化学、有机化学的应用等；MALDI－TOF－MS的特点是对盐和添加物的耐受能力高，灵敏度高，操作简单，能快速测定生物大分子分子量，已广泛应用于多肽、蛋白质、糖类等生物大分子研究。质谱技术不仅可以进行小分子的分析，而且可以直接分析大分子，在生命科学和医药学领域获得了广泛应用。

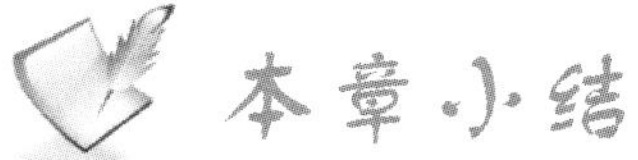

本章小结

当链烃分子中含有羟基时，此类化合物称为醇。醇可根据烃基、羟基所连碳原子的类型、羟基数目等方法进行分类。醇的系统命名关键在于选择连有羟基碳原子在内的最长碳链为主链，从靠近羟基的一端开始编号；不饱和醇的命名，应选择连有羟基同时含有双键或三键碳原子在内的碳链为主链，编号时应以羟基位次为最小；多元醇的命名是选择包括连有尽可能多的羟基的碳链作主链。醇能与活泼金属反应，释放氢气。伯、仲、叔醇与钠反应，伯醇的反应速率最快，其次为仲醇，叔醇反应速率最慢。醇分子中的 α 碳原子上若有氢原子时，该氢原子受羟基的影响，比较活泼易于被氧化。伯醇氧化生成醛，醛继续氧化生成羧酸；仲醇氧化生成酮；叔醇由于没有 α 氢，在同样条件下不易被氧化。醇与氢卤酸作用时，醇中的羟基可被卤素取代，生成卤代烃和水。同一种氢卤酸与不同的醇作用时，反应速率是：叔醇＞仲醇＞伯醇。醇与浓硫酸共热发生脱水反应，产物随反应条件及醇的类型而不同。在较高温度下，主要发生分子内的脱水（消去反应）生成烯烃；而在稍低温度下，则发生分子间脱水生成醚。醇脱水生成烯的反应遵循查依采夫规则，即主要产物是碳碳双键上连烃基最多的烯烃。醇与酸脱水生成酯的反应叫做酯化。醇也可与无机含氧酸如硝酸、亚硝酸、硫酸和磷酸等作用脱水而生成无机酸酯。

羟基跟苯环直接相连的化合物，称为酚。酚的命名通常是在酚字前加上芳环名称，以此作母体标以取代基的位次、数目和名称。对于含有其他取代基的多元酚，则以芳烃为母体，酚式羟基作为取代基来命名。酚具有弱酸性，酸性比碳酸弱。酚性羟基的氢除能被金属取代外，还能与强碱溶液生成盐（如酚钠）和水。大多数的酚能与 $FeCl_3$ 的稀水溶液发生显色反应。不同的酚与 $FeCl_3$ 反应呈现不同的颜色。此显色反应常用以鉴别酚类。研究表明，凡具有 $>C=\overset{|}{C}-OH$ 结构的烯醇型化合物均能与 $FeCl_3$ 溶液发生反应，显示不同颜色。苯酚易与卤素、硝酸、硫酸等起取代反应，取代基一般都进入羟基的邻位及对位。溴水加入苯酚中，立即生成2,4,6－三溴苯酚的白色沉淀。酚类易被氧化，但产物复杂，苯酚如用强氧化剂酸性重铬酸钾氧化，则生成对苯醌。

醚的官能团是醚键，醚键的氧连接两个烃基。简单的醚采用与氧原子相连的两个烃基的名称来命名，构造比较复杂的醚可用系统命名法命名，即链状醚选择包括连有氧原子的碳在内的最长碳链为主链，当作母体，把烃氧基作为取代基。醚的化学性质与醇或酚有很大的不同，是比较稳定的化合物。因此，常用一些醚作为有机反应中的溶剂。含有 α－氢的烷基醚由于受烃氧基的影响，在空气中放置时会被氧气氧化，生成过氧化物。

思考题

一、问答题

1. 命名下列化合物：

① $CH_3CH_2CH(CH_3)CH_2OH$

② $CH_3CH_2OCH_3$

③ （结构式：萘环，2位连OH，4位连CH_3）

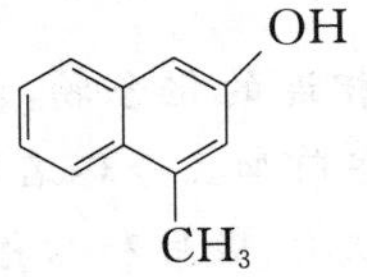

④ （结构式：二苯醚，两个苯环以—O—相连）

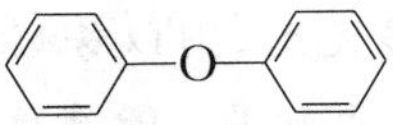

⑤ $CH_3CH{=}CHCH_2CH_2CH_2OH$

2. 写出下列化合物的结构式：

① 苯甲醇

② 2-甲基环己醇

③ 丙三醇

④ 3-硝基苯酚

⑤ 3-甲氧基己烷

3. 将下列化合物按与卢卡斯试剂反应的活性大小次序排列：

①1-戊醇；②3-戊醇；③2-甲基-2-戊醇

4. 用化学方法区别下列各组化合物：

① 苯酚、环己醇

② 叔丁醇、2-丁醇、2-丁烯-1-醇

5. 完成下列化学反应：

① $CH_3CHCH_2CH_2{-}OH \xrightarrow[-H_2O]{[O]}$（3位C上连$CH_3$）

② $C_6H_5{-}OH + NaOH \xrightarrow[-H_2O]{}$

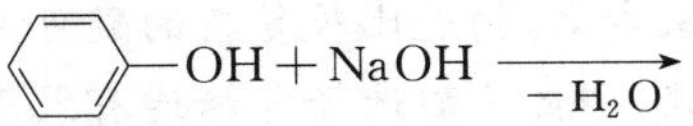

③ $CH_3CH_2CH_2OH + CH_3COOH \xrightarrow[-H_2O]{}$

④ $CH_3{-}CH_2{-}OH \xrightarrow[170\ ℃]{浓\ H_2SO_4}$（箭头上方分出 H_2O）

6. 化合物 A(C_3H_8O)与浓 HBr 反应得到 B(C_3H_7Br)，A 用浓 H_2SO_4 处理时得化合物 C(C_3H_6)，C 与浓 HBr 反应得到 D(C_3H_7Br)，D 是 B 的异构体。试推断 A、B、C、D 的结构，并写出各步反应式。

第九章
醛、酮、醌

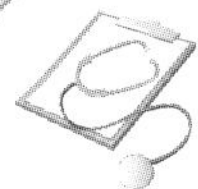

导学

1. 掌握：醛、酮的命名、结构及重要化学性质，醛的特性。
2. 熟悉：醌的命名、结构。
3. 了解：醌的化学性质。

醛、酮、醌都含有羰基 $\overset{\overset{\large O}{\|}}{—C—}$ ，统称羰基化合物。很多羰基化合物是生物体代谢过程中的重要中间体，同时也是有机合成中的重要的物质。

第一节　醛　和　酮

羰基与一个氢原子和一个烃基相连的化合物叫做**醛(aldehyde)**(甲醛例外，它的羰基与两个氢原子相连)，可用通式 $R—\overset{\overset{\large O}{\|}}{C}—H$ 表示。"$—\overset{\overset{\large O}{\|}}{C}—H$"称为醛基，是醛的官能团，可简写为—CHO，它位于碳链的一端。羰基与两个烃基相连的化合物叫做**酮(ketone)**，可用通式 $R—\overset{\overset{\large O}{\|}}{C}—R'$ 表示。酮的官能团"$—\overset{\overset{\large O}{\|}}{C}—$"称为酮基，位于碳链中间。

一、醛和酮的命名

(一)普通命名法

简单的脂肪醛按分子中的碳原子的数目，称为某醛，简单的酮可按羰基所连接的两个烃基命名。例如：

$H—\overset{\overset{\large O}{\|}}{C}—H$	$CH_3—CH_2—CH_2—\overset{\overset{\large O}{\|}}{C}—H$	$CH_3—\overset{\overset{\large O}{\|}}{C}—CH_2—CH_3$	$CH_3—CH_2—\overset{\overset{\large O}{\|}}{C}—CH_2—CH_3$
甲醛	丁醛	甲乙酮	二乙酮

(二)系统命名法

对结构比较复杂的醛、酮则用系统命名法命名。命名时先选择包括羰基碳原子在内的最长碳链作主链，称为某醛或某酮。从醛基一端或从靠近酮基一端开始对主链碳原子进行编号。由于醛基一定在碳链的末端，故不必用数字标明其位置，但酮基的位置必须标明，写在某酮的前面。主链上如有支链或取代基，按“次序规则”列出。芳香醛、酮的命名，是以脂肪醛、酮为母体，芳香烃基作为取代基。不饱和醛、酮的命名则需标出不饱和键和羰基的位置。例如：

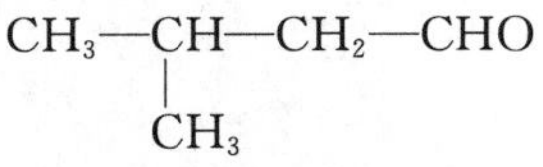

$CH_3—CH(CH_3)—CH_2—CHO$

3-甲基丁醛

$CH_3—CH_2—CH(CH_3)—CH(CH_3)—CHO$

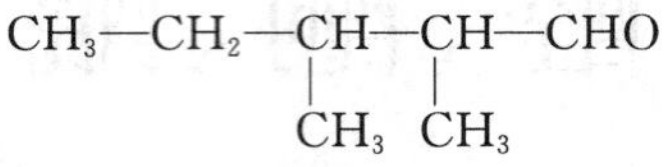

2,3-二甲基戊醛

$CH_2═CH—CH_2—CHO$

3-丁烯醛

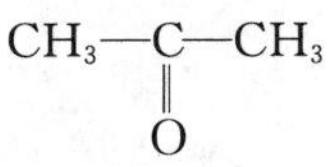

$CH_3—C(═O)—CH_3$

丙酮

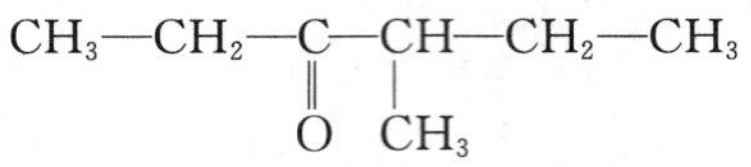

$CH_3—CH_2—C(═O)—CH(CH_3)—CH_2—CH_3$

4-甲基-3-己酮

$C_6H_5—CH_2—C(═O)—CH_2—CH_3$

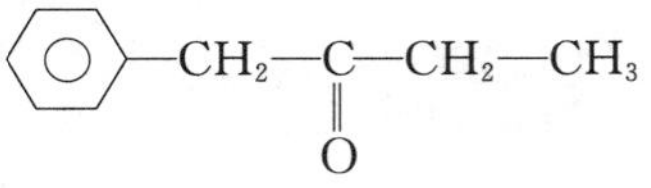

1-苯基-2-丁酮

二、醛、酮的化学性质

羰基中的碳原子为 sp^2 杂化，其中一个 sp^2 杂化轨道与氧原子的一个 p 轨道按轴向重叠形成 σ 键，碳原子未参与杂化的 p 轨道与氧原子的另一个 p 轨道平行重叠形成 π 键。因此，羰基的碳氧双键是由一个 σ 键和一个 π 键组成的。

醛和酮均具有羰基，所以有某些相同的化学性质，如发生亲核加成反应。由于醛分子的一侧连接 H 原子，醛比酮活泼，有些反应醛可以发生，而酮则不能。

（一）羰基的加成

和烯烃的亲电加成不同，羰基的加成属于亲核加成。由于氧原子的电负性大于碳原子，使羰基发生极化，氧原子带有部分负电荷，碳原子带有部分正电荷。由于带负电荷的氧比带正电荷的碳更稳定，当羰基化合物发生加成反应时，首先是试剂中带负电荷的部分加到羰基的碳原子上，形成氧带负电荷的中间体，然后试剂中带正荷部分加到带负电荷的氧上。这种由亲核试剂（能提供电子对的试剂）进攻而引起的加成反应叫做**亲核加成反应**。这类加成反应可用下式表示：

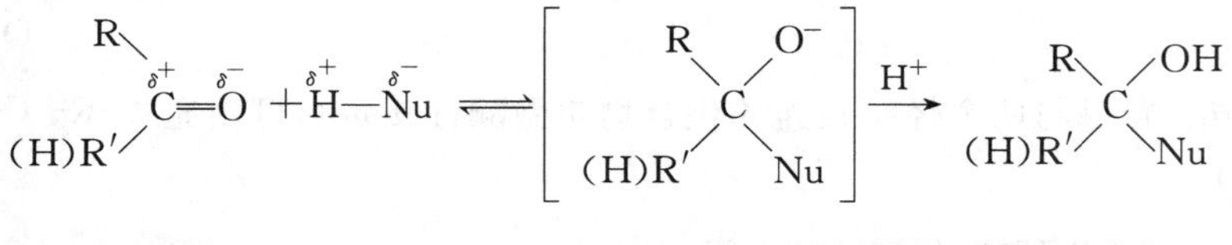

$$\mathrm{R(H)R'}\overset{\delta^+}{C}{=}\overset{\delta^-}{O} + \overset{\delta^+}{H}{-}\overset{\delta^-}{Nu} \rightleftharpoons \left[\mathrm{R(H)R'}C(O^-)(Nu)\right] \xrightarrow{H^+} \mathrm{R(H)R'}C(OH)(Nu)$$

醛和酮可以与亚硫酸氢钠、氨的衍生物（如羟胺、肼等）、醇、氢氰酸等试剂起亲核加成反应。对于同一种亲核试剂，亲核加成的难易取决于羰基碳原子所带正电荷的强弱及位阻效应的大小。所谓**位阻效应**是指分子中相邻的原子或原子团，在空间所占的体积和位置而产生的影响。羰基碳原子所带正电荷越多，反应越容易进行；羰基上连接的烃基越大则位阻效应越大，亲核试剂就越不容易靠近，反应也就越不容易进行。酮的羰基和两个烃基相连，由于烷基的斥电子作用，降低了羰基碳原子的正电荷；另一方面酮的两个烃基增大了位阻效应，所以在许多亲核加成反应中，酮一般不如醛活泼。醛、酮亲核加成反应活泼性顺序排列如下：

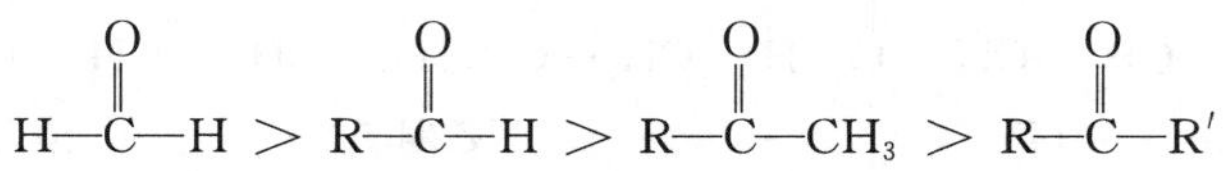

$$H—C(═O)—H > R—C(═O)—H > R—C(═O)—CH_3 > R—C(═O)—R'$$

1. 与亚硫酸氢钠的加成　醛、脂肪族甲基酮和低级环酮（成环的碳原子在 8 个以下）都能与饱和亚硫酸氢钠溶液发生加成反应，生成稳定的亚硫酸氢盐加成物。

$$R—\overset{\overset{O}{\|}}{C}—H + NaHSO_3 \longrightarrow R—\overset{\overset{OH}{|}}{C}H—SO_3Na$$

羟基磺酸钠

该反应产生白色沉淀，可用于鉴定醛或甲基酮。其他脂肪酮或芳香酮(包括芳香族甲基酮)由于受位阻效应的影响难以进行这种加成反应。

2. 与醇的加成　醛与醇在干燥氯化氢的催化下，发生加成反应，生成半缩醛。

$$R—\overset{\overset{O}{\|}}{C}—H + HO—R' \xrightarrow{\text{无水 HCl}} R—\underset{\underset{OR'}{|}}{\overset{\overset{OH}{|}}{C}}—H$$

半缩醛

$$R—\underset{\underset{OR'}{|}}{\overset{\overset{OH}{|}}{C}}—H + HO—R'' \xrightarrow{\text{无水 HCl}} R—\underset{\underset{OR'}{|}}{\overset{\overset{H}{|}}{C}}—OR'' + H_2O$$

缩醛

开链半缩醛是一类不稳定的化合物，能继续与另一分子醇作用，失去一分子水生成缩醛。缩醛是具有水果香味的液体，性质与醚相近。缩醛对氧化剂、还原剂、碱性溶液均相当稳定，但在酸性溶液中则可以水解生成原来的醛和醇。在有机合成中，常先将含有醛基的化合物转变成缩醛，然后再进行别的化学反应，最后使缩醛变为原来的醛，这样可以避免活泼的醛基在反应中被破坏，即利用缩醛的生成来保护醛基。

酮在同样情况下不易生成缩酮，但环状的缩酮比较容易形成。若在同一分子中既含有羰基又含有羟基(如单糖)，则有可能在分子内生成环状半缩醛(酮)。关于半缩醛(酮)、缩醛(酮)在糖相关章节中再作进一步讨论。

3. 与氨的衍生物的加成反应　醛、酮与氨的衍生物如羟胺、肼、2,4-二硝基苯肼等试剂作用，则生成相应的含碳氨双键的化合物，其名称及结构分别为：

$$>C=O + H_2N—OH \xrightarrow{-H_2O} >C=N—OH$$

羟胺　　肟

$$>C=O + H_2N—NH_2 \xrightarrow{-H_2O} >C=N—NH_2$$

肼　　腙

$$>C=O + H_2N—NH—C_6H_3(NO_2)_2 \xrightarrow{-H_2O} >C=N—NH—C_6H_3(NO_2)_2$$

2,4-二硝基苯肼　　2,4-二硝基苯腙

此反应首先是N—H键断裂和与羰基加成，然后再脱去一分子水生成肟或腙。醛、酮与2,4-二硝基苯肼作用生成的2,4-二硝基苯腙是黄色结晶，反应也很明显，便于观察，所以常被用来鉴别醛、酮。其他反应的产物肟、腙大多也是晶体，亦可用来鉴别醛、酮。因此，把这些氨的衍生物(羟

胺、肼、2,4-二硝基苯肼)称为**羰基试剂**(即检验羰基的试剂)。临床检测 ALT(辅助诊断急性肝炎指标)时,常利用含有羰基的丙酮酸与羰基试剂 2,4-二硝基苯肼作用,在碱性条件下能生成红棕色苯腙的特性。

$$CH_3C(=O)-COOH + H_2NHN-C_6H_3(NO_2)_2 \longrightarrow CH_3-C(OH)(COOH)-N(H)-NH-C_6H_3(NO_2)_2 \xrightarrow[-H_2O]{NaOH} CH_3-C(COOH)=N-NH-C_6H_3(NO_2)_2$$

丙酮酸-2,4-二硝基苯腙(红棕色)

(二) α 碳原子上氢的反应

醛、酮 α 碳原子上的氢化学性质活泼,这是由于羰基的极化使 α 碳原子上 C—H 键的极性增强,氢原子有成为质子离去的趋向,很容易发生反应。故 α 碳原子上的氢被称为 α 活泼氢原子,若 α 碳原子上连接三个氢原子,则称其为活泼甲基。

1. *与卤素的反应* 醛或酮的 α 氢原子易被卤素取代,生成 α-卤代醛或酮。例如:

$$R-CH_2-CHO + Cl_2 \longrightarrow R-CHCl-CHO + HCl$$

$$R-C(=O)-CH_3 + Cl_2 \longrightarrow R-C(=O)-CH_2Cl + HCl$$

卤化反应继续进行时,也可生成 α,α-二卤代物和 α,α,α-三卤代物。卤代醛或卤代酮都具有特殊的刺激性气味。三氯乙醛的水合物 $CCl_3CH(OH)_2$,又称水合氯醛,具有催眠作用;溴丙酮具有催泪作用;溴苯乙酮的催泪作用更强,可用作催泪瓦斯。

含有活泼甲基的醛或酮与卤素的碱溶液作用,三个 α 氢原子都将被卤素取代,但生成的 α,α,α 三卤代物在碱性溶液中不稳定,立即分解成三卤甲烷(卤仿)和羧酸盐。因为这个反应生成卤仿,所以称为卤仿反应。该反应中卤素如为碘,则生成碘仿(称为碘仿反应)。碘仿为黄色晶体,难溶于水,并具有特殊的气味,容易识别,可用来鉴别甲基醛或甲基酮。

2. *醇醛缩合* 含有氢原子的醛在稀碱的作用下,一分子醛的 α 氢原子加到另一分子醛的羰基氧原子上,其余部分加到羰基的碳原子上,生成既含有羟基又含有醛基的 β-羟基醛(醇醛),这个反应称为羟醛缩合或**醇醛缩合反应**。例如:

$$CH_3-C(=O)-H + H-CH_2-C(=O)-H \xrightarrow[5\ ℃]{稀碱(10\%\ NaOH)} CH_3-CH(OH)-CH_2-C(=O)-H$$

β-羟基丁醛

在碱或酸性溶液中加热时,β-羟基醛易脱水生成 α,β-不饱和醛。例如:

$$CH_3-\underset{H}{\overset{OH}{C}}-\overset{H}{C}H-CHO \xrightarrow{\triangle} CH_3-CH=CH-CHO + H_2O$$

2-丁烯醛

含有 α 氢原子的酮也可以发生类似的反应，生成 β-羟基酮，脱水后生成 α，β-不饱和酮。

(三) 还原反应

醛或酮在催化剂存在下发生氢化分别被还原为伯醇和仲醇。

$$R(H)C=O + H_2 \xrightarrow{Ni} R(H)CHOH$$

伯醇

$$R(R')C=O + H_2 \xrightarrow{Ni} R(R')CHOH$$

仲醇

(四) 醛的特殊反应

醛的羰基碳原子上连有氢原子，因此容易被氧化，醛氧化时生成相应的羧酸。酮则不易被氧化。一些弱氧化剂只能使醛氧化而不能使酮氧化，因此，可以利用弱氧化剂来区别醛和酮。常用的弱氧化剂有托伦试剂和班氏试剂。

1. *与托伦试剂反应*　托伦(Tollen)试剂是由硝酸银碱溶液与氨水制得的银氨络合物的无色溶液。它与醛共热时，醛被氧化成羧酸，试剂中的 Ag^+ 被还原成金属银析出。由于析出的银附着在容器壁上形成银镜，因此这个反应叫做银镜反应。

2. *与班氏试剂反应*　班氏(Benedict)试剂是由硫酸铜、碳酸钠和柠檬酸钠组成的混合溶液。班氏试剂与醛共热时，醛被氧化成羧酸，而 Cu^{2+} 则被还原为砖红色的氧化亚铜沉淀。葡萄糖含有醛基，故能被班氏试剂氧化，临床上常用班氏试剂来检查尿液中是否存在葡萄糖。

$$R-\overset{O}{\overset{\|}{C}}-H + 2Cu(OH)_2 \xrightarrow{\triangle} R-\overset{O}{\overset{\|}{C}}-OH + Cu_2O\downarrow + H_2O$$

(五) 聚合反应

甲醛、乙醛等低级醛可以发生聚合反应，生成链状或环状化合物。例如甲醛溶液长期放置后，生成多聚甲醛白色固体。一般认为甲醛在水溶液中是以水合物形式存在的，这些水合物失水缩合即生成链状的多聚甲醛。

三、重要的醛和酮

1. *甲醛*　又叫蚁醛，是具有强烈刺激气味的无色气体，易溶于水，其 40%的水溶液叫“福尔马林”，用作消毒剂和防腐剂。甲醛溶液能够消毒防腐的原因是因为甲醛能使蛋白质凝固。甲醛的毒性较高，对人体健康有负面影响，甲醛是公认的变态反应源，也是潜在的强致癌物。

2. *丙酮*　丙酮是最简单的酮类化合物，它是无色液体，极易溶于水，几乎能与一切有机溶剂混溶，也能溶解油脂、蜡、树脂和塑料等，故广泛用作溶剂。糖尿病患者由于糖和脂类代谢紊乱的缘故，体内常有过量丙酮产生，从尿中排出。尿中是否含有丙酮，在临床上可用亚硝酰铁氰化钠溶液的呈色反应来检查，在尿液中滴加亚硝酰铁氰化钠和氨水溶液，如果有丙酮存在，溶液就呈现鲜红色。也可用碘仿反应检验。

3. 樟脑　樟脑是一类脂环状的酮类化合物，学名为 2-莰酮。樟脑是无色半透明晶体，具有穿透性的特异芳香，有清凉感，易升华，不溶于水，能溶于醇等。樟脑是我国的特产，我国台湾的产量约占世界总产量的 70%，居世界第一位，其他如福建、广东、江西等省也有出产。樟脑在医学上用途很广，如用作呼吸循环兴奋药的樟脑油注射剂（10%樟脑的植物油溶液）和樟脑磺酸钠注射剂（10%樟脑磺酸钠的水溶液）；用作治疗冻疮、局部炎症的樟脑酊（10%樟脑酒精溶液）；成药清凉油、十滴水和消炎镇痛膏等均含有樟脑；樟脑也可用于驱虫防蛀。

4. 麝香酮　麝香酮为油状液体，具有麝香香味，是麝香的主要香气成分。微溶于水，能与乙醇互溶。麝香酮的结构为一个含 15 个碳原子的大环，环上有一个甲基和一个羰基，属脂环酮。香料中加入极少量的麝香酮可增强香味，因此许多贵重香料常用它作为定香剂。人工合成的麝香广泛应用于制药工业。

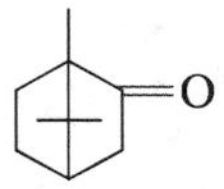

O　O　CH_3

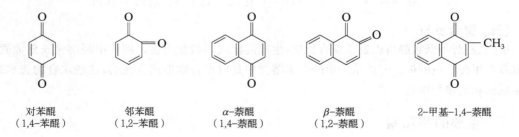

樟脑 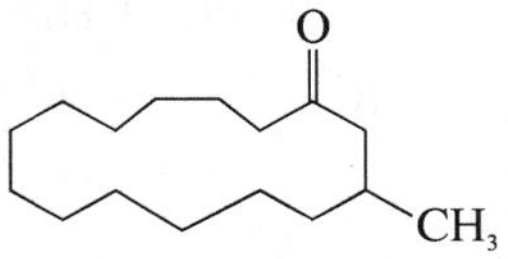　麝香酮

第二节　醌

醌(quinone)是含有环己二烯二酮结构的一类化合物的总称，如对苯醌、邻苯醌等。醌类通常具有颜色，对位醌多呈现黄色，邻位醌多呈现红色或橙色，所以它们是许多染料和指示剂的母体。

一、醌的命名

醌类化合物是以苯醌、萘醌等作为母体来命名的。两个羰基的位置可用阿拉伯数字标明写在醌名字前。也可用邻、对或 α、β 等标明两羰基的相对位置。母体上如有取代基，可将取代基的位置、数目、名称写在前面。例如：

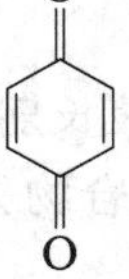

对苯醌（1,4-苯醌）　邻苯醌（1,2-苯醌）　α-萘醌（1,4-萘醌）　β-萘醌（1,2-萘醌）　2-甲基-1,4-萘醌

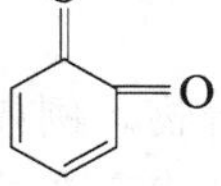

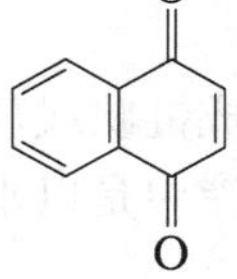

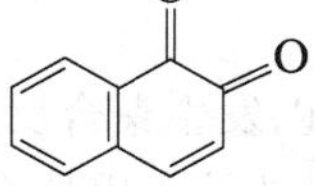

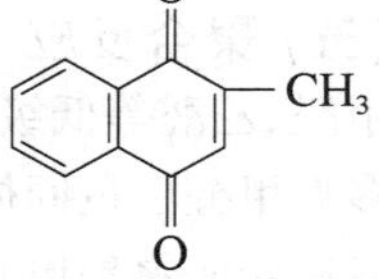

二、醌的化学性质

从醌的结构来看，其分子中既有羰基，又有碳碳双键和共轭双键，因此可以发生羰基加成、碳碳双键加成以及共轭双键的 1,4-加成。对苯醌与对苯二酚可以通过氧化-还原反应而相互转变。

三、重要的醌类化合物

1. 对苯醌　对苯醌是黄色晶体，具有刺激性臭味，有毒，能腐蚀皮肤，能溶于醇和醚中。对苯醌很容易被还原成对苯二酚，如将对苯醌的乙醇溶液和无色的对苯二酚的乙醇溶液混合，溶液颜色变为棕色，并有深绿色的晶体析出。这是一分子对苯醌和一分子对苯二酚结合而成的分子配合物，叫做醌氢醌，它的构造式表示如下：

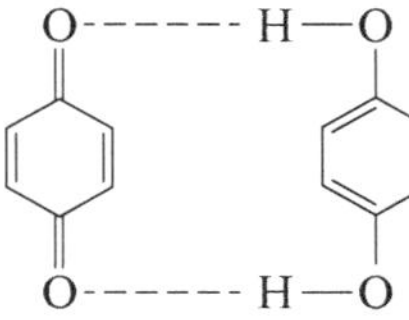

醌氢醌

在醌氢醌溶液中插入一铂片，即组成醌氢醌电极，这个电极的电位与溶液中的氢离子浓度有关，可用于测定溶液的氢离子浓度。

2. α-萘醌和维生素K　α-萘醌又叫1,4-萘醌，是黄色晶体，可升华，微溶于水，溶于酒精和醚中，具有刺鼻气味。许多天然产物含α-萘醌结构，例如维生素K_1和K_2。维生素K_1和K_2的差别只在于侧链有所不同，维生素K_1为黄色油状液体，维生素K_2为黄色晶体。维生素K_1和K_2广泛存在于自然界中，绿色植物（如苜蓿、菠菜等）、蛋黄、肝脏等含量丰富。维生素K_1和K_2的主要作用是促进凝血因子的合成，有助于血液的凝固。

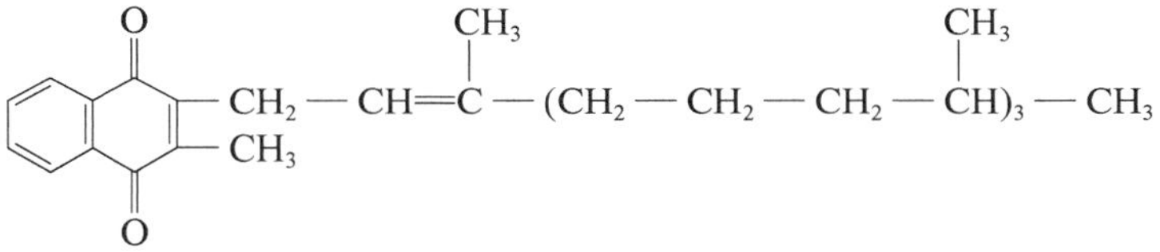

维生素K_1

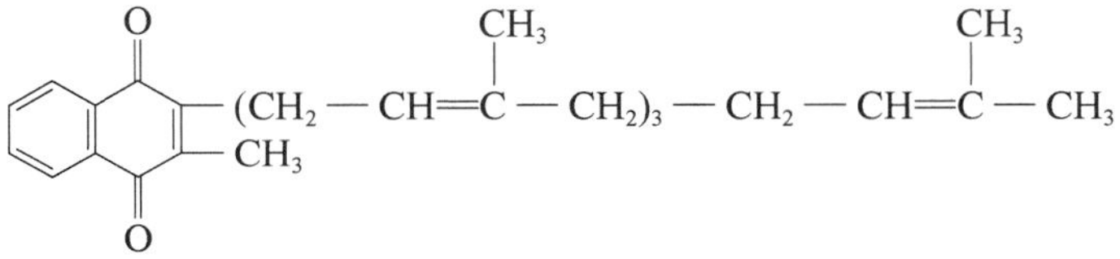

维生素K_2

拓展阅读：有机化合物的毒性

有机化合物直接关系到人类的衣、食、住、行，与人类生活密切相关，但我们也不能忽视许多有机化合物对人类及环境同时存在很大危害。例如，我们生活的周围有许多难降解的有机污染物，由于难降解有机化合物不易被微生物降解，它们会在水体、沉积物、土壤等自然介质中不断累积，并通过食物链进入生物体并逐渐富集，危害自然生态和人类健康。

有机化合物对人体健康的危害有急性中毒、慢性中毒以及潜在中毒等类型。急性中毒是指人体接触某些有机物后，在很短时间即能产生明显的毒害作用，如头晕、恶心等症状，有机磷农药中毒就属于此类。慢性中毒也称蓄积中毒，即指生物体通过与此类有机物反复接触，当有机物的浓度在体内蓄积到一定的阈值，才能显示出其毒性，危害人体健康。如人体接触有机磷脂类达一定时间、一定浓度后，才显示出迟发性的毒性，导致人体神经系统紊乱。潜在中毒是指很多难降解有机物一旦经过食物链富集进入人体后，其危害不仅危害人体本身，而且可能导致长远的遗传影响，对生物体细胞产生不可逆转的改变，影响人类和动物的生育繁衍，氯苯类化合物即属于此类有机物。医学研究证明，80%～90%的癌症是由环境因素诱发的，而且在已经发现的致癌物中80%为有机污染物。以本章提及的甲醛为例，甲醛为公认的变态反应源，也是潜在的强致癌物，其毒性较高，对人体健康有负面影响。用甲醛超标的不合格板材进行室内装修，危害巨大，长期处于这种环境，接触不断释放的低剂量甲醛，易导致各类癌症的发生。如果误食用甲醛污染的食品或被非法添甲醛防腐的食品，不仅会产生直接中毒反应，还会损伤肝、肾功能甚至致癌。

有机污染物对人类的毒性作用机制是多种多样的，人们已经认识到的大致有以下几方面：干扰机体的代谢功能，影响机体免疫功能，对细胞组织结构的损伤作用，对机体酶体系的干扰，抑制机体对氧的吸收、运输和利用，以及直接的物理性刺激和化学性损伤作用。

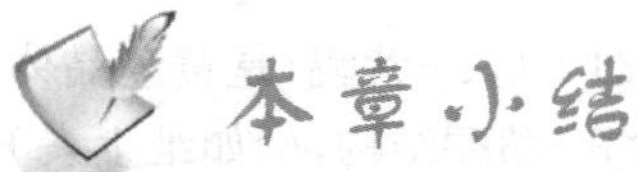

本章小结

羰基与一个氢原子和一个烃基相连的化合物叫做醛，羰基与两个烃基相连的化合物叫做酮。醛和酮均具有羰基，具有某些相同的化学性质，如发生亲核加成反应。由于醛分子的一侧连接H原子，醛比酮活泼。醛和酮可以与亚硫酸氢钠、氨的衍生物（如羟胺、肼等）、醇、氢氰酸等试剂起亲核加成反应。醛、脂肪族甲基酮和低级环酮（成环的碳原子在8个以下）都能与饱和亚硫酸氢钠溶液发生加成反应，生成稳定的亚硫酸氢盐加成物。醛与醇在干燥氯化氢的催化下，发生加成反应，生成半缩醛。开链半缩醛是一类不稳定的化合物，能继续与另一分子醇作用，失去一分子水生成缩醛。在有机合成中，常利用缩醛的生成来保护醛基。醛、酮与2,4-二硝基苯肼作用生成的2,4-二硝基苯腙是黄色结晶，该反应常被用来鉴别醛、酮。因此，把这些氨的衍生物（羟胺、肼、2,4-二硝基苯肼）称为羰基试剂。醛、酮分子中的α碳原子上的氢比较活泼，称为α活泼氢原子。醛或酮的α氢原子易被卤素取代，生成α-卤代醛或酮。含有活泼甲基的醛或酮与卤素的碱溶液作用，三个α氢原子都将被卤素取代，但生成的α,α,α-三卤代物在碱性溶液中不稳定，立即分解成三卤甲烷（卤仿）和羧酸盐，称为卤仿反应。该反应中卤素如为碘，则生成碘仿（称为碘仿反应），碘仿为黄色晶体，难溶于水，并具有特殊的气味，容易识别，可用来鉴别甲基醛或酮。含有氢原子的醛在稀碱的作用下，生成既含有羟基又含有醛基的β-羟基醛（醇醛），这个反应称为羟醛缩合或醇醛缩合。醛或酮在催化剂存在下发生氢化分别被还原为伯醇和仲醇。一些弱氧化剂只能使醛氧化而不能使酮氧化，因此，可以利用弱氧化剂来区别醛和酮，常用的弱氧化剂有托伦试剂和班氏试剂。

醌是含有环己二烯二酮结构的一类化合物的总称。醌的分子结构中既有羰基，又有碳碳双键和共轭双键，因此可以发生羰基加成、碳碳双键加成以及共轭双键的1,4-加成。

思 考 题

一、名词解释

1. 亲核加成反应　　2. 羟醛缩合(醇醛缩合)　　3. 班氏试剂

二、问答题

1. 命名下列有机化合物：

① $CH_3-\underset{\displaystyle CH_3}{\underset{|}{CH}}-CH_2-CH_2-CH_2-CHO$

② $C_6H_5-CH_2-CH_2-\underset{\displaystyle O}{\underset{\|}{C}}-CH_3$

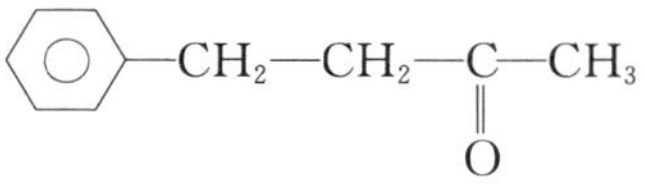

③

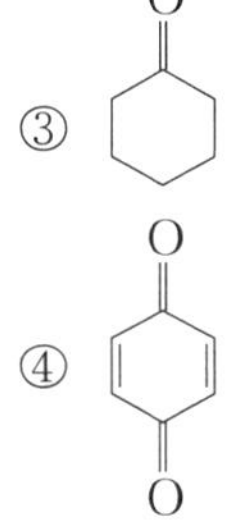

④

2. 写出下列化合物的结构式：

① 蚁醛

② 丙酮

③ 3-戊酮

④ 苯甲醛

3. 用化学方法区别下列各组化合物：

① 丁醇、丁醛、丁酮

② 对苯醌、苯酚、甲苯

4. 完成下列化学反应：

① $CH_3CHO+H_2 \xrightarrow{Ni}$

② $CH_3-\overset{\displaystyle O}{\overset{\|}{C}}-CH_3 + H_2N-NH-C_6H_3(2-NO_2)(4-NO_2) \xrightarrow[-H_2O]{}$

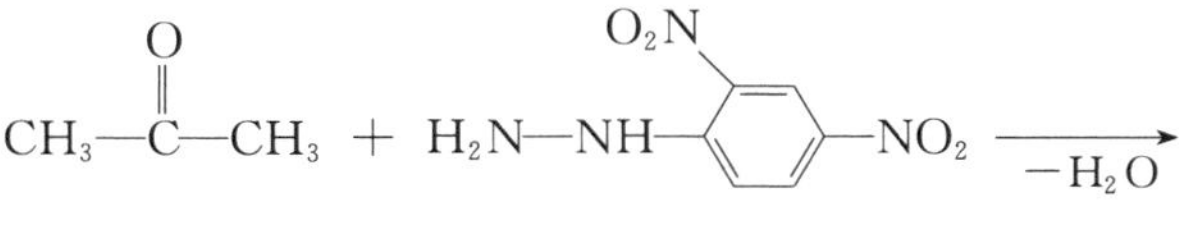

第十章

羧酸及其取代酸

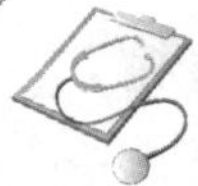

1. 掌握：羧酸、羟基酸、酮酸的命名、结构和重要化学性质；对映异构及对映异构体的 D/L 表示法。

2. 熟悉：医学上重要的羧酸及其取代酸。

3. 了解：对映异构体的 R/S 表示法。

分子中具有羧基(—COOH)的有机化合物叫做**羧酸(carboxylic acid)**。羧酸烃基上的氢原子被其他原子或基团取代的产物称为取代酸(如卤代酸、羟基酸、氧代酸、氨基酸等)，本章主要讨论羟基酸和氧代酸中的酮酸。

第一节　羧　　酸

根据分子中的烃基的不同，羧酸可分为脂肪酸、脂环酸和芳香酸；根据羧酸中烃基的饱和性不同，可分为饱和脂肪酸和不饱和脂肪酸；根据含—COOH 数目不同，羧酸可分为一元羧酸和多元羧酸。

一、羧酸的命名

许多羧酸可以从天然产物中获得，因此它们常根据最初的来源而有俗名，如蚁酸、醋酸、草酸等。羧酸的系统命名法与醛相似。饱和脂肪酸命名是以包括羧基碳原子在内的最长碳链作为主链，根据主链碳原子数称为某酸，从羧基碳原子开始编号。例如：

$$CH_3CH_2CH_2COOH$$

丁酸

$$\begin{array}{c} \quad\quad\quad\quad CH_3 \quad CH_3 \\ \quad\quad\quad\quad | \quad\quad\;\; | \\ CH_3—CH_2—CH—CH—CH_2—COOH \end{array}$$

3,4-二甲基己酸
(β,γ-二甲基己酸)

不饱和脂肪羧酸的系统命名是选择含有双键和羧基的最长碳链作为主链，从羧基碳原子开始编号，并注明不饱和键的位置。根据碳原子数称为“某烯酸”，把双键的位置写在“某”字之前。例如：

$$\begin{array}{l} CH_3—C{=}CH—COOH \\ \quad\quad\;\; | \\ \quad\quad CH_3 \end{array}$$

3-甲基-2-丁烯酸

$$CH_3(CH_2)_7CH{=}CH(CH_2)_7COOH$$

9-十八碳烯酸(油酸)

二元酸的命名是以包括两个羧基碳原子在内的最长碳链作为主链，按主链的碳原子数称为“某二酸”。例如：

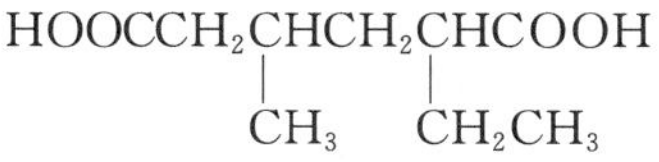

$$\underset{\displaystyle\ CH_3\ \ \ \ \ CH_2CH_3}{HOOCCH_2CHCH_2CHCOOH}$$

4-甲基-2-乙基己二酸

羧基直接连在脂环上的命名，可在脂环烃的名称后加上“羧酸或二羧酸”等词尾；羧基在脂环烃的脂环侧链上的命名是将脂环烃的名称与脂肪酸的名称连接起来。另外，不论羧基直接连在脂环上还是连在脂环侧链上，均可把脂环作为取代基来命名。例如：

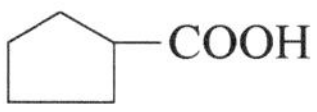

环戊烷羧酸（环戊基甲酸）

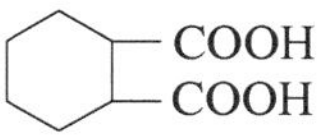

1,2-环己烷二羧酸（1,2-环己基二甲酸）

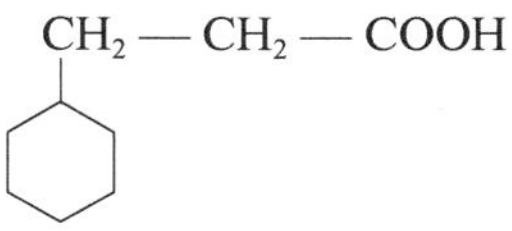

环己烷丙酸（3-环己基丙酸或β-环己基丙酸）

芳香酸可将其作为脂肪酸的芳香基取代物来命名。例如：

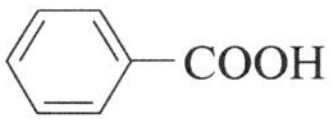

苯甲酸

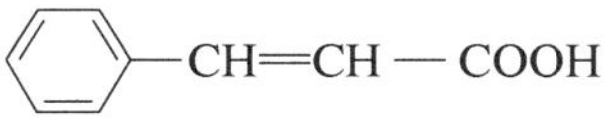

β-苯基丙烯酸（肉桂酸）

二、羧酸的化学性质

羧基是羧酸的官能团，羧基中羟基氧上的 p 轨道与羰基的 π 键形成 p-π 共轭体系，羟基氧上的未共用电子对向羰基碳转移，羰基碳原子上的正电荷减少，不利于亲核试剂的进攻，所以羧酸一般不发生亲核加成反应；另一方面，氧的电子云密度降低使 O—H 键容易断裂而表现出羧酸的酸性。另外，羧酸还可发生 C—O 键断裂以及羧基的吸电子诱导效应使 α 碳原子与羧基碳原子之间的化学键断裂(脱羧反应)。根据羧酸的结构，它可以发生如下反应：

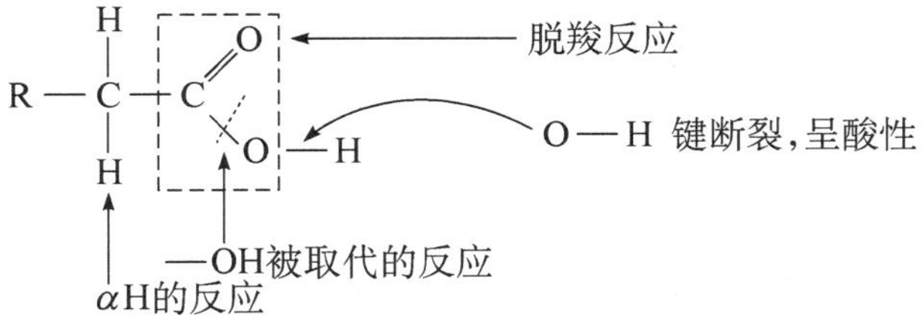

脱羧反应

O—H 键断裂，呈酸性

—OH被取代的反应

αH的反应

1. 酸性　羧酸属于弱酸，在水中可解离出质子而显酸性。

$$RCOOH \rightleftharpoons RCOO^- + H^+$$

羧酸的酸性虽比盐酸、硫酸等无机酸弱得多，但比碳酸和一般的酚类、醇强。故羧酸能分解碳酸盐和碳酸氢盐，放出二氧化碳。利用羧酸与碳酸氢钠的反应可将羧酸与酚类相区别。

在羧酸分子中，与羧基直接或间接相连的原子或原子团对羧酸的酸性有不同程度的影响。与羧基相连的烷基具有供电诱导效应(+I)，使羧基上的氢较难解离，酸性较甲酸弱。当卤素取代羧酸分子中烃基上的氢后，由于卤原子的吸电子诱导效应(−I)，酸性增强。烃基某个碳上引入的卤原子的数目越多、卤原子距羧基越近，酸性越强。

2. *羟基被取代的反应* 羧酸中的羟基被其他原子或原子团取代，生成羧酸衍生物。常见的羧酸衍生物如下：

$$\underset{\text{羧酸酯}}{R-\overset{\overset{\displaystyle O}{\|}}{C}-OR} \qquad \underset{\text{酰卤}}{R-\overset{\overset{\displaystyle O}{\|}}{C}-X} \qquad \underset{\text{酸酐}}{R-\overset{\overset{\displaystyle O}{\|}}{C}-O-\overset{\overset{\displaystyle O}{\|}}{C}-R} \qquad \underset{\text{酰胺}}{R-\overset{\overset{\displaystyle O}{\|}}{C}-NH_2}$$

羧酸分子中去掉羧基上的羟基后，余下的原子团“$R-\overset{\overset{\displaystyle O}{\|}}{C}-$”叫做酰基。

(1) 酯化反应(见第八章)。

(2) 酰卤的生成：羧酸(甲酸除外)能与三卤化磷、五卤化磷或亚硫酰氯($SOCl_2$)反应，羧基中的羟基被卤素取代生成相应的酰卤。

$$R-\overset{\overset{\displaystyle O}{\|}}{C}-OH + \begin{cases} PCl_3 \\ PCl_5 \\ SOCl_2 \end{cases} \longrightarrow R-\overset{\overset{\displaystyle O}{\|}}{C}-Cl + \begin{cases} H_3PO_3 \\ POCl_3 + HCl \\ HCl + SO_2 \end{cases}$$

(3) 酸酐的生成：除甲酸外，一元羧酸与脱水剂共热时，两分子羧酸可脱去一分子水，生成酸酐。

$$\begin{matrix} R-\overset{\overset{\displaystyle O}{\|}}{C}-O-H \\ R-\underset{\underset{\displaystyle O}{\|}}{C}-OH \end{matrix} \xrightarrow[P_2O_5]{\triangle} \begin{matrix} R-\overset{\overset{\displaystyle O}{\|}}{C} \\ \qquad \quad \rangle O \\ R-\underset{\underset{\displaystyle O}{\|}}{C} \end{matrix} + H_2O$$

(4) 酰胺的生成：在羧酸中通入氨气或加入碳酸铵，可以得到羧酸的铵盐。将固体的羧酸铵加热，分子内失去一分子水生成酰胺。

$$RCOOH + NH_3 \longrightarrow RCOONH_4 \xrightarrow[-H_2O]{\triangle} RCONH_2$$

3. *脱羧反应* 羧酸脱去羧基的反应叫做**脱羧反应(decarboxylation)**，这个反应的结果是从羧基脱去 CO_2。除甲酸外，一元羧酸较稳定，直接加热时难以脱羧，只有在特殊条件下才可发生，生成少一个碳的烃。例如：

$$CH_3COOH \xrightarrow[\searrow H_2O]{NaOH} CH_3COONa \xrightarrow[\triangle]{NaOH/CaO} CH_4\uparrow + Na_2CO_3$$

有些低级二元羧酸，由于羧基是吸电子基团，在两个羧基的相互影响下，受热容易发生脱羧反应，生成比原来羧酸少一个碳原子的一元羧酸。生物体内发生的许多重要的脱羧反应是在脱羧酶的作用下进行的。如：

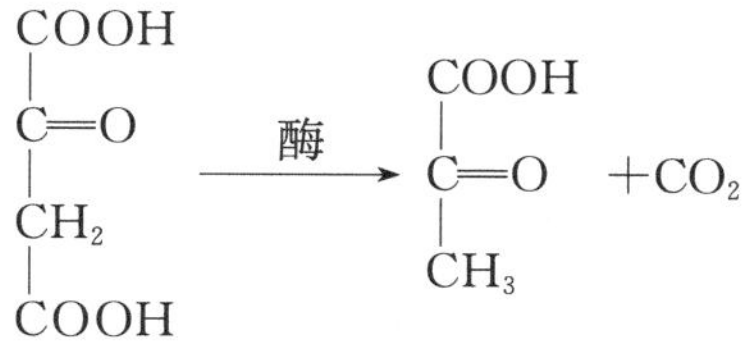

$$\begin{array}{l}COOH\\ |\\ C{=}O\\ |\\ CH_2\\ |\\ COOH\end{array} \xrightarrow{\text{酶}} \begin{array}{l}COOH\\ |\\ C{=}O\\ |\\ CH_3\end{array} + CO_2$$

三、重要的羧酸

1. 甲酸　甲酸最初是从红蚁体内发现的，所以俗称蚁酸。是无色、有刺激性的液体，易溶于水，具有较强腐蚀性。甲酸的结构比较特殊，分子中的羧基与氢原子相连，既具有羧基的结构又有醛基的结构，因而既有酸性又有还原性，能发生银镜反应或使高锰酸钾溶液褪色。

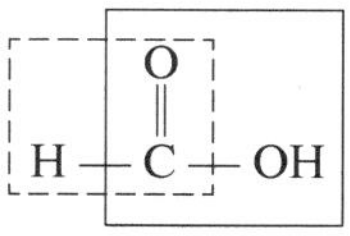

$$H-\overset{\overset{\displaystyle O}{\|}}{C}-OH$$

2. 乙酸　俗名醋酸，是食醋的主要成分。乙酸为无色有刺激气味的液体。由于乙酸在 16.6 ℃以下能凝结成冰状固体，所以常把无水乙酸称为冰醋酸。乙酸易溶于水，也能溶于许多有机物。乙酸还是重要的工业原料。

3. 乙二酸　俗名草酸，在大部分植物尤其是草本植物中常以盐的形式存在。草酸是无色晶体。草酸具有还原性，在分析化学中常用来标定 $KMnO_4$ 溶液的浓度。

4. 丁二酸　俗名琥珀酸，体内糖、脂、蛋白质分解代谢过程中的中间物。

5. 苯甲酸　俗名安息香酸，是白色固体，微溶于水，受热易升华。苯甲酸有抑菌，防腐作用，作防腐剂，也可作用药物。

6. 高级脂肪酸　脂肪酸是指 12 个碳原子以上的长链脂肪酸，常见的高级脂肪酸见第十四章。

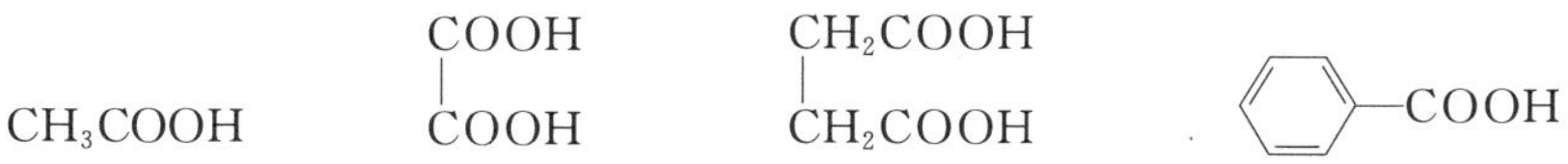

CH_3COOH	$\begin{array}{l}COOH\\ \mid\\ COOH\end{array}$	$\begin{array}{l}CH_2COOH\\ \mid\\ CH_2COOH\end{array}$	C_6H_5-COOH
乙酸	乙二酸	丁二酸	苯甲酸

第二节　羟　基　酸

羟基酸是分子中同时具有羟基和羧基两种官能团的化合物，又可分为醇酸和酚酸两类。

一、羟基酸的命名

羟基酸以及其他含两种或几种官能团的化合物用系统命名法命名时，在这些官能团中选择一种作为主官能团，并以相应的化合物为母体，其他的官能团都看作是取代基。选择主官能团的优先顺序依次为：

$$—COOH > —SO_3H_2 > —SO_2NH_2 > —\overset{O}{\overset{\|}{C}}—O—\overset{O}{\overset{\|}{C}}—, —COOR, —COX$$

$$—CONH_2 > —CN > —CHO > \rangle C{=}O > —OH > —NH_2 > —O— > —S— >$$

$$\rangle C{=}C\langle > —C{\equiv}C— > —X$$

因此，只要是分子中含有羧基，该化合物一般即以相应的羧酸为母体，其他官能团作为取代基来命名。

系统命名羟基酸时，以羧酸为母体，以羟基为取代基；选择含—COOH 和—OH 的最长链为主链；编号从—COOH 端开始。习惯上用α、β、γ、δ等表示—OH 位置。除了用系统命名外，还常用俗名表示羟基酸。例如：

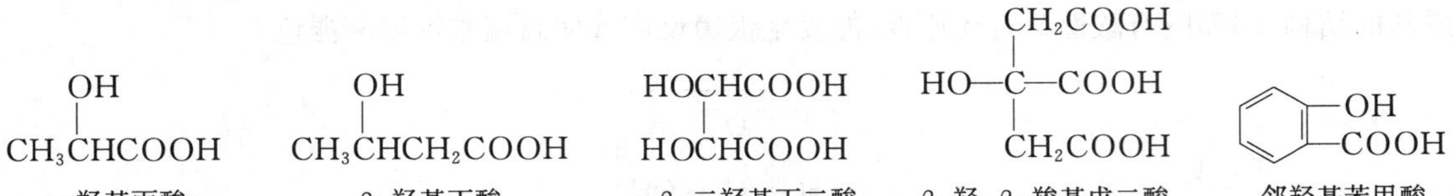

$CH_3CH(OH)COOH$ α-羟基丙酸（乳酸）

$CH_3CH(OH)CH_2COOH$ β-羟基丁酸

$HOCHCOOH—HOCHCOOH$ α,β-二羟基丁二酸（酒石酸）

$HO—C(COOH)(CH_2COOH)_2$ β-羟-β-羧基戊二酸（柠檬酸）

$C_6H_4(OH)COOH$ 邻羟基苯甲酸（水杨酸）

二、羟基酸的化学性质

含有两种或两种以上官能团的化合物，在一般情况下，具有各官能团的基本化学性质。但由于两种官能团存在于同一分子中，就有可能发生相互影响。因此，在分析各化合物的分子结构以推测其性质时，除注意哪些性质是各个官能团所固有的以外，还须注意官能团之间的相互影响，如活性的增强或减弱，新的化学性质的出现等。

1. 酸性　羟基酸的羧基能电离，能与碱反应生成盐。例如：

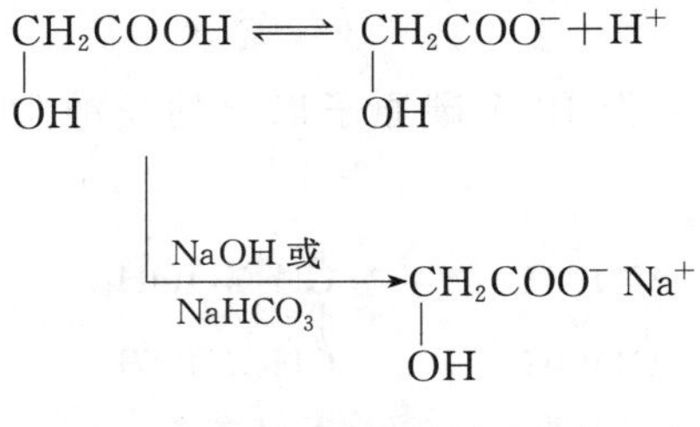

$$\underset{OH}{CH_2}COOH \rightleftharpoons \underset{OH}{CH_2}COO^- + H^+$$

$$\underset{OH}{CH_2}COOH \xrightarrow[NaHCO_3]{NaOH\text{或}} \underset{OH}{CH_2}COO^-\,Na^+$$

羟基的位置与羧基的酸性有一定的影响，由于诱导效应，羟基能增强羧基的酸性，羟基越靠近羧基，酸性越强。

2. 酯化反应　在酸作催化剂时，羟基酸与醇发生酯化反应。例如：

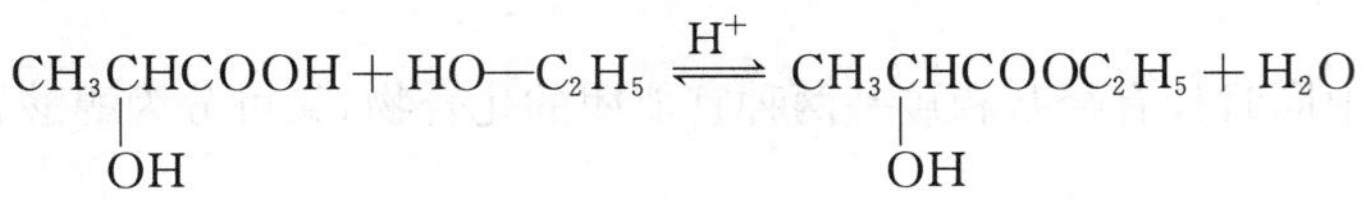

$$CH_3\underset{OH}{CH}COOH + HO—C_2H_5 \underset{}{\overset{H^+}{\rightleftharpoons}} CH_3\underset{OH}{CH}COOC_2H_5 + H_2O$$

乳酸乙酯

但由于受酸和加热的影响，在酯化的同时，往往还有副反应发生。

3. 氧化反应　羟基酸与氧化剂反应时，根据羟基所连碳的类型不同而有不同的反应产物。例如：

$$HOCH_2—COOH \xrightarrow[-H_2O]{[O]} \overset{O}{\overset{\|}{H C}}—COOH \xrightarrow{[O]} HOOC—COOH$$

乙二酸

$$\underset{\underset{OH}{|}}{CH_3CH}CH_2COOH \xrightarrow[-H_2O]{[O]} CH_3COCH_2COOH$$

乙酰乙酸

4. 羟基酸受热的反应　根据羟基位置不同，羟基酸受热反应的产物各不相同。

（1）α-羟基酸受热：α-羟基酸受热时，发生双分子间的脱水反应，即它们之间交叉酯化，生成环状交酯化合物。例如：

$$\underset{\underset{O\,H}{|}}{CH_3CH}\overset{O}{\overset{\|}{C}}—OH + H—O\underset{\underset{HO—C=O}{|}}{CHCH_3} \xrightarrow[-2H_2O]{\triangle} CH_3CH\langle\underset{O—C(=O)—}{\overset{—C(=O)—O}{}}\rangle CHCH_3$$

丙交酯

（2）β-羟基酸受热：β-羟基酸受热时，发生消去反应，主产物是α，β-烯酸。例如：

$$CH_3\underset{\underset{OH}{|}}{\overset{\beta}{C}H}CH_2COOH \xrightarrow[-H_2O]{\triangle} CH_3CH=CHCOOH$$

（3）γ-及δ-羟基酸受热：γ-或δ-羟基酸受热时，发生分子内的酯化反应，生成五元或六元的环状内酯。

$$\underset{\underset{OH}{|}}{\overset{\gamma}{C}H_2}—CH_2—CH_2—\overset{O}{\overset{\|}{C}}—OH \xrightarrow[-H_2O]{\triangle} \text{（五元环：}CH_2—CH_2—CH_2—O—C(=O)\text{）}$$

γ-丁内酯

$$\underset{\underset{OH}{|}}{\overset{\delta}{C}H_2}—CH_2—CH_2—CH_2—\overset{O}{\overset{\|}{C}}—OH \xrightarrow[-H_2O]{\triangle} \text{（六元环：}CH_2—CH_2—CH_2—CH_2—O—C(=O)\text{）}$$

δ-戊内酯

5. 酚酸的反应　酚酸含有酚性羟基，能与 $FeCl_3$ 发生颜色反应。例如，$FeCl_3$ 与水杨酸呈紫红色，与没食子酸显蓝黑色。酚酸的羧基处于羟基的邻位或对位时，受热后易脱羧，生成相应的酚。例如：

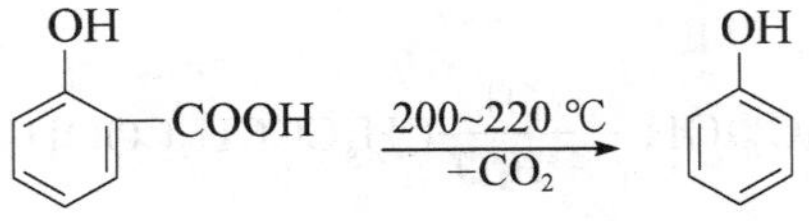

$$\text{水杨酸 (邻羟基苯甲酸)} \xrightarrow[-CO_2]{200\sim220\ ℃} \text{苯酚}$$

水杨酸　　苯酚

$$\text{没食子酸 (3,4,5-三羟基苯甲酸)} \xrightarrow[-CO_2]{200\sim220\ ℃} \text{焦性没食子酸 (1,2,3-苯三酚)}$$

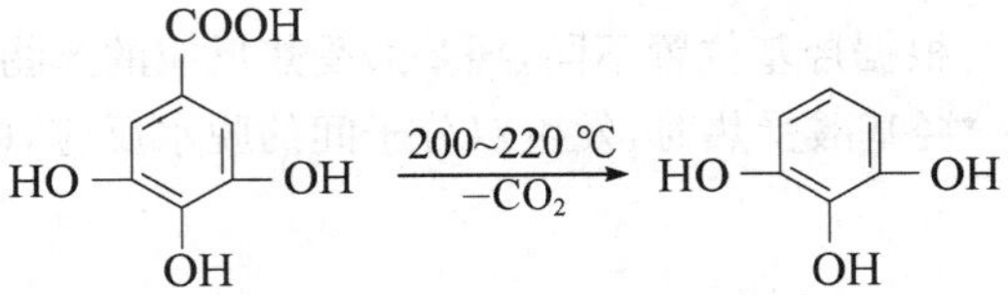

没食子酸　　焦性没食子酸

三、重要的羟基酸

1. *乳酸*　乳酸是从酸牛奶中得到的，也存在于动物的肌肉中。人在剧烈运动时，急需大量能量，通过糖分解成乳酸，同时释放能量以供急需。乳酸具有消毒防腐作用，大量用于食品和饮料工业。乳酸钙是补充体内钙质的药物，乳酸钠在临床上用于纠正酸中毒。

2. *β-羟基丁酸*　β-羟基丁酸是无色晶体，吸湿性强，一般为糖浆状，易溶于水、乙醇和乙醚，不溶于苯。它是人体脂肪酸代谢的中间产物，易氧化为乙酰乙酸，受热时，脱水为α,β-丁烯酸。

3. *酒石酸*　酒石酸存在于各种水果中，葡萄中含量较多。从自然界得到的酒石酸是无色晶体，易溶于水。其盐酒石酸锑钾用于治疗血吸虫病。

4. *柠檬酸*　主要存在于柑橘果实中，尤以柠檬中含量最多。柠檬酸为透明结晶，易溶于水、乙醇和乙醚，有较强的酸味，在食品工业中用作糖果和饮料的调味剂。在临床上，柠檬素铁胺是常用的补血药，柠檬素钠是常用的抗凝血剂。

5. *水杨酸*　水杨酸及其衍生物有杀菌防腐、镇痛解热和抗风湿作用，乙酰水杨酸就是熟知的解热镇痛药阿司匹林，水杨酸的钠盐有抑制结核菌的作用。

第三节　酮　酸

酮酸是分子中同时含有羧基和酮基的化合物。根据分子中羧基和酮基的相对位置，酮酸分为α-酮酸、β-酮酸、γ-酮酸等。

一、酮酸的命名

酮酸的系统命名是以羧酸为母体，以包括羧基及酮基碳原子都在内的最长碳链作为主链，称为某酸，氧原子作为取代基并指出其位置。例如：

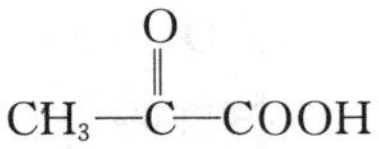

$$CH_3-\overset{\overset{\displaystyle O}{\|}}{C}-COOH \qquad CH_3-\overset{\overset{\displaystyle O}{\|}}{C}-CH_2-COOH$$

2-氧代丙酸（丙酮酸）　　3-氧代丁酸（β-丁酮酸，乙酰乙酸）

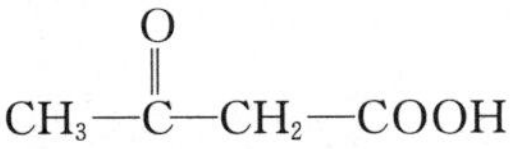

$$HOOC—\overset{\overset{\displaystyle O}{\|}}{C}—CH_2—COOH$$

2-氧代丁二酸

（草酰乙酸，丁酮二酸）

$$HOOC—\overset{\overset{\displaystyle O}{\|}}{C}—CH_2—CH_2—COOH$$

2-氧代戊二酸

（α-酮戊二酸）

有些酮酸尚有医学上的习惯名称，例如丙酮酸、乙酰乙酸及α-酮戊二酸等，它们都是与人体内物质代谢有重要关系的化合物。

二、酮酸的化学性质

酮酸分子中含有羧基和酮基两种官能团，因此它既有羧酸的性质，如成盐和成酯等；又有酮的典型反应，如与羟胺反应，加氢还原等。此外，由于两种官能团的相互影响，还有一些特殊性质，如α-酮酸、β-酮酸易脱羧等。

1. *加氢还原反应*　酮酸加氢还原生成羟基酸。例如：

$$CH_3—\overset{\overset{\displaystyle O}{\|}}{C}—COOH \xrightarrow{+2H} CH_3—\overset{\overset{\displaystyle OH}{|}}{C}H—COOH$$

2. *脱羧反应*　α-酮酸分子中的酮基与羧基直接相连，由于氧原子的电负性较强，使酮基与羧基碳原子间的电子云密度降低，因而碳碳键容易断裂，α-酮酸与稀硫酸共热，发生脱羧反应，生成少1个碳原子的醛。例如：

$$CH_3—\overset{\overset{\displaystyle O}{\|}}{C}—COOH \xrightarrow{稀\ H_2SO_4} CH_3—\overset{\overset{\displaystyle O}{\|}}{C}—H + CO_2$$

β-酮酸受热时更易脱羧。β-酮酸只有在低温下稳定，在室温以上易脱羧成酮，这是β-酮酸的共性。例如：

$$CH_3—\overset{\overset{\displaystyle O}{\|}}{C}—CH_2COOH \xrightarrow{稀\ H_2SO_4} CH_3—\overset{\overset{\displaystyle O}{\|}}{C}—CH_3 + CO_2$$

三、酮式-烯醇式互变异构现象

乙酰乙酸乙酯是β-酮酸乙酰乙酸与乙醇的酯化产物。它不同于β-酮酸，比较稳定。

乙酰乙酸乙酯具有酮和羧酸酯的基本性质，能与 HCN，$NaHSO_3$，羟胺及苯肼反应，以稀 NaOH 水解生成乙酰乙酸和乙醇。此外，乙酰乙酸乙酯还能使溴溶液褪色，与金属钠作用放出氢气，与 $FeCl_3$ 呈紫红色。这些性质表明乙酰乙酸乙酯还应具有烯醇式结构。

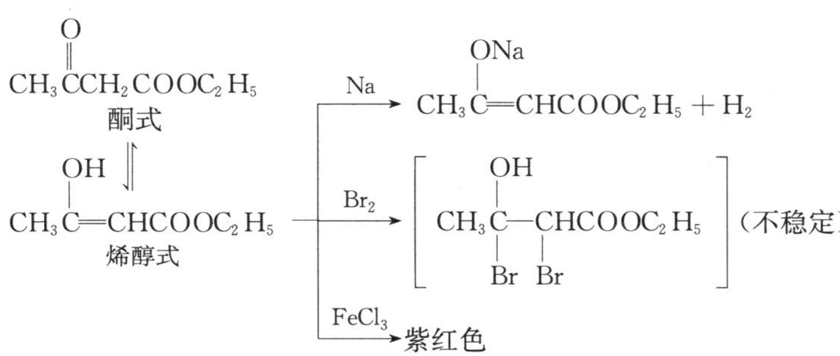

实际上，乙酰乙酸乙酯是其酮式结构与烯醇式结构的平衡混合物。在水溶液中，酮式占优势。酮式与烯醇式之间很容易相互转化，建立平衡。因此，把这种异构现象叫做**互变异构**。乙酰乙酸乙酯的酮式与烯醇式异构称为酮式-烯醇式互变异构。除乙酰乙酸乙酯外，某些糖、生物碱、嘧啶、嘌呤等化合物也能产生互变异构现象。

四、重要的酮酸

1. 丙酮酸　是无色具刺激性臭味的液体，能与水混溶。丙酮酸是人体糖代谢的重要中间产物，在酶的作用下，丙酮酸可以还原为乳酸，也可以进一步氧化脱羧。

2. 乙酰乙酸　是无色黏稠液体，不稳定，可脱羧为丙酮，在酶的作用下被还原为β-羟基丁酸。乙酰乙酸、β-羟基丁酸及丙酮统称为**酮体**，是脂肪酸在人体内不完全氧化的中间产物。长期饥饿、严重糖尿病患者等，可导致血中乙酰乙酸及β-羟基丁酸过多，使血液 pH 值下降，易引起酮症酸中毒。

3. 草酰乙酸　草酰乙酸是能溶于水的晶体，具有一般二元酸及酮的性质，也有酮式-烯醇式互变异构，它也是人体内糖代谢的中间产物。

4. α-酮戊二酸　α-酮戊二酸是晶体，溶于水。它具有α-酮酸的一般性质，是人体内糖代谢的重要中间产物。

第四节　对映异构

同分异构现象在有机化合物中十分普遍，它包括构造异构和立体异构两大类。构造异构是指分子中由于原子或官能团相互连接的方式或次序不同而产生的同分异构现象，如上述的酮式-烯醇式互变异构等。立体异构是指分子的构造相同，但分子中的原子在空间的排列方式不同而引起的同分异构现象，其中对映异构是立体异构中的一类，表现在各个对映异构体对平面偏振光的作用不同。

一、平面偏振光和物质的旋光性

(一) 偏振光和偏振光的振动面

光波是电磁波，是横波。其特点之一是光的振动方向垂直于其传播方向。普通光源所产生的光线是由多种波长的光波组成，它们都在垂直于其传播方向的各个不同的平面上振动。图 10-1(左)表示普通的单色光束朝我们的眼睛直射过来时的横截面。光波的振动平面可以有无数，但都与其前进方向相垂直。

当一束单色光通过尼克棱镜(由方解石晶体加工制成，图 10-1 中)时，由于尼克棱镜只能使与

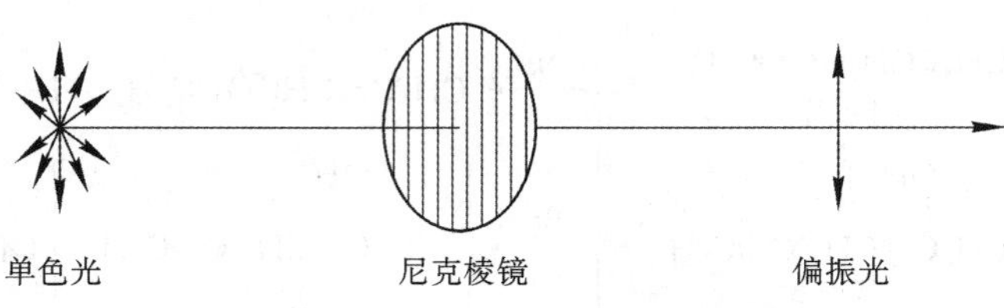

图 10-1　平面偏振光的形成

其晶轴相平行的平面内振动的光线通过，因而通过尼克棱镜的光线，就只在一个平面上振动。这种光线叫做平面偏振光，简称偏振光（图 10－1 右）。偏振光的振动方向与其传播方向所构成的平面，叫做偏振光的振动面。

当普通光线通过尼克棱镜成为偏振光后，再使偏振光通过另一个尼克棱镜时，如果两个尼克棱镜平行放置（晶体相互平行）时，光线的亮度最大；如果两个棱镜成其他角度时，则光线的亮度发生不同程度的减弱，90°时最暗。

（二）旋光性物质和物质的旋光性

自然界中有许多物质对偏振光的振动面不发生影响，例如水、乙醇、丙酮、甘油及氯化钠等；而另外一些物质却能使偏振光的振动面发生偏转，如某种乳酸及葡萄糖的溶液。能使偏振光的振动面发生偏转的物质具有旋光性，叫做旋光性物质；不能使偏振光的振动面发生偏转的物质叫做非旋光性物质，它们没有旋光性。

当偏振光通过旋光性物质的溶液时，可以观察到有些物质能使偏振光的振动面发生旋转（图 10－2），如果向左旋转（逆时针方向）一定的角度，该物质叫做左旋体，具有左旋性，以“－”表示；如果使偏振光的振动面向右旋转（顺时针方向）一定的角度，该物质叫做右旋体，它们具有右旋性，以“＋”表示。

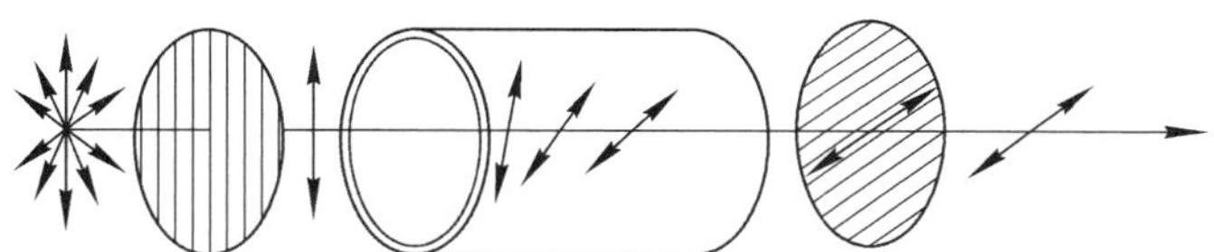

图 10－2　旋光性物质使偏振光的振动面发生旋转

（三）旋光度和比旋光度

如将两个尼克棱镜平行放置，并在两个棱镜之间放一种溶液（图 10－2），在第一个棱镜（起偏振器）前放置单色可见光源，并在第二个棱镜（检偏振器）后进行观察。可以发现，如在管中放置水、乙醇或丙醇时，并不影响光的亮度。但如果把葡萄糖或某种乳酸的溶液放于管内，则光的亮度就减弱以至变暗。这是由于水、乙醇等是非旋光性物质，不影响偏振光的振动面；而葡萄糖等是旋光性物质，它们能使偏振光的振动面向右或左偏转一定的角度。要达到最大的亮度，必须把检偏振器向右或向左转动同一角度。旋光性物质的溶液使偏振光的振动面旋转的角度，叫做旋光度，以 α 表示。

旋光性物质的旋光度的大小决定于该物质的分子结构，并与测定时溶液的浓度、盛液的长度、测定温度、所用光源波长等因素有关。一般以比旋光度来表示物质的旋光性，比旋光度与从旋光仪中读到的旋光度关系如下：

$$[\alpha]_{\lambda}^{t}=\frac{\alpha}{l\cdot c}$$

式中：λ——测定时所用单色光的波长，通常用钠光的 D 线（$\lambda=589$ nm）

t——测定时的温度

c——溶液浓度（$g\cdot ml^{-1}$）

l——盛液管的长度（dm）

当 c 和 l 都等于 1 时，则 $[\alpha]=\alpha$。因此，物质的比旋光度就是浓度为 1 g/ml 的溶液，放在 1 dm

长的管中测得的旋光度。所用溶剂须写在比旋光度值后面的括号中，因为即使在其他条件都相同时，改变溶剂也会使[α]值发生变化。

比旋光度是旋光性物质的一种物理常数。如像每种物质都有一定的熔点、沸点、折射率、密度一样，各种旋光性物质都有其比旋光度。

二、化合物的旋光性与结构的关系

自然界中有许多种旋光性物质。例如，人体中肌肉剧烈运动时可产生乳酸，其$[\alpha]_D^{20}$为+3.82°(水)；由左旋乳酸杆菌使乳酸发酵得另一种乳酸，$[\alpha]_D^{20}$是−3.82°(水)。这两种乳酸的结构式相同，它们的性质除旋光性不同(旋光方向相反，旋光度的绝对值相同)外，其他物理、化学性质都一样。这两种乳酸的分子结构见下：

COOH / HO—C—H / CH_3　　　COOH / H—C—OH / CH_3

可以看出，两种乳酸分子结构的关系有如物体与其镜像的关系，但两者不能重合，好比人的左手与右手一样。(+)-乳酸与(−)-乳酸的结构式相同而构型不同，所以属于立体异构中的构型异构。这两个构型异构体互成物体与其镜像关系，能对映而不能重合，故把他们叫做**对映异构体**(**enantiomer**)，这种立体异构称为对映异构。

(+)-乳酸及(−)-乳酸分子结构之间的关系好比人的左手与右手的关系，因此把这种分子叫做手性分子，它们具有手性。凡是手性分子都有旋光性。如果一个分子与其镜像等同，即能重合，则叫做非手性分子，非手性分子没有旋光性。

一个物质的分子是否具有手性是由它的分子结构决定的。最常见的手性分子是含手性碳原子的分子。所谓**手性碳原子**(**chiral carbon atom**)是指连有四个不同的原子或原子团的碳原子，即不对称碳原子，这种碳原子常以星号"*"标示。例如乳酸分子中有三个碳，但只有C-2才是手性碳原子。

$$\overset{1}{COOH} - \overset{*}{\underset{2}{C}}H(OH) - \overset{3}{CH_3}$$

凡是含有手性碳原子的分子都有对映异构体，但是含手性碳原子的分子不一定是手性分子。判断所含多个手性碳原子的化合物是否有手性，必须从分子整体的对称性来考虑，即没有对称因素(对称中心、对称轴、对称面等)的分子才可能是手性分子。分子中含不同的手性碳原子越多，构型异构体也越多，其关系为：

构型异构体数 $=2^n$ (n为不相同手性碳原子个数)

三、对映异构体的构型

1. 费歇尔投影式　为了方便起见，对映异构体的构型通常采用费歇尔(Fischer)投影式来表示，即把手性碳原子所连的四个原子或原子团按规定的方法投影到纸上。这种方法包括：①先将主链垂直(竖向)排列，并把命名时编号最小的碳原子放在上端；②手性碳原子写在纸平面上，或用一个“＋”字形的交叉点代表这个手性碳，四端分别连四个不同的原子或原子团；③以垂直线(竖键)与手性碳相连的是伸向纸平面后方的两个原子或原子团，以水平线(横键)与手性碳相连的是伸向纸平面前方的两个原子或原子团。费歇尔投影式是以二维式来表示含手性碳原子的分子的三维结构。

2. 相对构型与绝对构型　物质分子中各原子或原子团在空间的实际排布叫做这种分子的**绝对构型**。现在已用 X 射线衍射等方法测定了许多化合物分子的绝对构型，但在 1951 年以前还没有解决这个问题。1906 年，罗沙诺夫(Rosanoff)建议把(＋)-甘油醛及(－)-甘油醛作为其他旋光性异构体物质的构型的参比标准，并人为地规定，在 Fischer 投影式中，手性碳上的—OH 排在右边的为右旋甘油醛，作为 *D* 型，手性碳上的—OH 排在左边的为左旋甘油醛，作为 *L* 型。应注意，*D* 及 *L* 仅表示其构型，与其旋光性(＋)、(－)无关。如果某物质与 *D* 型甘油醛相联系时，其分子的构型即为 *D* 型，如与 *L* 型甘油醛相关联时，它的分子构型则属于 *L* 型。用这种方法确定的构型是相对于标准物质甘油醛而来的，所以叫做**相对构型**。

镜子

D-(＋)-甘油醛	*L*-(－)-甘油醛
CHO | H—C—OH | CH_2OH	CHO | HO—C—H | CH_2OH

现在认为，构型与旋光性之间没有必然的联系，物质的旋光性仍须通过实验测定。IUPAC 根据物质分子的绝对构型(*R*/*S*)来命名。含一个手性碳的分子命名时，首先把手性碳所连的四个原子或原子团按优先顺序从大到小排列，如 a＞b＞c＞d；其次，将此排列次序中排在最后的原子或原子团(即 d)放在距观察者最远的地方，这时，其他三个原子或原子团向着观察者(图 10－3)；然后，再观察从最优先原子团 a 开始到 b 再到 c 的次序，如果是顺时针方向排列的(图 10－3 左)，这个分子的构型即用“*R*”标示(*R* 取自拉丁语 Rectus，右)；如果 a→b→c 是逆时针方向排列的(图 10－3 右)，则此分子的构型用“*S*”标示(*S* 取自拉丁语 Sinister，左)。

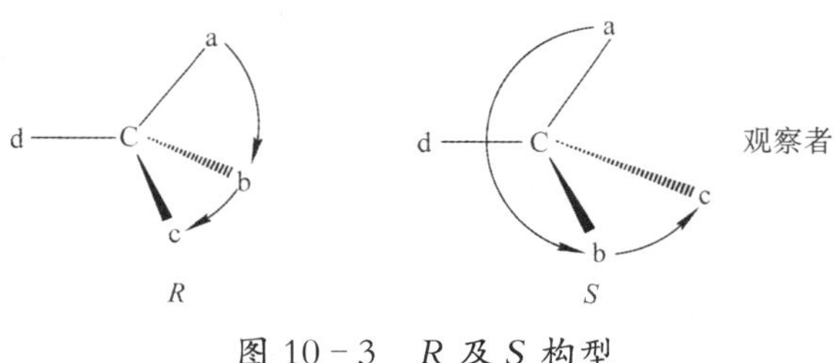

图 10－3　*R* 及 *S* 构型

用构型的费歇尔投影式，同样可以确定一个分子是 *R* 还是 *S* 构型。先要确定分子中 a、b、c

及 d 的优先顺序，如 a>b>c>d；在费歇尔投影式中，如果最小基团 d 连在垂直方向，即 C＊－d 键伸向纸平面的后方，则当 a→b→c 为顺时针方向时，此分子为 *R* 型，反之为 *S* 型；如果最小基团 d 连在水平方向，即 C＊－d 键伸向纸平面的前方，则当 a→b→c 为顺时针方向时，此分子为 *S* 型，反之为 *R* 型。

这里要注意把 *R*/*S* 构型与 *D*/*L* 构型分开，不能认为 *D* 型的分子即 *R* 型的，或 *L* 型的分子即 *S* 型的。

对于含两个不同的手性碳原子的分子，有四种具有旋光性的异构体，即两对对映体。含两个相同的手性碳原子的分子，若分子内存在对称结构，则不具旋光性，这种异构体叫做内消旋体。

```
          COOH
           |
        H—C—OH
  ─────────┼──────────对称面
        H—C—OH
           |
          COOH
```

若把两个对映体等量混合则混合物的比旋光度为零，这种混合物叫做**外消旋体**。

四、光学活性物质在医学上的意义

在生物体中存在的许多化合物都是手性的。例如，从天然产物中得到的单糖多为 *D* 型，在生物体中普遍存在的 α -氨基酸主要是 *L* 型。生物体对某一物质的要求常严格地限定为某个单一的构型。所以与生物物质有关的合成物质，如果有旋光性的异构体，也往往只有其中之一具较强的生理效应，其对映体或是无活性或活性很小，有些甚至产生相反的生理作用。例如，作为血浆代用品的葡萄糖酐一定要用右旋糖酐，而其左旋体会给病人带来较大的危害；右旋的维生素 C 具有抗坏血病作用，而其对映体无效；左旋肾上腺素的升高血压作用是右旋体的 20 倍；左旋氯霉素是抗生素，但右旋氯霉素几乎无药理作用；左旋多巴用于治疗帕金森病，右旋多巴无生理效应。

拓展阅读：生物体内有机酸的代谢

有机酸是指一些具有酸性的有机化合物，最常见的有机酸是羧酸及取代羧酸，重要的取代羧酸有卤代酸、酮酸和氨基酸等。这些化合物中的一部分参与动植物代谢，有些是代谢的中间产物，有些则具有显著的生物活性。生物体内主要的供能营养物为糖、脂肪、蛋白质，他们在分解代谢过程中都会产生一些有机酸，如糖代谢过程中会产生丙酮酸，如果是无氧运动，丙酮酸就会被还原成乳酸，使肌肉产生酸痛的感觉。又如当糖供能不足时，机体主要靠脂肪供能，当脂肪酸分解过多时会产生乙酰乙酸，乙酰乙酸既可还原成 β -羟基丁酸，也可以脱酸成为丙酮，故而把乙酰乙酸、β -羟基丁酸和丙酮合称为酮体。当酮体产生的量超过机体的利用时，由于乙酰乙酸和 β -羟基丁酸都是中等强度的酸，会造成机体出现酮症酸中毒。

氨基酸在代谢过程中也会产生有机酸，例如天冬氨酸可以转变成草酰乙酸，谷氨酸可以转变为 α -酮戊二酸，丙氨酸可以转变成丙酮酸。机体中这些常见的有机酸都参与了机体供能的主要途径——三羧酸循环的代谢。因此有机酸是生物体内代谢的重要中间物质。

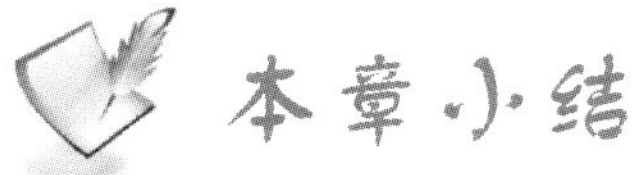

本章小结

分子中具有羧基的有机化合物叫做羧酸。羧酸烃基上的氢原子被其他原子或基团取代的产物称为取代酸。羧酸的化学性质有酸性、酯化反应、羟基取代的反应、脱羧反应等。

羟基酸是分子中同时具有羟基和羧基两种官能团的化合物，又可分为醇酸和酚酸两类。羟基酸的化学性质有酸性、氧化反应生成酮酸、加热脱水或脱羧等。

酮酸是分子中同时含有羧基和酮基的化合物。酮酸的化学性质有酸性、加氢还原、脱羧等。丙酮、β-丁酮酸和β-羟基丁酸总称为酮体。互变异构是有机分子中常见的现象，如乙酰乙酸乙酯存在酮式-烯醇式互变异构，除乙酰乙酸乙酯外，某些糖、生物碱、嘧啶、嘌呤等化合物也能产生互变异构现象。

对映异构表现在各个对映异构体对平面偏振光的作用不同。能使偏振光的振动面发生偏转的物质具旋光性，叫做旋光性物质。两个构型异构体互呈物体与其镜像关系，能对映而不能重合，故把它们叫做对映体，这种立体异构属于对映异构。对映异构体之间的关系好比人的左手与右手的关系，因此把这种分子叫做手性分子，它们具有手性。凡是手性分子都有旋光性；如果一个分子与其镜像等同，即能重合，则叫做非手性分子，非手性分子没有旋光性。一个物质的分子是否具有手性是由它的分子结构决定的，最常见的手性分子是含手性碳原子的分子。所谓手性碳原子是指连有四个不同的原子或原子团的碳原子，即不对称碳原子，这种碳原子常以星号“*”标示。为了方便起见，对映异构体的构型通常采用费歇尔投影式来表示。常采用 D/L 构型命名法或 R/S 构型命名法对对映异构体进行命名。

思　考　题

一、问答题

1. 命名或写出下列化合物结构式：

① 4-乙基-2-丙基辛酸

② 丙酮酸

③ 乙酰水杨酸

④ 草酰乙酸

⑤ $HOOC—\underset{}{\overset{CH_3}{\overset{|}{C}H}}—CH_2—CH_2—\overset{CH_3}{\overset{|}{C}H}—COOH$

⑥ $HOOC—\overset{O}{\overset{\|}{C}}—CH_2—CH_2—COOH$

⑦ $CH_3\overset{OH}{\overset{|}{C}H}CH_2COOH$

⑧ $HO—\underset{\underset{CH_2COOH}{|}}{\overset{\overset{CH_2COOH}{|}}{C}}—COOH$

2. 用简单方法区别下列各组化合物：

① 丙酸、丙醛、丙酮

② 水杨酸、乙酰水杨酸、乙酰乙酸乙酯

3. 比较下列化合物的酸性强度：丙酸、乳酸、β-羟基丙酸、苯酚

4. 完成下列化学反应：

① $CH_3-\overset{\overset{\displaystyle O}{\|}}{C}-COOH \xrightarrow{+2H}$

② $CH_3\overset{\overset{\displaystyle O}{\|}}{C}OH + CH_3CH_2OH \xrightarrow[-H_2O]{}$

③ $CH_3-\overset{\overset{\displaystyle O}{\|}}{C}-CH_2COOH \xrightarrow[-CO_2]{稀 H_2SO_4}$

④ $CH_3\underset{\underset{\displaystyle OH}{|}}{C}HCH_2COOH \xrightarrow[-H_2O]{\triangle}$

第十一章
含氮有机化合物

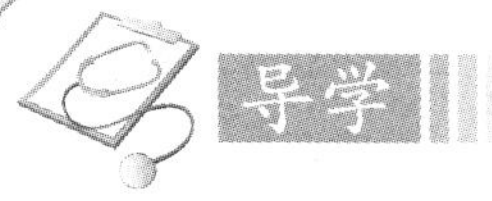

1. 掌握：胺和酰胺的结构、命名、重要化学性质。
2. 熟悉：医学上重要的胺；尿素及其化学性质。
3. 了解：其他酰胺及其衍生物。

含氮有机化合物主要是指分子中氮原子和碳原子直接相连形成的化合物，也可看成是烃分子中的一个或几个氢原子被含氮的官能团所取代的衍生物。这类化合物种类繁多，与生命活动和人类日常生活关系非常密切。

含氮杂环化合物、生物碱、氨基酸也是为数众多的含氮有机化合物之一，其中含氮杂环化合物、生物碱将在第十二章中讨论，氨基酸是蛋白质的组成单位，将在第十五章中讨论，本章主要讨论胺和酰胺。

第一节　胺

胺(amine)可以看作是氨(NH_3)分子中的氢原子被烃基取代所生成的化合物。

一、胺的分类和命名

(一) 胺的分类

根据烃基取代的数目分为伯胺、仲胺和叔胺或分别称为1°胺、2°胺、3°胺。

$R—NH_2$	$R—NH—R'$	$R—N(R')—R''$
伯胺(1°胺)	仲胺(2°胺)	叔胺(3°胺)

但要注意，这里的伯、仲、叔的含义与醇中的不同，它们分别是指氮原子上连有一个、两个或三个烃基，而与连接氨基的碳是伯、仲还是叔碳原子没有关系。

季铵化合物可看作是铵盐($NH_4^+X^-$)或氢氧化铵(NH_4OH)分子中氮原子上的四个氢原子都被烃基取代而生成的化合物，它们分别称为季铵盐和季铵碱。

$R_4N^+\ X^-$	$R_4N^+\ OH^-$
季铵盐	季铵碱

仲胺、叔胺或季铵化合物分子中的烃基可以是相同的，也可以是不同的。在这里，应注意“氨”“胺”及“铵”的含义。在表示基团(如氨基、亚氨基等)时，用“氨”；表示 NH_3 的烃基衍生物时，用“胺”；而铵盐或季铵类化合物则用“铵”。

根据 NH_3 分子中的氢原子被不同种类的烃基取代可分为脂肪胺和芳香胺。氨基与脂肪烃基相连的是脂肪胺(R—NH_2)，与芳香环直接相连的叫芳香胺(Ar—NH_2)。胺还可以根据分子中所含氨基数目的不同而分为一元胺、二元胺和多元胺。

(二) 胺的命名

胺的命名一般按照分子中烃基的名称叫做“某胺”；当胺分子中氮原子上所连的烃基不同时，则按次序规则由小到大列出；若原子上连有两个或三个相同的烃基时，则须表示出烃基的数目；氮原子上同时连有芳香烃基和脂肪烃基的仲胺和叔胺的命名，则以芳香胺为母体，脂肪烃基作为芳胺氮原子上的取代基，将名称和数目写在前面，并在取代基前冠以“N”字(每个“N”只能指示一个取代基的位置)，以表示这个脂肪烃基是连在氮原子上，而不是连在芳香环上。季铵化合物的命名与无机铵的命名相似。例如：

$CH_3—CH_2—NH_2$ 乙胺　　$C_6H_5—NH_2$ 苯胺　　$H_2N—CH_2—CH_2—NH_2$ 乙二胺

$CH_3—NH—C_2H_5$ 甲乙胺　　$CH_3—NH—CH_3$ 二甲胺　　$C_6H_5—NH—C_6H_5$ 二苯胺

$C_6H_5—NH—CH_3$ N-甲基苯胺　　$C_6H_5—N(CH_3)—C_2H_5$ N-甲基-N-乙基苯胺

$[(CH_3CH_2)_4N^+]I^-$ 碘化四乙铵　　$[(CH_3)_4N^+]OH^-$ 氢氧化四甲铵

烃基比较复杂的胺，以烃为母体，将氨基作为取代基命名。例如：

$CH_3—CH(CH_3)—CH_2—CH(NH_2)—CH_3$

4-甲基-2-氨基戊烷

二、胺的化学性质

1. 胺的碱性　胺中的氮原子和氨一样，有一对未共用电子对，能接受质子，因此胺具有碱性。

$$R—\ddot{N}H_2 + H—OH \rightleftharpoons [RNH_3]^+ + OH^-$$

在水溶液中，脂肪胺一般以仲胺的碱性最强。但是，无论伯、仲或叔胺，其碱性都比氨强。芳香胺的碱性则比氨弱。氨、甲胺、二甲胺、三甲胺和苯胺的碱性强弱次序为：

$$(CH_3)_2NH > CH_3NH_2 > (CH_3)_3N > NH_3 > C_6H_5{-}NH_2$$

影响脂肪胺碱性的因素有三个：①诱导效应：胺分子中与氮原子相连的烷基具有斥电子诱导效应，使氮上的电子云密度增加，从而增强了对质子的吸引能力，而生成的铵离子也因正电荷得到分散而比较稳定。因此，氮上烷基数增多，碱性增强。②水化作用：在水溶液中，胺的碱性还决定于与质子结合后形成的铵离子水化的难易。氮原子上所连的氢愈多，则与水形成氢键的机会就愈多，水化程度亦愈大，铵离子就更稳定，胺的碱性也就增强。③位阻效应：胺分子中的烷基愈多、愈大，则占据空间的位置就愈大，使质子不易靠近氮原子，因而胺的碱性就降低。因此，脂肪胺中伯、仲、叔胺碱性的强弱是上述三个因素共同影响的结果。

芳香胺的碱性比脂肪胺弱得多。这是因为苯胺中氮原子的未共用电子对与苯环的 π 电子相互作用，形成一个均匀的共轭体系而变得稳定，氮原子上的电子云部分地转向苯环，因此氮原子与质子的结合能力降低，故苯胺的碱性比氨弱得多。

$$C_6H_5{-}\ddot{N}H_2$$

季铵碱是有机化合物中的强碱。它们在固态时即是离子状态，例如 $(CH_3)_4N^+OH^-$ 易溶于水，其碱性与氢氧化钠或氢氧化钾相当。

胺能与许多酸作用生成盐。例如：

$$C_6H_5{-}NH_2 + HCl \longrightarrow \underset{\text{氯化苯铵}}{C_6H_5{-}\overset{+}{N}H_3Cl^-} \quad \text{（或写作}\ \underset{\text{苯胺盐酸盐或盐酸苯胺}}{C_6H_5{-}NH_2 \cdot HCl}\text{）}$$

铵盐的命名与无机铵盐相似，也可直接叫做“某胺某酸盐”或“某酸某胺”。铵盐多为结晶体，易溶于水。胺的成盐性质在医学上有实用价值，有些胺类药物在制成盐后，不但水溶性增加，而且比较稳定。例如，局部麻醉药普鲁卡因，在水中溶解度小且不稳定，常将其制成盐酸盐。

$$\underset{\text{普鲁卡因}}{H_2N{-}C_6H_4{-}COOCH_2CH_2N(C_2H_5)_2} + HCl \longrightarrow \underset{\text{盐酸普鲁卡因}}{H_2N{-}C_6H_4{-}COOCH_2CH_2N(C_2H_5)_2 \cdot HCl}$$

2. 酰化反应　伯、仲胺都能与酰化剂（如乙酰氯、乙酸酐）作用，氨基上的氢原子被酰基取代，生成酰胺，这种反应叫做胺的酰化。叔胺因氮上没有氢，故不发生酰化反应。

$$R'{-}\overset{O}{\overset{\|}{C}}{-}Cl + RNH_2 \longrightarrow R'{-}\overset{O}{\overset{\|}{C}}{-}NHR + HCl$$

$$R'{-}\overset{O}{\overset{\|}{C}}{-}Cl + R_2NH \longrightarrow R'{-}\overset{O}{\overset{\|}{C}}{-}NR_2 + HCl$$

由于叔胺不起酰化反应，故酰化反应可用来区别叔胺，并可以从伯、仲、叔胺的混合物中把叔胺分离出来。

3. 与亚硝酸反应　伯、仲、叔胺与亚硝酸反应时，产物各不相同，借此可区别三种胺。

脂肪伯胺与亚硝酸反应，放出氮气，并生成醇、烯烃等的混合物。由于此反应能定量地放出氮气，故可用于伯胺及氨基化合物的分析。芳香族伯胺与脂肪族伯胺不同，在低温和强酸存在下，与亚硝酸作用则生成芳香族重氮盐，这个反应称为重氮化反应。芳香重氮盐化学性质很活泼，是有机合成的重要中间体。

仲胺与亚硝酸作用生成 N-亚硝基胺。N-亚硝基胺为黄色的中性油状物质，不溶于水，可从溶液中分离出来。N-亚硝基胺是较强的致癌物质。亚硝酸盐和硝酸盐进入体内后可与胃酸作用生成亚硝酸，再和机体内的仲胺作用生成亚硝胺。不新鲜的蔬菜中含有硝酸盐或亚硝酸盐，某些肉类加工过程中用亚硝酸盐着色剂和防腐剂，这样的食物进入体内将成为影响健康的危险因素。

脂肪叔胺因氮上没有氢，与亚硝酸作用时只能生成不稳定的亚硝酸盐。芳香族叔胺与亚硝酸作用，发生环上取代反应，在芳香环上引入亚硝基，生成对亚硝基取代物，在酸性溶液中呈黄色。

三、重要的胺及其衍生物

1. 苯胺　苯胺是最简单也是最重要的芳香伯胺，是合成药物，染料等的重要原料。苯胺为油状液体，微溶于水，易溶于有机溶剂。苯胺有毒，能透过皮肤或吸入蒸气使人中毒。因此，接触苯胺时应加注意。

2. 胆碱　胆碱是一种季铵碱，广泛存在于生物体中，在脑组织和蛋黄中含量较多，是卵磷脂（见第十一章）的组成部分。胆碱为白色结晶，吸湿性强，易溶于水和乙醇，而不溶于乙醚和氯仿等。它在体内参与脂肪代谢，有抗脂肪肝的作用。胆碱分子中醇羟基的氢原子被乙酰基取代所生成的酯叫做乙酰胆碱，是重要的神经递质。

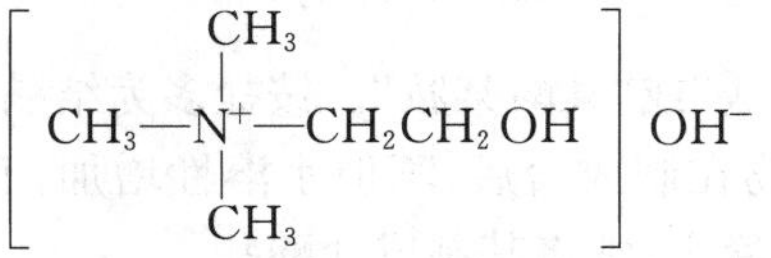

$$\left[CH_3-\overset{\displaystyle CH_3}{\underset{\displaystyle CH_3}{\overset{|}{\underset{|}{N^+}}}}-CH_2CH_2OH \right] OH^- \qquad \left[CH_3-\overset{\displaystyle CH_3}{\underset{\displaystyle CH_3}{\overset{|}{\underset{|}{N^+}}}}-CH_2CH_2-O-\overset{\displaystyle O}{\overset{\|}{C}}-CH_3 \right] OH^-$$

胆碱 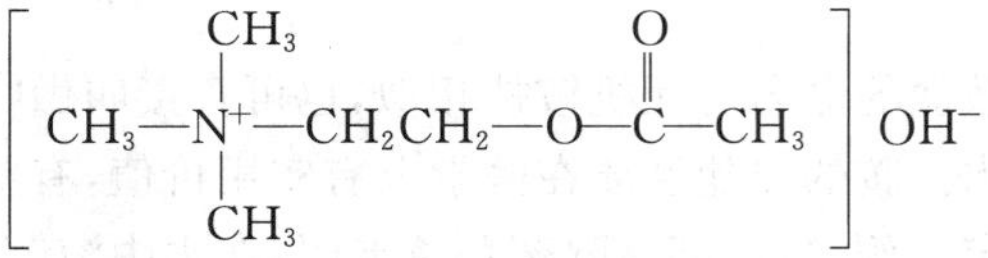　　　　乙酰胆碱

3. 儿茶酚胺类　肾上腺素、去甲肾上腺素、多巴胺因其分子结构中都有儿茶酚（苯二酚）结构，侧链上均有氨基，统称儿茶酚胺类（catecholamine）。其中去甲肾上腺素和多巴胺是重要的神经递质，肾上腺素是具有调节作用的激素。

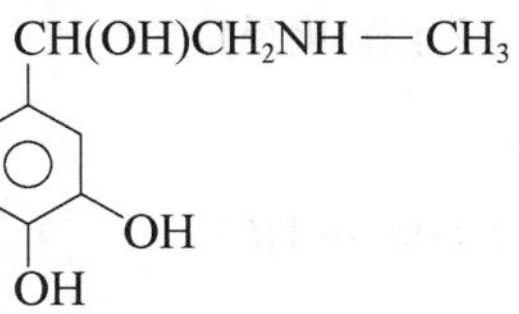

$CH(OH)CH_2NH-CH_3$ （苯环上 3-OH、4-OH）　　$CH(OH)CH_2NH_2$ （苯环上 3-OH、4-OH）　　$CH_2CH_2NH_2$ （苯环上 3-OH、4-OH）

肾上腺素 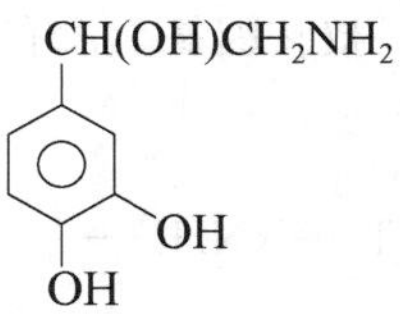　　　　去甲肾上腺素 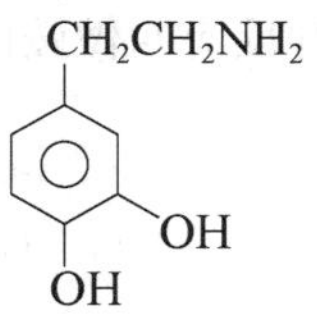　　　　多巴胺

4. 新洁尔灭　在常温下，新洁尔灭为微黄色的黏稠液，吸湿性强，易溶于水和醇，水溶液呈碱性。新洁尔灭是具有长链烷基的季铵盐，属阳离子型表面活性剂，也是消毒剂。临床上常用于皮肤、器皿及手术前的消毒。

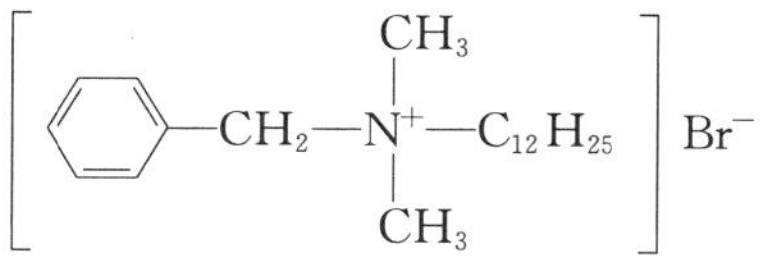

$$\left[C_6H_5-CH_2-\overset{CH_3}{\underset{CH_3}{\overset{|}{\underset{|}{N^+}}}}-C_{12}H_{25} \right] Br^-$$

新洁尔灭

第二节 酰 胺

一、酰胺的结构和命名

酰胺是羧酸的衍生物。在结构上，酰胺可看作是羧酸分子中羧基中的羟基被氨基或烃氨基（—NHR或—NR_2）取代而成的化合物；也可看作是氨或胺分子中氮原子上的氢被酰基取代而成的化合物。

酰胺的命名是根据相应的酰基名称，并在后面加上“胺”或“某胺”，称为“某酰胺”或“某酰某胺”。例如：

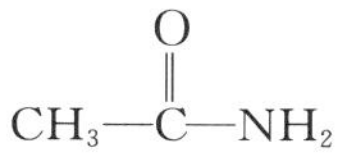

$$CH_3-\overset{O}{\overset{\|}{C}}-NH_2$$

乙酰胺

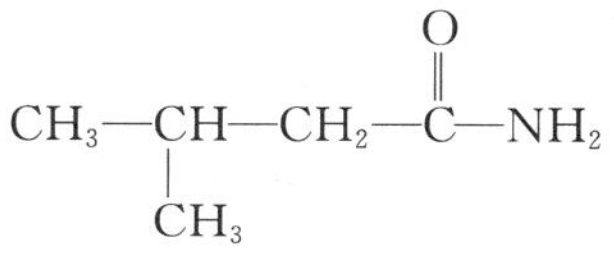

$$CH_3-\underset{CH_3}{\underset{|}{CH}}-CH_2-\overset{O}{\overset{\|}{C}}-NH_2$$

3-甲基丁酰胺

$$CH_3-\overset{O}{\overset{\|}{C}}-NH-C_6H_5$$

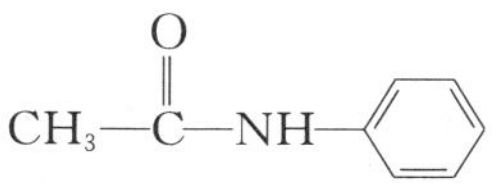

乙酰苯胺

当酰胺中氮上连有烃基时，可将烃基的名称写在酰基名称的前面，并在烃基名称前加上“*N*-”，表示该烃基是与氮原子相连的。例如：

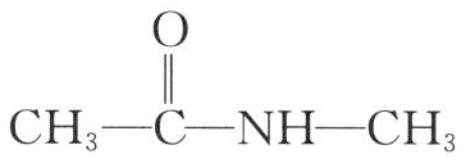

$$CH_3-\overset{O}{\overset{\|}{C}}-NH-CH_3$$

N-甲基乙酰胺

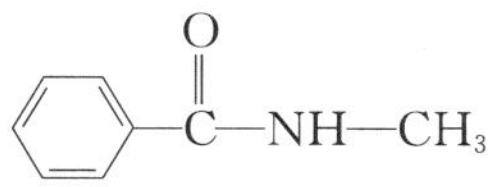

$$C_6H_5-\overset{O}{\overset{\|}{C}}-NH-CH_3$$

N-甲基苯甲酰胺

$$H-\overset{O}{\overset{\|}{C}}-N(CH_3)_2$$

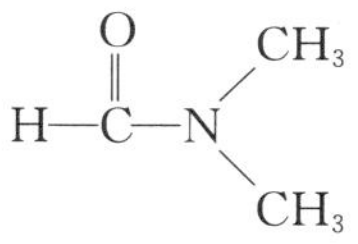

N,*N*-二甲基甲酰胺

二、酰胺的化学性质

1. 酸碱性　酰胺一般是近中性的化合物。酰胺分子中虽有氨基或烃氨基，但其碱性比氨或胺要弱得多。这是由于分子中氨基氮上的未共用电子对与羰基的 π 电子形成共轭体系，使氮上的电子云密度降低，因而接受质子的能力减弱。这时 C—N 键出现一定程度的双键性质。

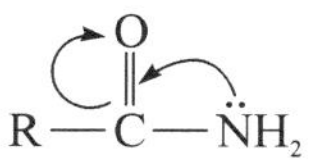

$$R-\overset{O}{\overset{\|}{C}}-\ddot{N}H_2$$

2. 水解　酰胺在通常情况下较难水解。在酸或碱的存在下加热时，则可加速反应，但比羧酸酯的水解慢得多。

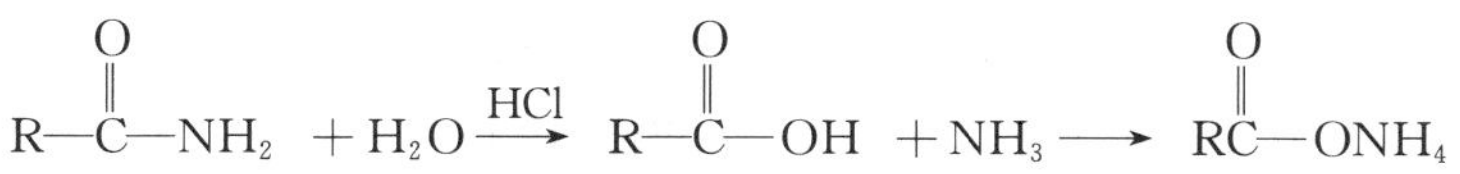

$$R-\overset{O}{\overset{\|}{C}}-NH_2 + H_2O \xrightarrow{HCl} R-\overset{O}{\overset{\|}{C}}-OH + NH_3 \longrightarrow R\overset{O}{\overset{\|}{C}}-ONH_4$$

$$R-\overset{O}{\overset{\|}{C}}-NH_2 + H_2O \xrightarrow{NaOH} R-\overset{O}{\overset{\|}{C}}-ONa + NH_3\uparrow$$

3. *与亚硝酸反应* 酰胺与亚硝酸作用生成相应的羧酸,并放出氮气。

$$R-\overset{O}{\overset{\|}{C}}-NH_2 + HONO \longrightarrow R-\overset{O}{\overset{\|}{C}}-OH + N_2\uparrow + H_2O$$

三、重要的酰胺及其衍生物

1. *尿素* 从结构组成上看,碳酸分子的两个羟基(—OH)被两个氨基($-NH_2$)取代而成为二酰胺,称为尿素,简称脲。尿素为无色晶体,易溶于水和乙醇,难溶于乙醚。

$$H_2N-\overset{O}{\overset{\|}{C}}-NH_2$$

在人体内,尿素是蛋白质、氨基酸分解产生的氨在肝内的解毒产物。当肝功能障碍,尿素生成受阻,血氨大大增高,进入脑组织易引起肝性脑病。尿素具有酰胺的结构,有酰胺的一般化学性质。但因两个氨基连在一个羰基上,所以它又表现出某些特殊的性质。

(1) 弱碱性:尿素分子中有两个氨基,其中一个氨基可与强酸成盐,故呈弱碱性。

$$H_2N-\overset{O}{\overset{\|}{C}}-NH_2 + HNO_3 \longrightarrow \underset{\text{硝酸尿素}}{H_2N-\overset{O}{\overset{\|}{C}}-NH_2 \cdot HNO_3}\downarrow$$

尿素的硝酸盐、草酸盐均难溶于水而易结晶。利用这种性质,可从尿液中提取尿素。

(2) 水解反应:尿素是酰胺类化合物,在酸、碱或尿素酶的作用下很易水解。

$$H_2N-\overset{O}{\overset{\|}{C}}-NH_2 \begin{cases} \xrightarrow[\triangle]{H_2O,\ HCl} CO_2\uparrow + 2NH_4Cl \\ \xrightarrow[\triangle]{NaOH} 2NH_3\uparrow + Na_2CO_3 \\ \xrightarrow[\text{尿素酶}]{H_2O} 2NH_3\uparrow + CO_2\uparrow \end{cases}$$

(3) 缩二脲的生成及缩二脲反应:若将尿素加热到稍高于它的熔点时,则发生双分子缩合,两分子尿素脱去一分子氨而生成缩二脲。

$$H_2N-\overset{O}{\overset{\|}{C}}-NH_2 + H_2N-\overset{O}{\overset{\|}{C}}-NH_2 \xrightarrow{150\sim160\ ℃} \underset{\text{缩二脲}}{H_2N-\overset{O}{\overset{\|}{C}}-NH-\overset{O}{\overset{\|}{C}}-NH_2} + NH_3\uparrow$$

$$H_2N-\overset{O}{\overset{\|}{C}}-NH-\overset{O}{\overset{\|}{C}}-NH_2 \xrightarrow[\text{碱性}]{CuSO_4} \text{紫红色(缩二脲反应)}$$

缩二脲是无色针状晶体,难溶于水,能溶于碱液中。它在碱性溶液中与少量的硫酸铜($CuSO_4$)溶液作用,呈现紫红色,这个颜色反应叫做**缩二脲(双缩脲)反应**。凡分子中含有两个或两个以上酰胺键(—CO—NH—,肽键)的化合物如多肽、蛋白质等都能发生这种颜色反应。该有色溶液在

540 nm处有最大吸收峰，因此双缩脲反应可用于蛋白质的定性与定量分析。

尿素与丙二酰氯反应生成的丙二酰脲，是无色晶体，微溶于水。丙二酰脲可发生酮式-烯醇式互变异构，其烯醇式呈酸性，被称为巴比妥酸。巴比妥酸本身没有药理作用，但它的C-5亚甲基上的两个氢原子都被烃基取代(5,5-二取代)后所得许多取代物，却是一类重要的镇静催眠药，总称为巴比妥类药物。其通式为：

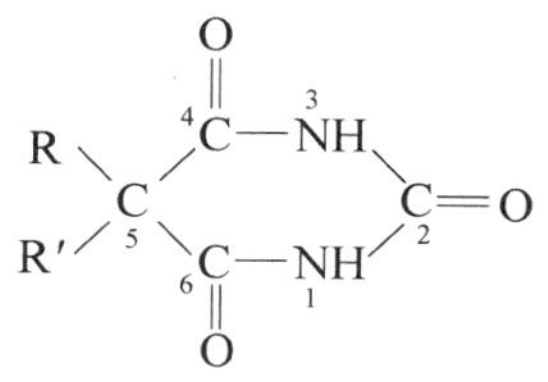

2. 胍　从结构组成上看，尿素分子的一个氧被一个亚氨基(═NH)取代而成为胍，胍具有强碱性。胍分子去掉一个氢后剩余的部分称为胍基。

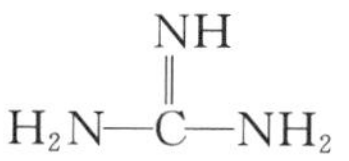

胍 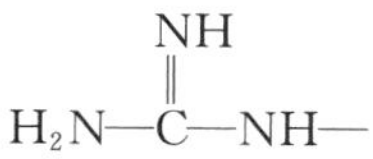　　胍基 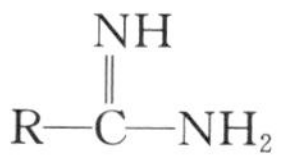　　脒

磷酸肌酸是人体内的能量储存形式，其分子中含有胍基。因此，磷酸肌酸可看作为是胍的衍生物。精氨酸是肝脏解除氨毒代谢过程中的重要中间物，其分子中也含有胍基。胍分子中的一个氨基被烃基取代形成的化合物称为脒，许多药物中含有该结构。

3. 磺胺　磺胺类药物的基本结构是对氨基苯磺酰胺，简称磺胺。磺胺类药物能抑制多种细菌，如链球菌、葡萄球菌、肺炎球菌、脑膜炎球菌、痢疾杆菌等的生长和繁殖，因此常用以治疗由上述细菌所引起的疾病。磺胺类药物种类很多，其差别主要是由于磺胺分子1位N上的氢原子被其他不同基团取代，显示出不同的抗菌强度。

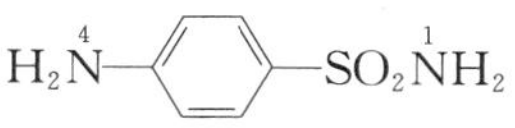

对氨基苯磺酰胺(磺胺,SN) 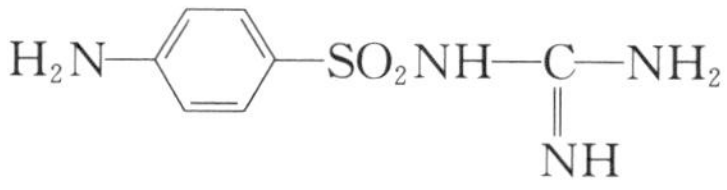　　磺胺脒(SG) 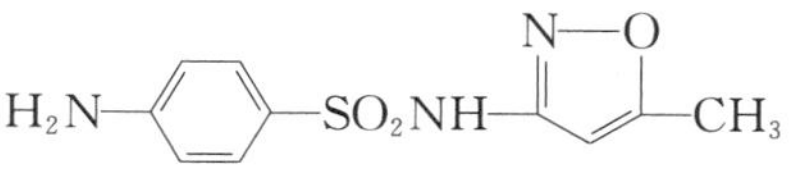　　磺胺甲基异恶唑(SMZ)

拓展阅读：紫外——可见光谱在化学中的应用

化学样品尤其是生化样品往往具有两个特点：①待测物质多处于溶液状态；②待测物质与其他物质处于混合状态。为了简便、快速、准确的对待测样品进行定量分析，工作实践中常采用分光光度技术进行测量。分光光度法最常使用的检测波谱范围是紫外——可见光光谱。

当光线通过溶液介质时，其一部分能量被吸收，一部分被透过，所以光线射出溶液介质之后，光的强度(I)会变弱。我们将 $I_{透出}/I_{入射}$ 记为透光度或透光率(Transmittance, T)，实验测定表明透光度与浓度之间呈反指数关系。由于对定量分析的计算很不方便，故引入吸光度 A(Absorbance, A)或光密度，有 $A=-\mathrm{Lg}T$，使浓度与吸光度呈现直线关系。

Lambert 和 Beer 研究发现，当一束单色光照射物质溶液时，其吸光度与溶液浓度(c)和液层厚度(l)的乘积成正比，即 $A=k\times c\times l$(Lambert-Beer 定律)。该定律只在如下条件下成立：①入射光为单色光；②只限于稀溶液，浓度＜0.01 mmol/L；③吸收池表面清洁透明，溶液对光只有吸收，而无反射、折射、散射。

根据 Lambert-Beer 定律，当已知标准样品浓度后，可通过测量已知标准样品及未知样品的吸光度计算出未知样品浓度。

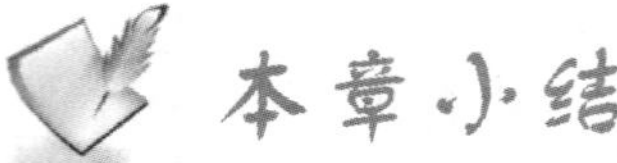

含氮有机合物主要指分子中氮原子和碳原子直接相连形成的化合物，胺和酰胺是其中与医学关系密切的两大类化合物。

胺可按照取烃基取代的数目分为伯胺、仲胺和叔胺或分别称为 1°胺、2°胺、3°胺；也可根据 NH_3 分子中的氢原子被不同种类的烃基取代而分为脂肪胺和芳香胺；另外也可根据含氨基数目的不同而分为一元胺、二元胺和多元胺。胺具有碱性，影响脂肪胺碱性的因素有诱导效应、水化作用、位阻效应。其中季铵碱是有机化合物中的强碱，其碱性与氢氧化钠或氢氧化钾相当。伯、仲胺能与酰化剂发生酰化反应生成酰胺；另外，伯、仲、叔胺与亚硝酸反应时，产物各不相同，借此可区别三种胺。苯胺、胆碱和儿茶酚胺类是与医药关系密切的胺类及其衍生物。

酰胺是羧酸的衍生物，分子中虽有氨基或烃氨基，但其碱性比氨或胺要弱得多，一般近中性。酰胺通常在酸或碱的存在下加热时可发生水解反应，可与亚硝酸作用生成相应的羧酸，并放出氮气。生物体含氮化合物代谢产生的尿素以及胍、脒、磺胺类药物都是酰胺的衍生物。

思　考　题

一、问答题

1. 命名或写出下列化合物结构式：

① $CH_3—CH_2—NH_2$

② $H_2N—CH_2—CH_2—NH_2$

③ $C_6H_5—NH—CH_3$

④ 二乙胺

⑤ 苯甲胺

⑥ *N*-乙基乙酰胺

2. 写出下列反应的主要产物：

① $C_6H_5—NH_2 + HCl \longrightarrow$

② $HOOC—CH(NH_2)—CH_2—CH_2—CONH_2 \xrightarrow[\text{酶}]{H_2O}$

（结构式竖排：$CONH_2$—CH_2—CH_2—$CHNH_2$—$COOH$）

③ $H_2N-\overset{\overset{O}{\|}}{C}-NH_2 + H_2N-\overset{\overset{O}{\|}}{C}-NH_2 \xrightarrow{150 \sim 160\ ^\circ C}$

3. 将下列化合物按其碱性强弱排列成序：甲胺、乙酰胺、苯胺、氨、二甲胺、三甲胺、氢氧化四甲铵。

4. 为什么常将一些胺类药物制成盐使用？

第十二章

杂环化合物与生物碱

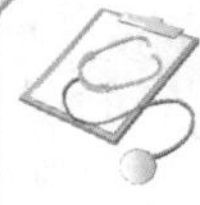

导学

1. 掌握：杂环化合物的分类与命名。
2. 熟悉：嘧啶、嘌呤及其衍生物的结构。
3. 了解：其他杂环化合物以及生物碱的结构。

在环状有机化合物中，组成环的原子除碳原子外，还有其他非碳原子，这类化合物称为**杂环化合物**。组成杂环化合物的非碳原子叫做杂原子，常见的杂原子有氮、氧、硫等。有些含有杂原子的环状有机化合物如内酯、交酯和环状酸酐等，虽然符合上述定义，但由于它们与相应的开链化合物性质相似，又容易开环变成开链化合物，所以通常不包括在杂环化合物之内。

杂环化合物在自然界中分布广泛，用途较多，许多重要的物质如叶绿素、血红素、核酸以及临床应用的一些具有显著疗效的天然药物和合成药物等，都含有杂环结构；生物碱是中草药的有效成分，绝大多数是含氮的杂环化合物。

第一节　杂环化合物

一、杂环化合物的分类

杂环化合物按照有无芳香性分为非芳香性杂环和芳香性杂环两大类。所谓芳香性杂环是指保留了芳香结构即 6π 电子闭合共轭体系的杂环，这类化合物比较稳定，不易开环，而且它们的结构和反应活性与苯有相似之处。

杂环化合物按照杂环的骨架分为单杂环和稠杂环。单杂环又按环的大小分为五元杂环和六元杂环；稠杂环按其稠合环形式分为苯稠杂环和稠杂环（见表 12－1）。

表 12－1　常见杂环化合物的结构和名称

分类		化学结构和名称					
单杂环	五元杂环	呋喃 furan	噻吩 thiophene	吡咯 pyrrole	噻唑 thiazole	吡唑 pyrazole	咪唑 imidazole

（续表）

分类		化学结构和名称
单杂环	六元杂环	吡啶 pyridine；吡喃 pyran；嘧啶 pyrimidine；吡嗪 pyrazine
稠杂环	苯稠杂环	喹啉 quinoline；异喹啉 isoquinoline；吲哚 indole
	稠杂环	嘌呤 purine；喋啶 pteridine

二、杂环化合物的命名

杂环化合物的命名主要采用外文译音法，把杂环化合物的英文名称的汉语译音加“口”字旁表示。例如：

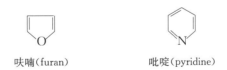

呋喃（furan）　　吡啶（pyridine）

外文译音法是根据国际通用名称译音的，使用方便，缺点是名称和结构之间没有任何联系。另外一种命名方法是将杂环化合物视为相应碳环化合物的衍生物进行命名。如将吡啶视为苯环中碳被氮取代后的产物，命名为“氮杂苯”。该命名方法能够体现名称和结构之间的联系，但是往往名称较长，故并不常用。习惯上还是采用外文音译法。

杂环化合物的环上原子编号，除个别稠杂环如异喹啉外，一般从杂原子开始。一般采用如下原则：①环上只有一个杂原子时，杂原子的编号为 1。有时也可以希腊字母 α、β、γ 等编号，邻近杂原子的碳原子为 α 位，其次为 β 位，再次为 γ 位。②环上有两个或两个以上相同杂原子时，应从连接有氢或取代基的杂原子开始编号，并使这些杂原子所在位次的数字之和为最小。③环上有不同杂原子时，则按氧、硫、氮为序编号。④当杂环上连有—R，—X，—OH，—NH_2 等取代基时，以杂环为母体，标明取代基位次；如果连有—CHO，—COOH，—SO_3H 等时，则把杂环作为取代基。例如：

γ-甲基吡啶（4-甲基吡啶）　　α-呋喃甲醛（2-呋喃甲醛）　　β-吲哚乙酸（3-吲哚乙酸）

4-甲基咪唑　　5-乙基噻唑

有些杂环化合物的编号不符合上述规定，如嘌呤等（见表 12-1）。

三、杂环化合物的结构

五元杂环化合物呋喃、噻吩、吡咯的结构和苯相类似。构成环的四个碳原子和杂原子（N，S，O）均为 sp^2 杂化状态，它们以 σ 键相连形成一个环平面。每个碳原子余下的一个 p 轨道有一个电子，杂原子（N，S，O）的 p 轨道上有一对未共用电子对。这五个 p 轨道都垂直于五元环的平面，相互平行重叠，构成一个闭合共轭体系，即组成杂环的原子都在同一平面内，而 p 电子云则分布在环平面的上下方。

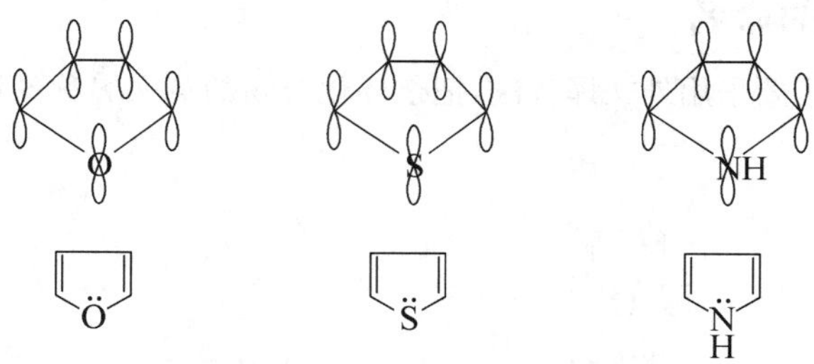

由于呋喃、噻吩、吡咯的结构和苯结构相似，因此都具有一定的芳香性，即不易氧化，不易进行加成反应，而易起亲电取代反应。由于共轭体系中的 6 个 π 电子分散在 5 个原子上，使整个环的 π 电子云密度较苯大，比苯容易发生亲电取代。同时，α 位上的电子云密度较 β 位大，因而亲电取代反应一般发生在此位置上，如果 α 位已有取代基，则发生在 β 位。

与苯比较，五元杂环的芳香稳定性不如苯环，电子云密度分布也不完全平均化。由于杂原子电负性大小不同（O＞N＞S），电子云离域有差异，所以它们的芳香性强弱有差异，环的稳定性也不同。

六元杂环的结构可以吡啶为例来说明。吡啶在结构上可看作是苯环中的—CH═被—N═取代而成。5 个碳原子和一个氮原子都是 sp^2 杂化状态，处于同一平面上，相互以 σ 键连接成环状结构。每一个原子各有一个电子在 p 轨道上，p 轨道与环平面垂直，彼此“肩并肩”重叠形成一个包括 6 个原子在内的、与苯相似的闭合共轭体系。氮原子上的一对未共用电子对，占据在 sp^2 杂化轨道上，它与环共平面，因而不参与环的共轭体系，不是 6 电子大 π 键体系的组成部分，而是以未共用电子对形式存在。由于氮原子的电负性大于碳，具有吸电子诱导效应，使吡啶环比苯不易发生亲电取代。

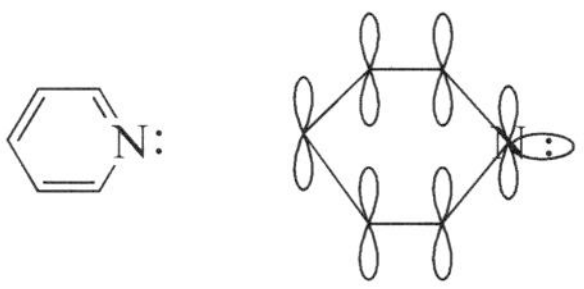

四、重要的杂环化合物及其衍生物

1. 吡咯、咪唑及其衍生物　吡咯存在于煤焦油和骨焦油中，为无色液体。吡咯的衍生物广泛分布于自然界，叶绿素、血红素、维生素 B_{12} 及许多生物碱中都含有吡咯环。

四个吡咯环的 α 碳原子通过四个次甲基（—CH ═）交替连接构成的大环叫卟吩环。卟吩的成环原子都在同一平面上，是一个复杂的共轭体系。卟吩本身在自然界中不存在，它的取代物称为卟啉类化合物，广泛存在。卟吩能以共价键和配位键与某些金属离子结合，如血红素的分子结构中结合的是亚铁离子。血红素再与蛋白质结合成为血红蛋白，存在于哺乳动物的红细胞中，是运输氧气的载体蛋白。

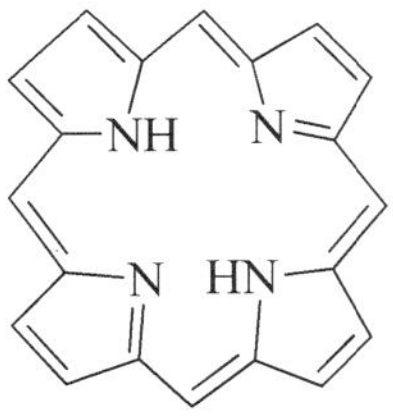

卟吩 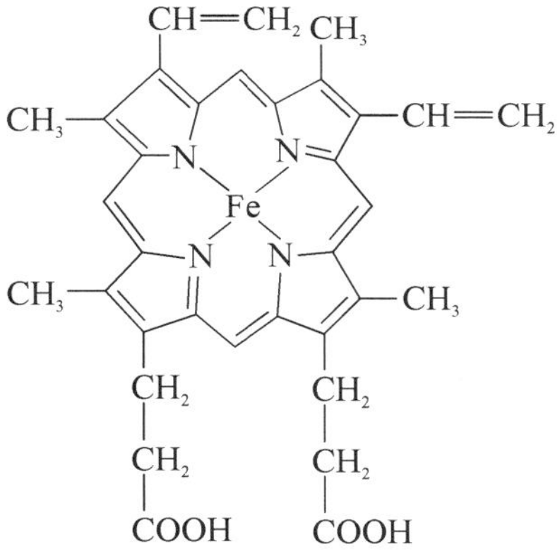　　　　血红素

咪唑的衍生物广泛存在于自然界，如组氨酸、组胺等。组氨酸是构成蛋白质的标准氨基酸，在体内可脱羧变成组胺。组胺有扩张血管、使毛细血管通透性增高和支气管平滑肌收缩的作用。

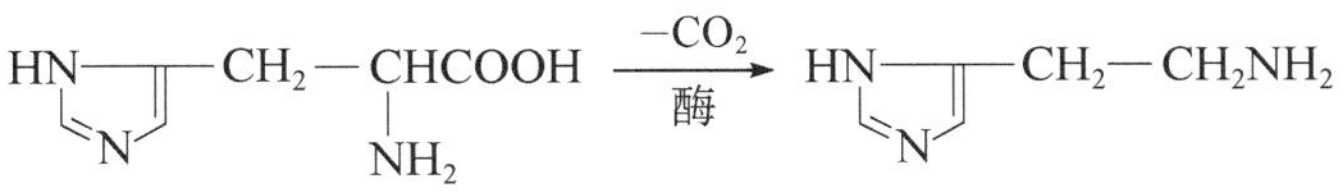

组氨酸　　　　组胺

2. 吡啶的重要衍生物　吡啶的重要衍生物有烟酸、烟酰胺、异烟肼等。

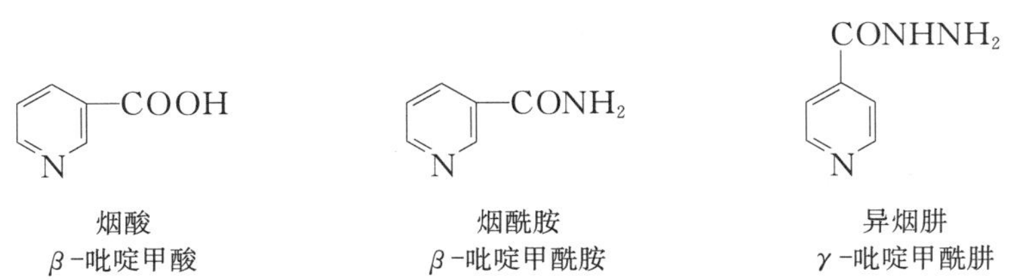

烟酸　β-吡啶甲酸　　烟酰胺　β-吡啶甲酰胺　　异烟肼　γ-吡啶甲酰肼

烟酸和烟酰胺是B族维生素中维生素PP的组成成分，体内缺乏时易引起癞皮病、腹泻、痴呆等疾病。癞皮病的主要症状是在皮肤裸露部位出现对称性皮炎。此外，烟酸还具有扩张血管及降低血胆固醇的作用。异烟肼又叫雷米封(Rimifon)，为无色晶体或粉末，异烟肼具有较强的抗结核作用，是临床常用的治疗结核病的药物。

3. 嘧啶及其衍生物　嘧啶是含有两个氮原子的六元杂环化合物。它是无色固体，易溶于水，具有弱碱性。嘧啶可以单独存在，也可与其他环稠合而存在于维生素、生物碱或蛋白质中。许多合成的药物如巴比妥类药物、磺胺嘧啶等，都含有嘧啶环。

嘧啶的衍生物如胞嘧啶，尿嘧啶和胸腺嘧啶是核苷酸的组成成分(见第十六章)。

4. 嘌呤及其衍生物　嘌呤是咪唑环和嘧啶环稠合而成的稠杂环。嘌呤本身在自然界并不存在，但它的衍生物分布广泛，而且是很多生物体内重要物质的组成成分，如腺嘌呤、鸟嘌呤等都是核苷酸的组成成分(见第十六章)。

次黄嘌呤、黄嘌呤和尿酸是腺嘌呤和鸟嘌呤在体内的代谢产物，存在于哺乳动物的尿和血中。其中尿酸为无色晶体，难溶于水，有弱酸性，当血中的尿酸含量过高时，容易沉积在关节等处，导致痛风症。

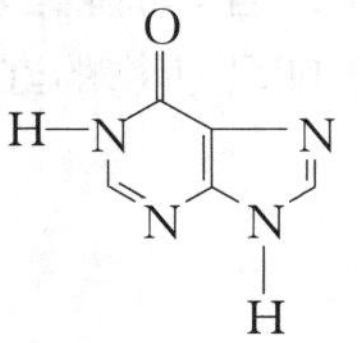

次黄嘌呤 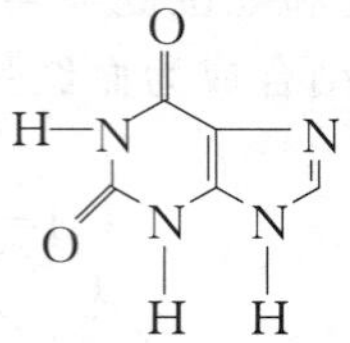　　黄嘌呤 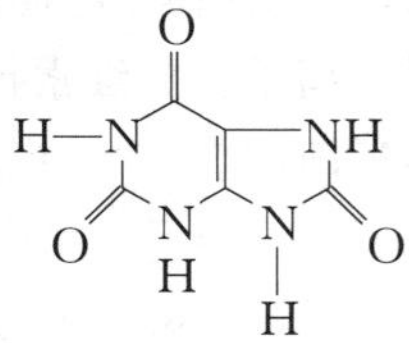　　尿酸

许多嘧啶、嘌呤及其衍生物存在酮式-烯醇式互变异构现象。例如：

尿嘧啶

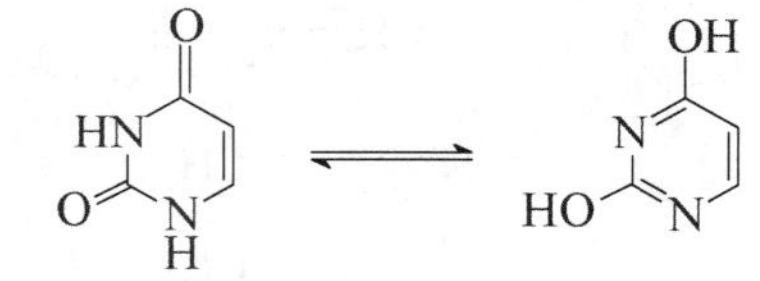

黄嘌呤

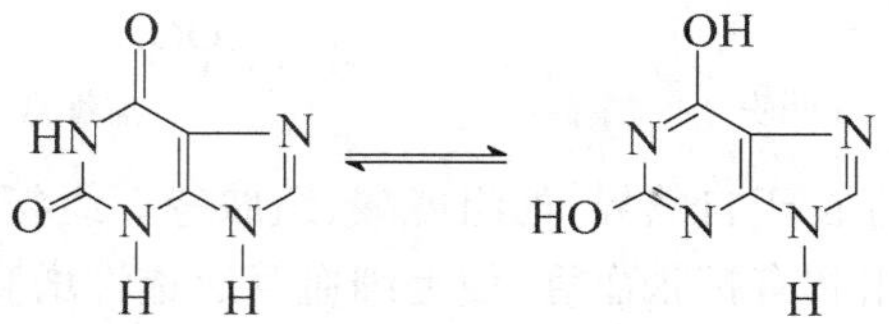

第二节　生　物　碱

生物碱是一类存在于生物(主要是植物)体内、对人和动物有强烈生理作用的含氮碱性有机化合物。生物碱多属于仲胺、叔胺或季铵类，少数为伯胺类。它们的结构中常有含氮杂环。生物碱往往是很多中草药的有效成分，例如麻黄中的平喘成分麻黄碱、黄连中的抗菌消炎成分小檗碱(黄连素)和长春花中的抗癌成分长春新碱等。

一、生物碱的化学性质

1. 碱性　大多数生物碱具有碱性，这是由于它们的分子结构中都含有氮原子，而氮原子上又有一对未共用电子对，对质子有一定吸引力，所以呈碱性。

2. 沉淀反应　沉淀反应是指生物碱或生物碱的盐类水溶液，可与某些试剂反应生成不溶性沉淀，这类试剂称为生物碱沉淀剂。此种沉淀反应可用以鉴定或分离生物碱，常用的生物碱沉淀剂有碘化汞钾试剂、碘化铋钾试剂、鞣酸试剂、苦味酸试剂以及三氯乙酸等。

3. 显色反应　生物碱与一些试剂反应，呈现各种颜色，可用于鉴别生物碱。例如，钒酸铵的浓硫酸溶液与吗啡反应时显棕色、与可待因反应显蓝色、与莨菪碱反应则显红色。

二、重要的生物碱

1. 烟碱　烟草中含十余种生物碱，主要是烟碱，含 2%～8%。烟碱又名尼古丁，属吡啶衍生物类生物碱。

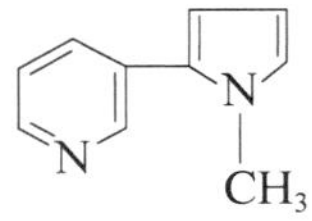

烟碱有剧毒，少量对中枢神经有兴奋作用，能升高血压，大量则抑制中枢神经系统，使心脏麻痹以至死亡。几毫克的烟碱就能引起头痛、呕吐、意识模糊等中毒症状。吸烟过多的人会逐渐引起慢性中毒。

2. 莨菪碱和阿托品　莨菪碱和阿托品属莨菪烷衍生物类生物碱。莨菪碱是由莨菪酸和莨菪醇缩合形成的酯，莨菪醇是由四氢吡咯环和六氢吡啶环稠合而成的双环结构。

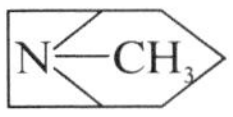

莨菪烷 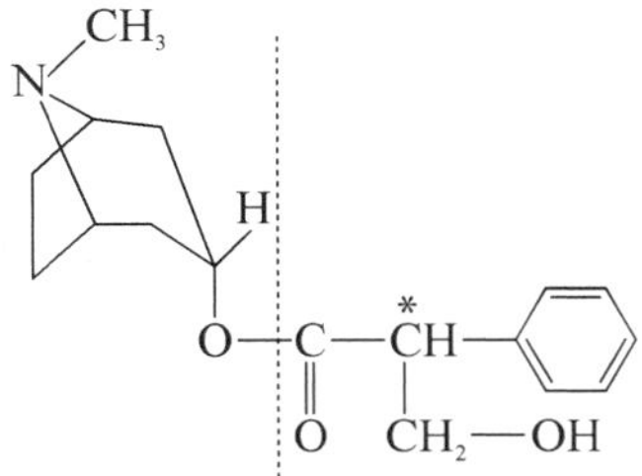　　莨菪醇部分　莨菪酸部分

莨菪碱是左旋体，由于莨菪酸结构中的手性碳原子上的氢与羰基相邻，是 α 活泼氢，容易发生酮式-烯醇式互变异构而外消旋。当莨菪碱在碱性条件下或受热时均可发生消旋作用，变成消旋的莨菪碱，即阿托品。阿托品因可阻断 M 胆碱受体，医疗上常用其作抗胆碱药。抑制腺体分泌，以唾液腺和汗腺最敏感，并能扩散瞳孔；由于其可抑制平滑肌强烈痉挛，可用于缓解胃和十二指肠溃疡病等引发的胃肠绞痛症状；也可用作有机磷、锑剂中毒的解毒剂。

3. 吗啡和可待因　罂粟科植物鸦片中含有 20 多种生物碱，其中比较重要的有吗啡、可待因等。这两种生物碱属于异喹啉衍生物类，可看作为六氢吡啶环（哌啶环）与菲环相稠合而成的基本结构。

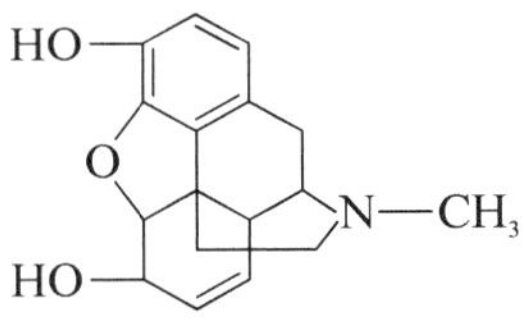

吗啡 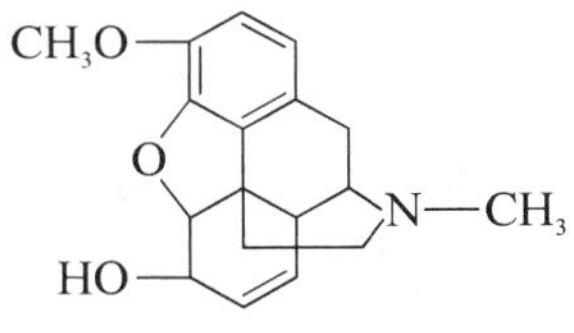　　可待因 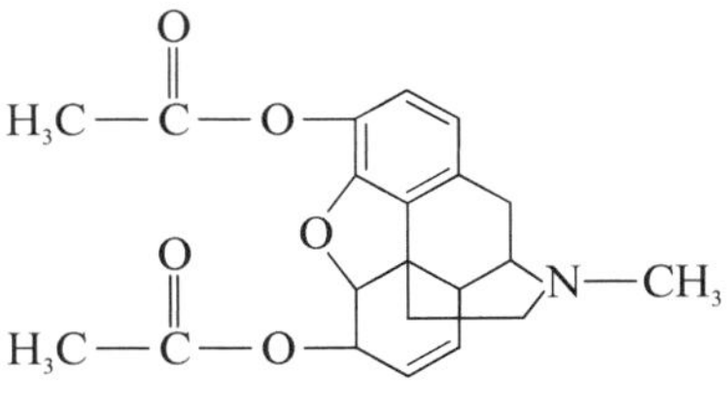　　海洛因

吗啡对中枢神经有麻醉作用，有极快的镇痛效力，但易成瘾，不宜常用。可待因是吗啡的甲基醚，可待因与吗啡有相似的生理作用，可用以镇痛，但可待因主要用作镇咳剂。麻醉剂海洛因是吗啡的二乙酰基衍生物，即二乙酰基吗啡。海洛因镇痛作用较大，并产生欣快和幸福的虚假感觉，但毒性和成瘾性极大，过量能致死，因此被列入禁止制造和出售的毒品。

4. *麻黄碱*　麻黄碱是存在于中药麻黄中的一种主要生物碱，又叫麻黄素。一般常用的麻黄碱系指左旋麻黄碱，它与右旋的伪麻黄碱互为旋光异构体。它们在苯环的侧链上都有两个手性碳原子，理论上应有四个旋光异构体，但在中药麻黄植物中只存在(－)-麻黄碱和(＋)-伪麻黄碱两种，并且两者是非对映异构体。

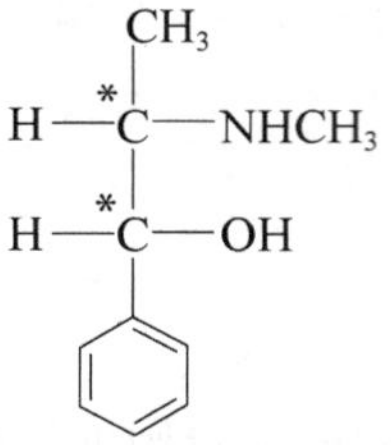

(－)-麻黄碱 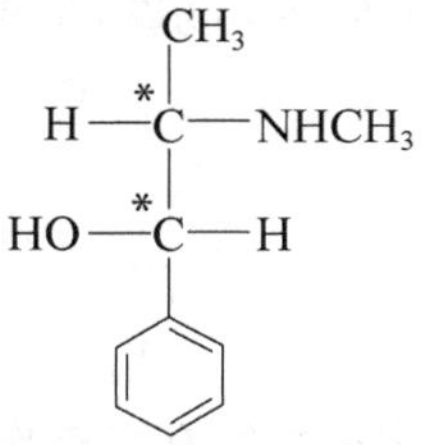　　(＋)-伪麻黄碱

麻黄碱和伪麻黄碱都是仲胺类生物碱，无含氮杂环，因此它们的性质与一般生物碱不尽相同，与一般的生物碱沉淀剂也不易发生沉淀。(－)-麻黄碱具有兴奋中枢神经、升高血压、扩大支气管、收缩鼻黏膜及止咳作用，也有散瞳作用，临床上常用盐酸麻黄碱(即盐酸麻黄素)治疗哮喘。

5. *小檗碱*　小檗碱又名黄连素，存在于小檗属植物黄柏、黄连和三颗针中，它属于异喹啉衍生物类生物碱，是一种季铵化合物。

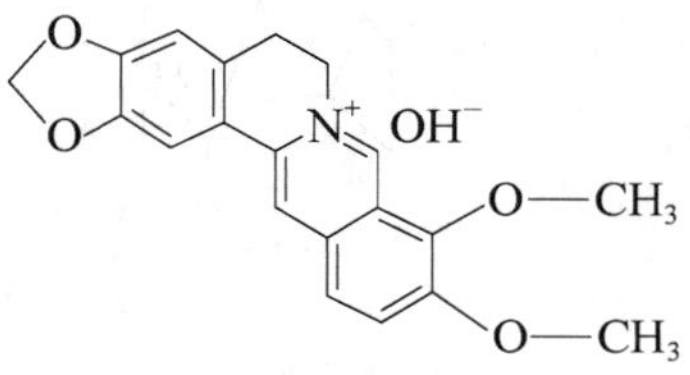

小檗碱(黄连素)

黄连素具有较强的抗菌作用，在临床上常用盐酸黄连素治疗菌痢、胃肠炎等疾病。

6. *长春新碱*　长春新碱又名醛基长春碱，存在于夹竹桃科植物长春花中，属于双聚吲哚类生物碱。

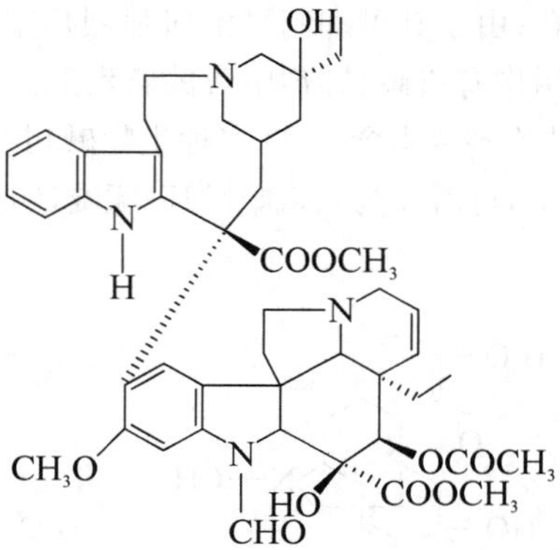

长春新碱

长春新碱对白血病、癌症均有治疗效果，且毒性较低。

拓展阅读：周环反应

有机化学反应从机制上主要有离子型反应、自由基型反应和周环反应。离子型反应和自由基型反应在反应过程中都生成稳定或不稳定的中间体。周环反应在反应过程中没有中间体的生成，是在光照或加热的条件下，经由环状过渡态进行的协同反应。例如我们所熟知的双烯加成反应。在双烯加成反应中，旧键的断裂和新键的生成是同时发生的（协同反应），也就是由此涉及的电子重排同时进行，形成四或六中心环的过渡态，这种协同反应就是周环反应。周环反应在加热或光照条件下进行，不被酸碱所催化，不受溶剂极性及引发剂的影响，具有高度的立体专一性。

周环反应主要分为电环化反应、环加成反应和迁移反应三种类型。

1. *电环化反应*　电环化反应是指在光或热的作用下，线性共轭多烯烃通过共轭链端分子内协同环化或环形烯烃协同开环生成共轭多烯烃的反应。例如：

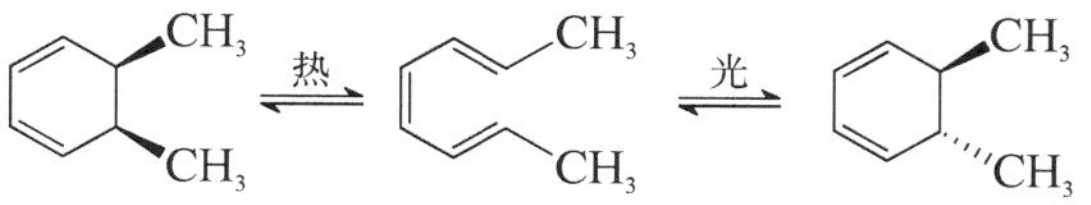

由以上反应可见，线性共轭多烯烃可通过加热和光照发生电环化反应，反应具有立体专一性，而且这种立体专一性与反应条件密切相关，即加热和光照两种条件下得到的往往是相反的立体构型。

2. *环加成反应*　环加成反应是指在光和热的条件下，两个独立的 π 电子体系彼此加成，通过 π 键断裂的同时生成两个新的 σ 键及一个 π 键生成环状化合物的反应。例如：

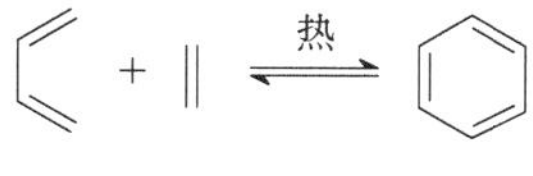

3. *σ 迁移反应*　σ 迁移反应是指在光和热的条件下，一个 π 电子体系中的原子或原子团带着它的 σ 键从一端迁移到另一端，并伴随着 π 键移位反应。该反应中底物总的 π 键和 σ 键数目保持不变。例如：

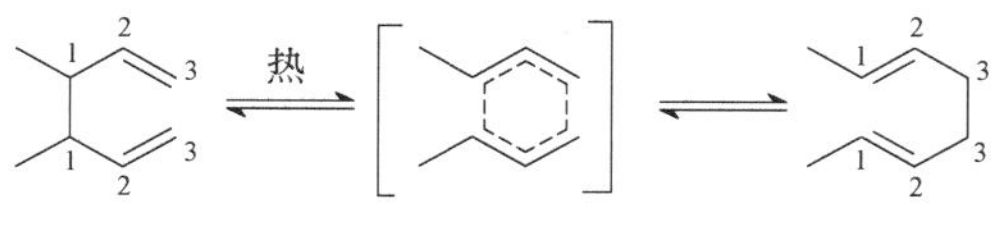

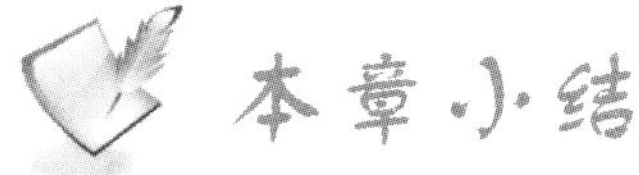

在环状有机化合物中，组成环的原子除碳原子外，还有其他非碳原子，这类化合物称为杂环化合物。杂环化合物按照有无芳香性分为非芳香性杂环和芳香性杂环；按照杂环的骨架分为单杂环和稠杂环。单杂环又按环的大小分为五元杂环和六元杂环；稠杂环按其稠合环形式分为苯稠杂环和稠杂环。除个别稠杂环如异喹啉外，杂环化合物的环上原子一般从杂原子开始编号，遵循一定的原则进行化学命名。常见的杂环化合物有吡咯、咪唑、吡啶、嘧

啶、嘌呤等及其衍生物。杂环化合物的衍生物广泛分布于自然界，叶绿素、血红素、维生素B_{12}及许多生物碱中都含有吡咯环；组氨酸、组胺结构中含有咪唑环；B族维生素烟酸和烟酰胺以及抗结核药物异烟肼结构中含有吡啶环；嘧啶的衍生物如胞嘧啶，尿嘧啶、胸腺嘧啶以及嘌呤的衍生物腺嘌呤、鸟嘌呤等是核苷酸的组成成分。

生物碱是一类存在于生物体内、对人和动物有强烈生理作用的含氮碱性有机化合物。它们的结构中常有含氮杂环。大多数生物碱呈碱性，具有沉淀反应和显色反应等化学性质。烟碱、莨菪碱、阿托品、吗啡、可待因、麻黄碱、小檗碱以及长春新碱都是常见的生物碱，具有各种明显的生物学活性。

思 考 题

一、名词解释

1. 杂环化合物　　2. 生物碱

二、问答题

1. 简述杂环化合物的分类。
2. 命名下列化合物：

① （结构式：吡啶环3-位连有CH_3）

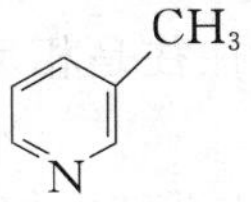

② （结构式：H_3C—咪唑环，N—H）

③ （结构式：噻唑环连有C_2H_5）

④ （结构式：嘧啶环）

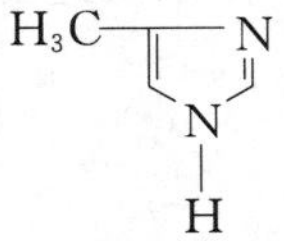

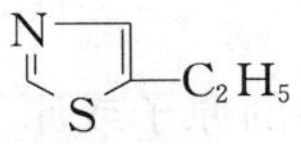

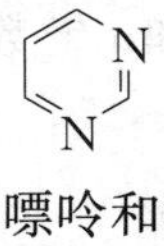

3. 嘌呤和嘧啶的衍生物有哪些？并说明它们在生物体内的作用。

第十三章

糖

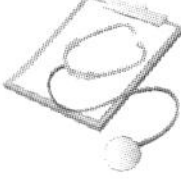

导学

1. 掌握：糖的概念及重要单糖、双糖、多糖的结构和主要性质。
2. 熟悉：糖类物质的基本生理功能。
3. 了解：糖的分类、构象，纤维素、右旋糖酐、杂多糖及蛋白聚糖、糖蛋白的结构。

糖类在自然界分布广泛，从最简单的细菌到高等动植物都含有糖，各种糖在生物体内作用不同。如淀粉和糖原分别存在于植物和动物体内作为糖的储存形式，两者在酶的作用下均可分解为葡萄糖，作为生物体维持生命活动的重要能源物质；纤维素是植物骨架的重要成分；肽聚糖是细菌细胞壁的骨架成分；糖脂和糖蛋白是构成细胞膜的重要成分，与生物膜的各种功能发挥密切相关；蛋白聚糖是动物组织结构材料之一；核糖和脱氧核糖则分别是组成 RNA 和 DNA 的重要成分。

第一节　糖的概念、分类和命名

一、糖的概念

糖由碳、氢、氧三种元素组成，可用分子通式 $C_m(H_2O)_n$ 表示，因此曾被称为碳水化合物(carbohydrate)。例如，葡萄糖、核糖分别可用 $C_6(H_2O)_6$ 和 $C_5(H_2O)_5$ 表示。但后来发现有些糖，如脱氧核糖($C_5H_{10}O_4$)、岩藻糖($C_6H_{12}O_5$)等，它们的组成并不符合糖的分子通式；而另有一些物质虽然符合糖的分子通式，例如乙酸 $C_2H_4O_2$、乳酸 $C_3H_6O_3$，但它们不属于糖类。所以“碳水化合物”这个名词并不恰当，只是沿用历史上的习惯名称。

根据糖类的组成与结构，**糖(saccharide)**是一类多羟基醛或多羟基酮或者是它们的缩聚物或衍生物。例如，甘油醛和二羟丙酮是最简单的糖。

```
      CHO                 CH2—OH
      |                   |
  H—C—OH                C=O
      |                   |
      CH2OH               CH2—OH
```

D-甘油醛　　　　二羟丙酮

二、糖的分类

根据糖的水解情况可以分为单糖、寡糖和多糖。

1. 单糖　**单糖(monosaccharide)**是指不能再水解为更小单位的糖。根据单糖分子中所含碳原子数目分别称为丙糖、丁糖、戊糖和己糖等。又根据单糖含有醛基还是酮基，分为醛糖(aldose)和酮糖(ketose)两类。自然界中的单糖主要是戊糖和己糖。例如，核糖、2-脱氧核糖均为戊醛糖，葡萄糖是己醛糖，果糖则是己酮糖。

2. 寡糖　**寡糖(oligosaccharide)**又称低聚糖，是指能水解成2～10个单糖分子的糖。根据水解后生成单糖的数目，分为二糖、三糖等。最常见的是二糖(双糖)，例如，蔗糖、麦芽糖、乳糖等。

3. 多糖　**多糖(polysaccharide)**又称多聚糖，是指能水解成许多个单糖(一般10个以上)的高分子化合物。由相同单糖构成的聚合物称为**同多糖(homoglycan)**，例如淀粉、糖原、纤维素等；由不同单糖或单糖衍生物组成的聚合物称**杂多糖(heterglycan)**，例如透明质酸、硫酸软骨素等黏多糖。

还有些糖类，其糖链共价连接多肽、蛋白或脂类，称结合糖。例如肽聚糖、蛋白聚糖、糖蛋白和糖脂等。

三、糖的命名

糖类化合物结构复杂，种类很多，一般不采用有机化合物的系统命名法，大多是根据其来源采用俗名。例如，葡萄糖最初是从葡萄中得到的，蔗糖是由甘蔗中提取的，同样核糖、乳糖、淀粉、纤维素等都是俗名。

第二节　单　　糖

单糖种类很多，在生物医学中最重要、最具代表性的是葡萄糖。下以葡萄糖为例来阐述单糖的结构与性质。

一、葡萄糖的分子结构

1. 葡萄糖的开链结构　**葡萄糖(glucose)**的分子式为 $C_6H_{12}O_6$。实验证明，葡萄糖是具有五个羟基(分别连接在C-2、3、4、5、6位上)和一个醛基的己醛糖。分子中含有4个手性碳原子(C-2、3、4、5)，理论上可以形成16个旋光异构体，组成8对对映异构体。

葡萄糖的开链结构可用Fischer投影式表示，单糖的构型是以甘油醛为标准而定的。单糖分子中离羰基碳最远的手性碳原子上的羟基在右边，与 *D*-甘油醛C-2羟基的取向相同，则称 *D* 型糖，反之则为 *L* 型糖。见下式比较：

```
       ¹CHO                                                      ¹CHO
        |                                                         |
    H—²C—OH                                                  HO—²C—H
        |                                                         |
   HO—³C—H                                                    H—³C—OH
        |                                                         |
    H—⁴C—OH           ¹CHO              ¹CHO                 HO—⁴C—H
        |               |                 |                       |
    H—⁵C—OH         H—²C—OH          HO—²C—H                HO—⁵C—H
        |               |                 |                       |
       ⁶CH₂OH          ³CH₂OH            ³CH₂OH                  ⁶CH₂OH

   D-葡萄糖          D-甘油醛          L-甘油醛               L-葡萄糖
```

天然存在的葡萄糖属于 *D* 构型，具有右旋性，可书写为 *D*-(+)-葡萄糖。但是糖的构型(*D*、*L*)与旋光方向(+、-)并无固定联系。酮糖 *D*/*L* 构型的确定原则也是以甘油醛为标准。只是酮糖比相同碳原子数的醛糖少一个手性碳原子，所以酮糖的立体异构体的数目比相应的醛糖少一倍。

手性碳原子上连接的原子或基团在空间有固定的位置，在书写结构时不能随意更改。如 *D*-葡萄糖 C-3 的—OH 在直链的左边，C-2、4、5 的—OH 在直链的右边。若手性碳原子上的原子或基团的位置改变，则该物质的作用也将发生改变。

2. 葡萄糖的环状结构　葡萄糖的环状结构可以根据某些性质来推断。例如：①不能与 Schiff 试剂发生紫红色反应；②不能与亚硫酸氢钠发生加成反应；③只能与 1 分子乙醇形成一种稳定的半缩醛化合物，而不能与 2 分子乙醇作用生成缩醛分子；④存在两种不同比旋光度的晶体葡萄糖（$[\alpha]_D^{20}=+112°$，$[\alpha]_D^{20}=+18.7°$），且新鲜配制的这两种不同比旋光度的 *D*-葡萄糖溶液，放置一段时间后，其比旋光度均发生了改变，最后都变为 +52.7°。葡萄糖的开链结构无法解释上面这些现象，说明葡萄糖还有另外的结构。

一个醇可与一个醛(酮)反应形成一个半缩醛(酮)，由于葡萄糖分子中既有醛基又有醇性羟基，所以可进行自身加成形成环状半缩醛。形成半缩醛的过程中，葡萄糖的 5 个羟基中，与醛基反应的主要是 C-5 上的羟基，这样形成的六元环状半缩醛较稳定。

开链葡萄糖形成环状葡萄糖的过程表示如下：

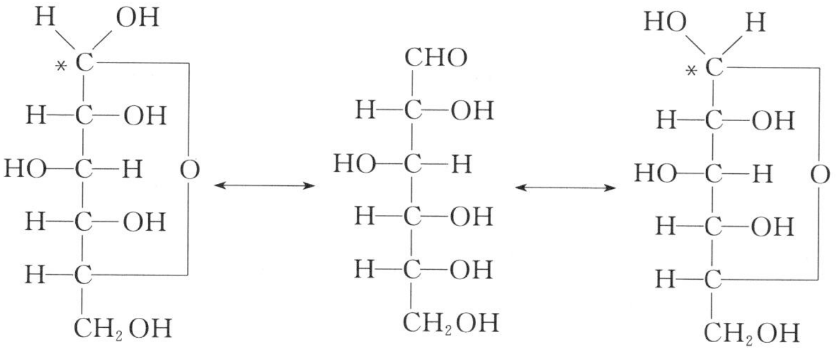

α-*D*-(+)-葡萄糖（占 36%）$[\alpha]=+112°$　　*D*-(+)-葡萄糖（占 0.024%）　　β-*D*-(+)-葡萄糖（占 64%）$[\alpha]=+18.7°$

从上图可知，葡萄糖的开链结构可与环状结构互变，且以环状结构为主。由于分子内醛基与羟基反应的结果，使 C-1 成为手性碳原子，因而生成两种不同构型的环状半缩醛。在糖的环状半缩醛中，C-1 上所生成的羟基称为半缩醛羟基，半缩醛羟基在直链的右边称 α-型，在左边称 β-型。像这种因半缩醛(或半缩酮)碳原子构型不同而形成的非对映异构体称为**异头物(anomer)**，形成异头物的羰基碳原子称**异头碳原子**。

D-葡萄糖在结晶状态下以环状结构存在，但在水溶液，它们通过与开链结构互相转化，达到动态平衡。这就是为什么两种不同比旋光度的葡萄糖配成溶液，其最终比旋光度都达到 +52.7°。这种通过开链结构与环状半缩醛结构的互变，而引起比旋光度改变的现象称**变旋光现象**，即 α-异头物和 β-异头物之间的互变。

3. 环状结构的哈沃斯(Haworth)式和构象式　由于葡萄糖主要以环状结构存在，而 Fischer 投影式又不能合理表达环状结构，1926 年 Haworth 提出用透视式表达糖的环状结构，称哈沃斯投影式。

Fischer 投影式转变为 Haworth 式结构时，手性碳原子上的羟基书写规则是左上右下，即 Fischer 投影式中左边的羟基写在 Haworth 环平面上方，右边的羟基写在环平面下方。在 Haworth

式中,D、L 和 α、β 构型分别由 C－5 上羟甲基和 C－1 上半缩醛羟基在环上的排布而确定的。羟甲基在平面之上的为 D－构型,在平面下方的为 L－构型。在 D－型糖中,C－1 半缩醛羟基在环平面之下的为 α－构型,在环平面之上的为 β－构型。

Haworth 式葡萄糖环状结构的形成过程如下:

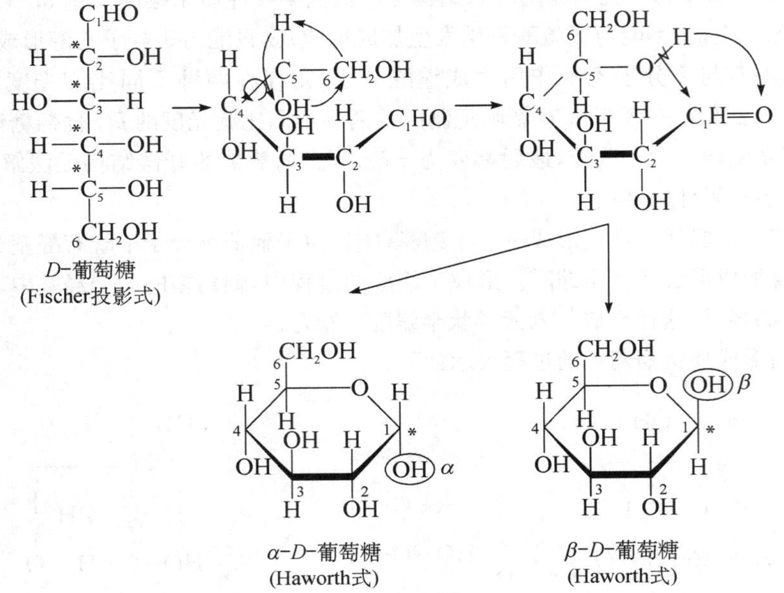

D-葡萄糖
(Fischer投影式)

α-D-葡萄糖
(Haworth式)

β-D-葡萄糖
(Haworth式)

葡萄糖的六元环状结构与杂环吡喃相似,所以也称为吡喃糖。

在 D－葡萄糖水溶液中,β－D－葡萄糖含量比 α－D－葡萄糖多(64∶36),这是因为前者比后者稳定,这种相对稳定性与它们的构象有关。Haworth 式是一个平面结构,六元环的平面结构分子内存在着张力,所以不稳定。实际上,葡萄糖的六元环的空间排列与环已烷类似,椅式构象才是其稳定的构象。

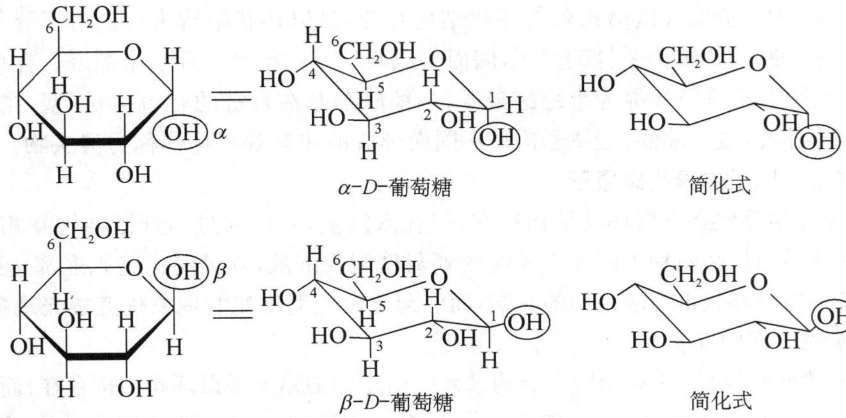

α-D-葡萄糖　　简化式

β-D-葡萄糖　　简化式

β－D－葡萄糖的椅式构象中,五个羟基都以 e 键与环连接;α－D－葡萄糖的椅式构象中,C－1 羟基以 a 键与环连接,其稳定性不如 β－D－葡萄糖。这就是葡萄糖的互变平衡混合物中,β－异头物占优势的主要原因。

二、重要的单糖

1. *D*-葡萄糖　葡萄糖是无色晶体，易溶于水，难溶于乙醇，具有甜味，但甜度仅是蔗糖的74%。

葡萄糖是人体所需能量的主要来源。人体内的葡萄糖是以磷酸酯形式参与代谢变化，常有葡萄糖-1-磷酸和葡萄糖-6-磷酸，在磷酸变位酶的作用下，两者可发生互变，并进一步分解释放能量。

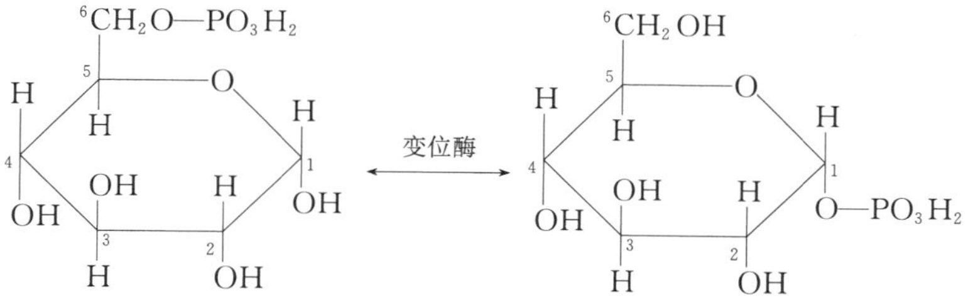

变位酶

葡萄糖-6-磷酸　　葡萄糖-1-磷酸

葡萄糖也是构成蔗糖、乳糖、淀粉、纤维素和糖原等许多糖类化合物的组成成分。在人体血液中的糖统称为血糖，主要是葡萄糖。

2. *D*-果糖　*D*-果糖(fructose)常以游离状态存在于水果和蜂蜜中，也是蔗糖的一个组成成分。*D*-果糖的甜度是蔗糖的133%，是天然糖中甜度最高的一种。

D-果糖分子式与葡萄糖相同，均为$C_6H_{12}O_6$。果糖是葡萄糖的旋光异构体，也有开链结构和环状结构，但果糖是己酮糖，成环方式与葡萄糖不同。它由C-2的羰基与C-6或C-5上的羟基发生半缩酮反应而形成。*D*-果糖也有α和β两种构型以及开链和环式结构的互变异构，也有变旋光现象。

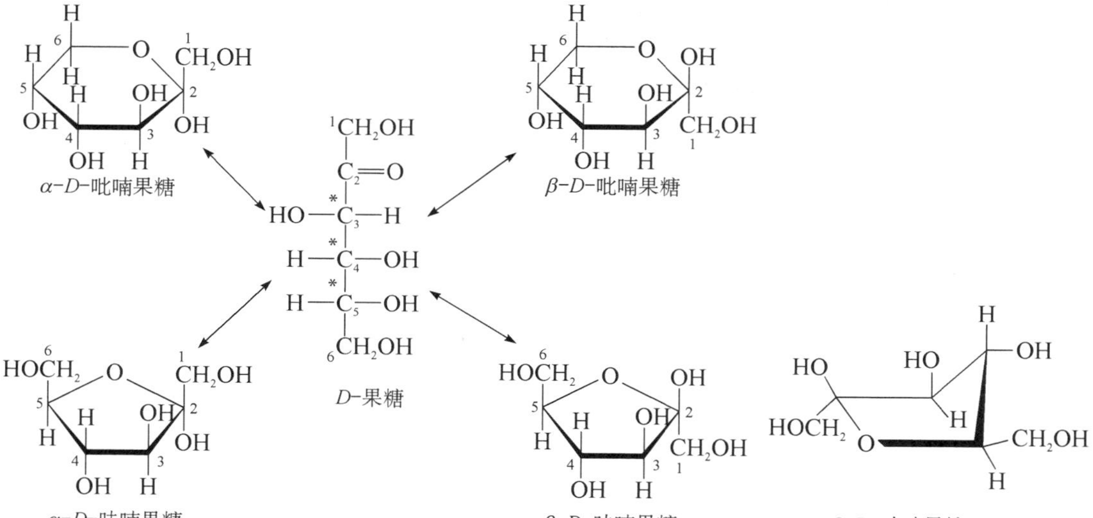

α-*D*-吡喃果糖　*D*-果糖　β-*D*-吡喃果糖

α-*D*-呋喃果糖　β-*D*-呋喃果糖　β-*D*-呋喃果糖

果糖有4种环式结构，在溶液中大多数以含氧六元环(吡喃)形式存在；结合状态的果糖则以含氧五元环(呋喃)形式存在。例如，果糖-6-磷酸和蔗糖分子中的果糖均为五元环。

D-果糖也可以形成磷酸酯，体内有果糖-6-磷酸和果糖-1,6-二磷酸。果糖磷酸酯是体内糖代谢过程中的重要中间代谢物。

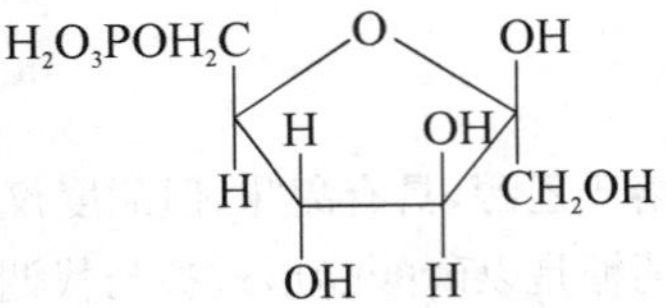

果糖-6-磷酸 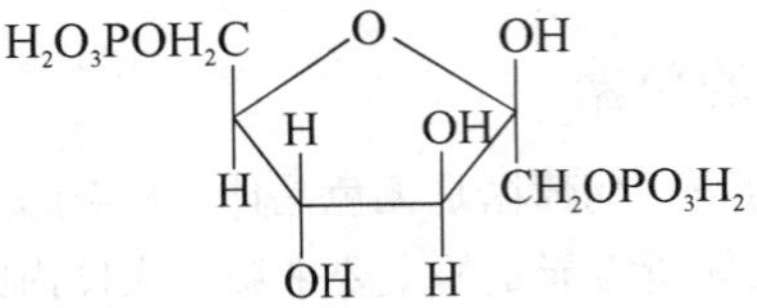　　果糖-1, 6-二磷酸

3. *D*-半乳糖　半乳糖(galactose)与葡萄糖结合成乳糖而存在于哺乳动物的乳汁中。半乳糖也是葡萄糖的旋光异构体,分子式也是 $C_6H_{12}O_6$,也有开链结构和环状结构。半乳糖属于己醛糖,成环方式与葡萄糖相同。

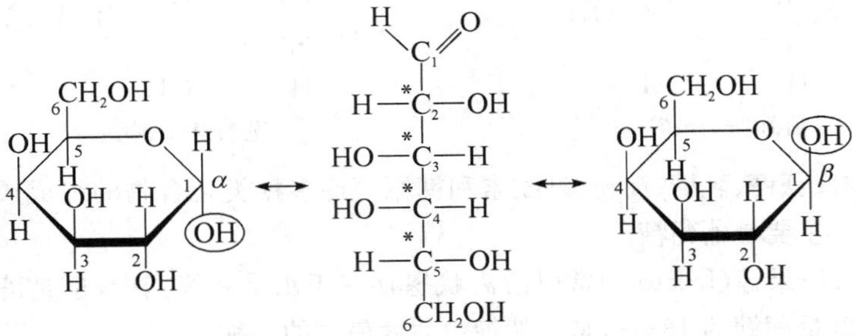

α-*D*-吡喃半乳糖　*D*-半乳糖　β-*D*-吡喃半乳糖

比较 *D*-葡萄糖与 *D*-半乳糖结构,两者的差异只是 C-4 的构型不同,C-2、3、5 的构型相同。像这种有多个手性碳原子的非对映异构体,彼此间只有一个手性碳原子构型不相同而其余都相同者,互称**差向异构体(epimer)**。异头物之间也是差向异构体的关系。

4. *D*-核糖和 *D*-2-脱氧核糖　核糖(ribose)和脱氧核糖(deoxyribose)是核酸的组成成分。其分子式分别为 $C_5H_{10}O_5$、$C_5H_{10}O_4$。两者的区别在于 C-2 位,核糖 C-2-OH,脱氧核糖的 C-2-H(脱氧),它们的开链结构和环状结构如下:

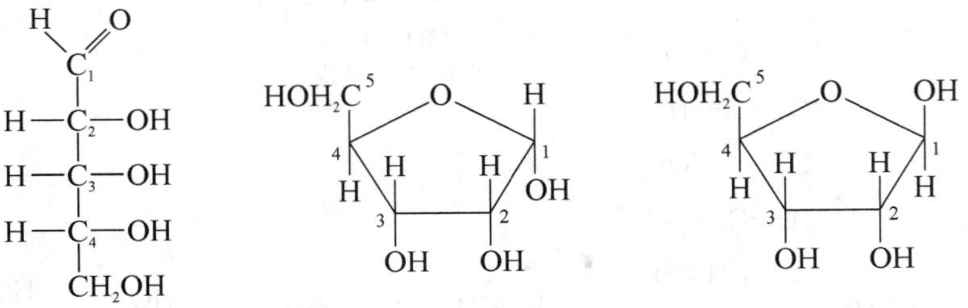

D-核糖　α-*D*-呋喃核糖　β-*D*-呋喃核糖

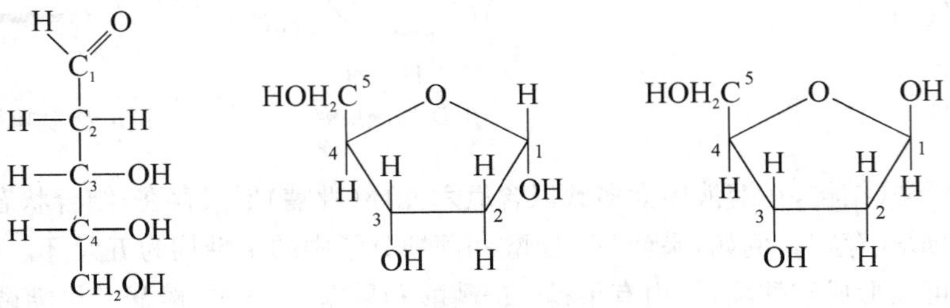

D-脱氧核糖　α-*D*-呋喃脱氧核糖　β-*D*-呋喃脱氧核糖

在溶液中，核糖和脱氧核糖大多以吡喃糖形式存在，但在核酸分子中，核糖和脱氧核糖以呋喃糖形式存在。

三、单糖的化学性质

单糖分子中含有羰基和多个羟基，具有醛、酮、醇的某些化学性质，其环状结构中的半缩醛羟基还具有特殊的性质。

1. 氧化反应　单糖（主要指戊醛糖、己醛糖或己酮糖）可被多种氧化剂氧化，具有还原性。这些能和弱氧化剂发生反应的糖统称为还原糖。例如，这些单糖与碱性弱氧化剂班氏试剂作用，可使班氏试剂中的 Cu^{2+} 还原生成砖红色的氧化亚酮沉淀，这一性质常用于检测尿液中有无葡萄糖。

醛糖与酸性氧化剂溴水反应，醛基被氧化成羧基而生成相应的糖酸，使溴水褪色，酮糖与溴水则无反应，因此可利用此反应来区别醛糖和酮糖。醛糖与强氧化剂硝酸反应，醛基和伯醇基均被氧化而生成糖二酸。

$$
\begin{array}{c}
{}_1COOH \\
| \\
H-\overset{*}{C}_2-OH \\
| \\
HO-\overset{*}{C}_3-H \\
| \\
H-\overset{*}{C}_4-OH \\
| \\
H-\overset{*}{C}_5-OH \\
| \\
{}_6COOH
\end{array}
\xleftarrow[\triangle]{HNO_3}
\begin{array}{c}
H\diagdown\quad\diagup\!\!\!\!=O \\
C_1 \\
| \\
H-\overset{*}{C}_2-OH \\
| \\
HO-\overset{*}{C}_3-H \\
| \\
H-\overset{*}{C}_4-OH \\
| \\
H-\overset{*}{C}_5-OH \\
| \\
{}_6CH_2OH
\end{array}
\xrightarrow[H_2O]{Br_2}
\begin{array}{c}
{}_1COOH \\
| \\
H-\overset{*}{C}_2-OH \\
| \\
HO-\overset{*}{C}_3-H \\
| \\
H-\overset{*}{C}_4-OH \\
| \\
H-\overset{*}{C}_5-OH \\
| \\
{}_6CH_2OH
\end{array}
$$

D-葡萄糖二酸　　*D*-葡萄糖　　*D*-葡萄糖酸

葡萄糖在肝脏内可被特定的脱氢酶作用，氧化其伯醇基而保留醛基，生成葡萄糖醛酸。葡萄糖醛酸是体内生物转化过程中重要的结合物质，能与有毒物质结合而解除其毒性。

$$
\begin{array}{c}
H\diagdown\quad\diagup\!\!\!\!=O \\
C_1 \\
| \\
H-\overset{*}{C}_2-OH \\
| \\
HO-\overset{*}{C}_3-H \\
| \\
H-\overset{*}{C}_4-OH \\
| \\
H-\overset{*}{C}_5-OH \\
| \\
{}_6CH_2OH
\end{array}
\xrightarrow{\text{酶}}
\begin{array}{c}
{}_1CHO \\
| \\
H-\overset{*}{C}_2-OH \\
| \\
HO-\overset{*}{C}_3-H \\
| \\
H-\overset{*}{C}_4-OH \\
| \\
H-\overset{*}{C}_5-OH \\
| \\
{}_6COOH
\end{array}
$$

D-葡萄糖　　*D*-葡萄糖醛酸

2. 还原反应　单糖的醛基在适当的还原条件下，可被还原为多元醇。如葡萄糖还原为山梨醇，甘露糖还原为甘露醇，核糖还原为核醇等。山梨醇积聚在糖尿病患者的晶状体中，可能会引起白内障；临床常用 20% 的甘露醇快速注入体内，以解除脑水肿；核醇是维生素 B_2 的组成成分。

3. 糖的异构化　酮糖和醛糖在稀碱性溶液中可发生相互变化。例如，*D*-果糖、*D*-葡萄糖和 *D*-甘露糖在稀碱溶液中可通过烯醇化而相互转化。单糖对稀酸相当稳定。

由于糖的异构化，果糖（酮糖）在稀碱溶液中也具有还原性，所以果糖也可被班氏试剂氧化。

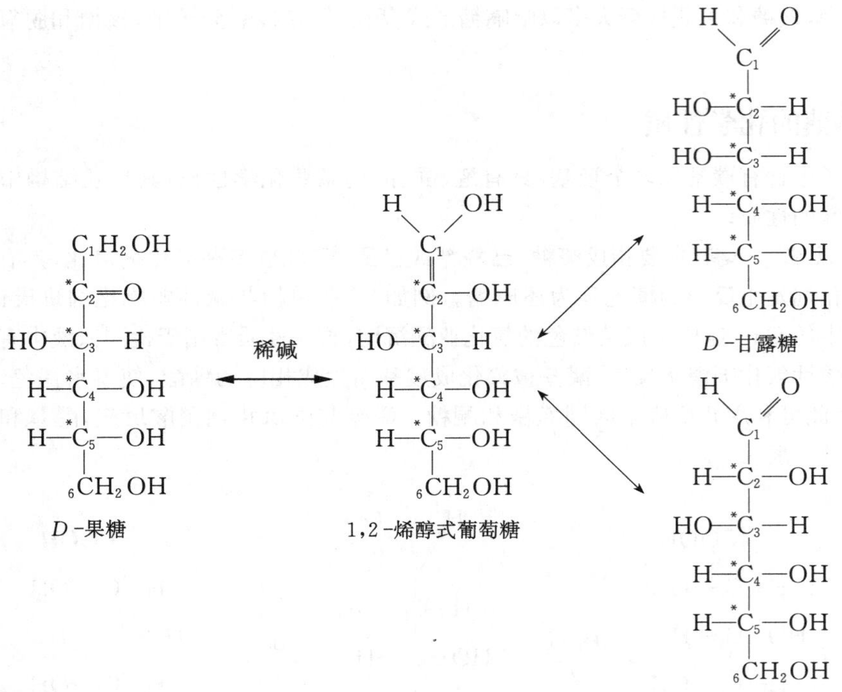

稀碱

D -果糖　　1,2 -烯醇式葡萄糖　　D -甘露糖　　D -葡萄糖

D -葡萄糖和 D -甘露糖之间的转化称为差向异构化。

4. *成酯反应*　单糖分子中的半缩醛羟基和醇羟基均能与酸作用成酯。人体内糖代谢的重要中间产物有葡萄糖和果糖的磷酸酯。

5. *成苷反应*　单糖环状结构中的半缩醛(或半缩酮)羟基比较活泼,易与其他含羟基或活泼氢的化合物发生脱水缩合反应,生成缩醛,这种产物称为糖苷。

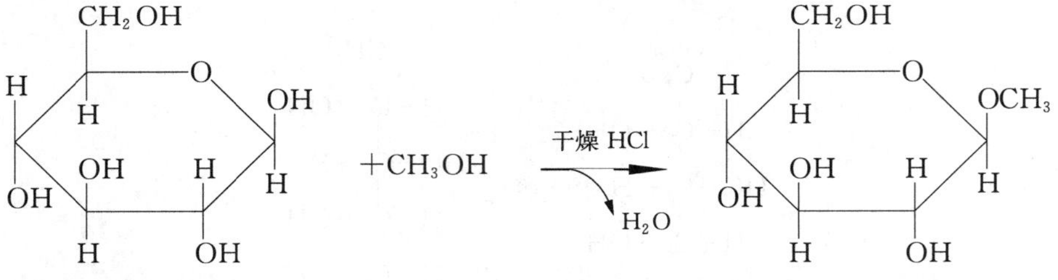

$$\beta\text{-}D\text{-葡萄糖} + CH_3OH \xrightarrow[-H_2O]{\text{干燥 HCl}} \beta\text{-}D\text{-甲基葡萄糖苷}$$

β -D -葡萄糖　　β -D -甲基葡萄糖苷

糖苷分子中提供半缩醛羟基的糖部分称为糖基,与之缩合的"非糖"部分称为糖苷配基,这两部分之间的连接键称糖苷键。糖苷键可以是通过氧、氮或硫原子起连接作用,也可以碳碳直接相连,它们的糖苷分别简称为 O -苷,N -苷,S -苷或 C -苷,自然界中最常见的是 O -苷,其次是 N -苷(如核苷)。糖苷配基也可以是糖,这样缩合成的糖苷即为寡糖和多糖。

糖苷与糖的性质很不相同。糖是半缩醛,容易变成游离醛,从而表现出醛的各种性质。糖苷分子中已没有半缩醛羟基,在水溶液中不能转化为开链结构而产生醛基,因此糖苷无还原性。糖苷对碱溶液稳定,但易被酸水解生成原来的糖和配基。

6. *脱水反应*　单糖在强酸中发生分子内脱水反应,如戊醛糖与浓盐酸共热时,生成 α -呋喃甲醛(糠醛),己醛糖在同样条件下则生成5-羟甲基呋喃甲醛。

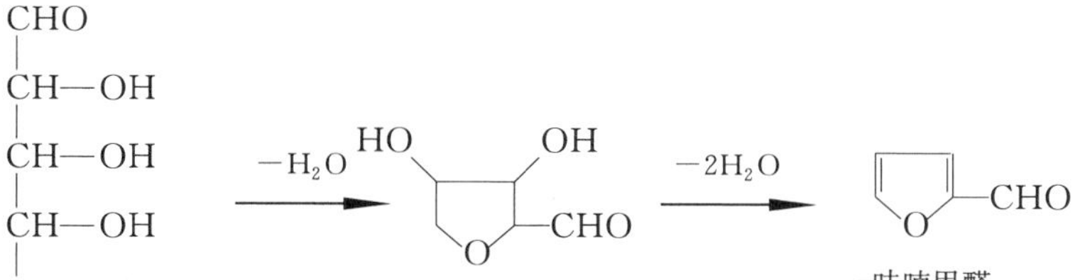

$$\underset{\text{戊醛糖}}{\begin{array}{l}CHO\\|\\CH-OH\\|\\CH-OH\\|\\CH-OH\\|\\CH_2-OH\end{array}} \xrightarrow{-H_2O} \text{(HO, OH, CHO 取代的四氢呋喃)} \xrightarrow{-2H_2O} \underset{\alpha\text{-呋喃甲醛}}{\text{(呋喃环)-CHO}}$$

呋喃甲醛类化合物可与酚类试剂发生颜色反应,常用来鉴定溶液中是否有糖的存在。

第三节　寡　　糖

寡糖是由2～10个相同或不同的单糖通过糖苷键连接而成的糖类分子,也称低聚糖。双糖是最简单的寡糖。双糖可看成是一个单糖分子中的半缩醛与另一个单糖分子中的半缩醛羟基或醇羟基之间脱水后的缩合产物。常见的双糖有麦芽糖、蔗糖和乳糖等。

1. *麦芽糖*　麦芽糖易溶于水,甜度是蔗糖的1/3,是食用饴糖的主要成分。

麦芽糖是由一分子 α-D-葡萄糖的C-1半缩醛羟基与另一分子 D-葡萄糖C-4上的羟基脱水,以 α-1,4-糖苷键连接而成。其结构式如下:

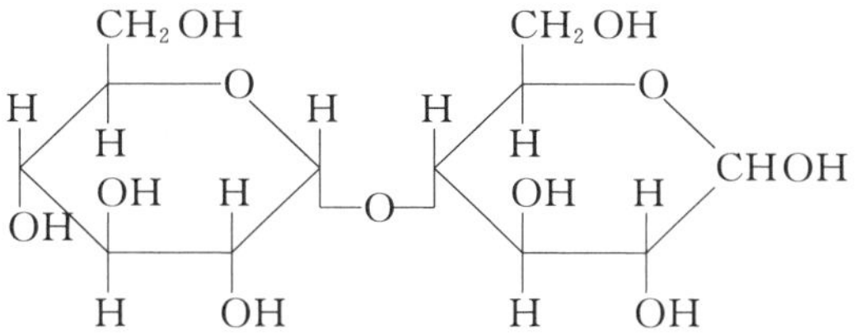

(麦芽糖结构式:CH₂OH、O、H、OH、H、OH、H、O、CH₂OH、O、H、CHOH、OH、H、H、OH)

麦芽糖分子中仍有1个半缩醛羟基,具有还原性,能与班氏试剂等反应,具有变旋光现象,并可发生成苷、成酯等反应。

在人体小肠内,来自食物中的淀粉受到胰 α-淀粉酶作用,分解产生麦芽糖,后者再受麦芽糖酶(α-葡糖苷酶)作用,水解生成2分子 D-葡萄糖,进而被吸收利用。

2. *乳糖*　乳糖存在于哺乳动物的乳汁中,含量约为5%。甜度约为蔗糖的70%。乳糖是由一分子 D-半乳糖和另一分子 D-葡萄糖,以 β-1,4-糖苷键连接而成。其结构如下:

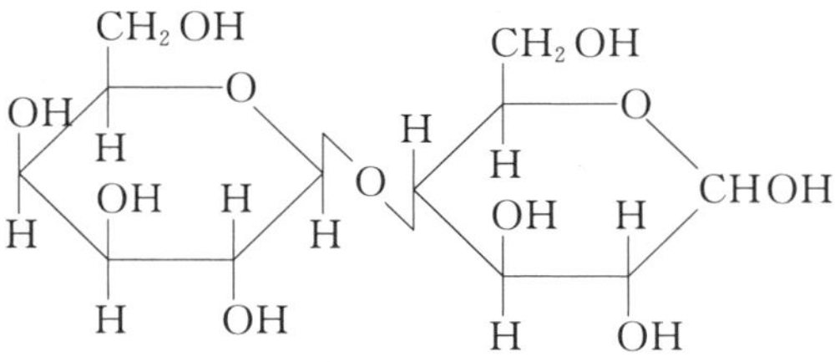

(乳糖结构式:CH₂OH、O、OH、H、OH、H、H、H、OH、H、O、CH₂OH、O、H、H、CHOH、OH、H、H、OH)

乳糖分子中仍存在半缩醛羟基,所以具有还原性,亦有变旋光现象。

在人体小肠内,乳糖受乳糖酶的作用,水解生成 D-半乳糖和 D-葡萄糖而被吸收利用。

3. *蔗糖*　蔗糖又称食糖,是最常见的双糖,也是自然界中分布最广的双糖。蔗糖是白色结晶,易溶于水，甜味高于葡萄糖。蔗糖是由一分子 α -D -葡萄糖中的 C－1 半缩醛羟基和另一分子 β -D -果糖的 C－2 半缩酮羟基脱水，以 α，β－1,2 糖苷键结合而成，其结构如下：

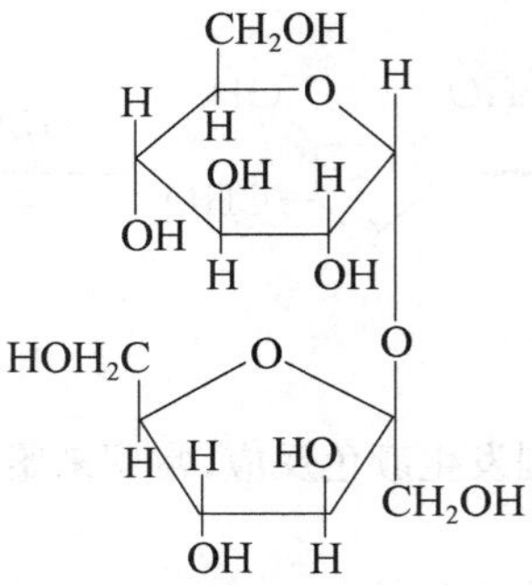

蔗糖分子中不含半缩醛羟基，所以蔗糖无还原性，不能还原班氏试剂，也无变旋光现象，不能发生成苷反应。

在人体小肠内，蔗糖受蔗糖酶的作用，水解生成 D -葡萄糖和 D -果糖而被吸收利用。

第四节　多　糖

多糖是由 10 个以上单糖分子通过糖苷键相连而成的高分子糖类化合物。因此多糖的结构单位是单糖。自然界中的糖类主要以多糖形式存在。多糖属于非还原糖，不呈现变旋现象，无甜味，为无定形粉末。

根据生物来源的不同，有植物多糖、动物多糖和微生物多糖等。根据含有的糖单位是否相同，多糖可分为同多糖和杂多糖。

一、同多糖

1. 淀粉　淀粉(starch)广泛分布于自然界，为植物体内糖的储存形式，是人类主要的糖类来源。淀粉是由许多 α -D -葡萄糖通过分子间脱水，并以 α－1,4 -糖苷键和 α－1,6 -糖苷键相连而成的多糖。通常，根据缩合的葡萄糖数目、形成的糖苷键和成链形状，淀粉又分为直链淀粉(amylose)和支链淀粉(amylopectin)两种。通常所说的淀粉是指这两种淀粉的混合物。

直链淀粉在淀粉中占 20%～30%，不易溶于冷水，能少量溶于热水。直链淀粉是由许多 D -葡萄糖单位以 α－1,4 -糖苷键结合而成的长链。其相对分子质量一般在 3 万～5 万，也有大至 200 万的，分子大小随来源不同而异。链的半缩醛羟基侧为还原端，另一端为非还原端。其结构如下：

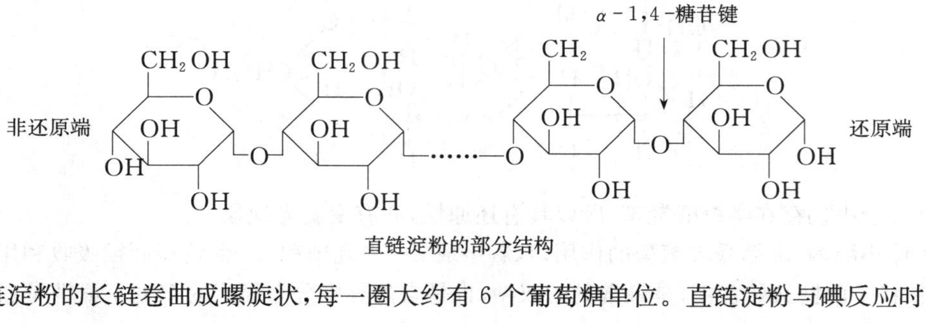

直链淀粉的部分结构

直链淀粉的长链卷曲成螺旋状，每一圈大约有 6 个葡萄糖单位。直链淀粉与碘反应时，碘进入螺旋圈的中空部分形成络合物而显深蓝色。其结构示意图见图 13－1。

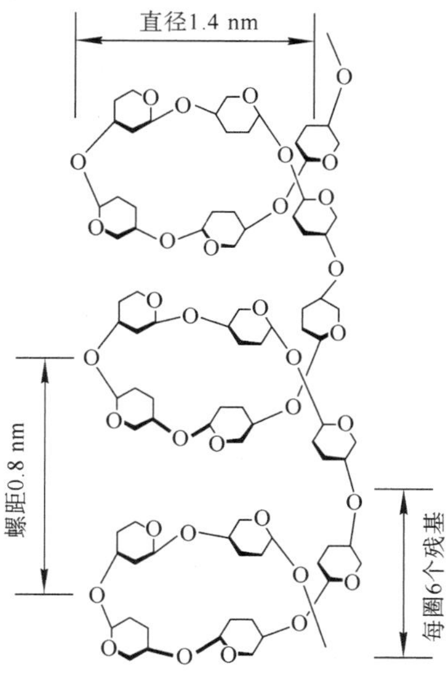

图 13－1　直链淀粉的螺旋状结构

支链淀粉在淀粉中占 70%～80%。支链淀粉与直链淀粉比较，分子中的 *D*－葡萄糖单位除以 *α*－1，4－糖苷键连接成直链外，又以 *α*－1，6－糖苷键形成分支，属于多分支多糖，具更多的非还原端。其结构如下：

非还原端　α－1，6－糖苷键　非还原端　还原端　α－1，4－糖苷键

支链淀粉的部分结构

支链淀粉的相对分子质量比直链淀粉大得多，可高达 100 万～600 万，不溶于水，在热水中则溶胀呈糊状，遇碘呈紫红色。结构示意图见图 13－2(a)。

淀粉可以在酸或酶作用下被逐步水解为各种糊精、麦芽糖直至产生葡萄糖。糊精是含有分支的寡糖链，按其相对分子质量的大小以及与碘反应的颜色可被称为紫糊精、红糊精和无色糊精等。在体外，将淀粉的水解产物与碘进行显色反应，可用于判断淀粉被水解的程度。

2. 糖原　糖原(glycogen)主要以颗粒形式存在于动物的肝脏和肌肉细胞的胞质内，作为动物体内糖的储存形式，又被称为动物淀粉。它是由许多 *α*－*D*－葡萄糖通过分子间脱水，并以 *α*－1，4－糖苷键和 *α*－1，6－糖苷键相连而成的多糖。

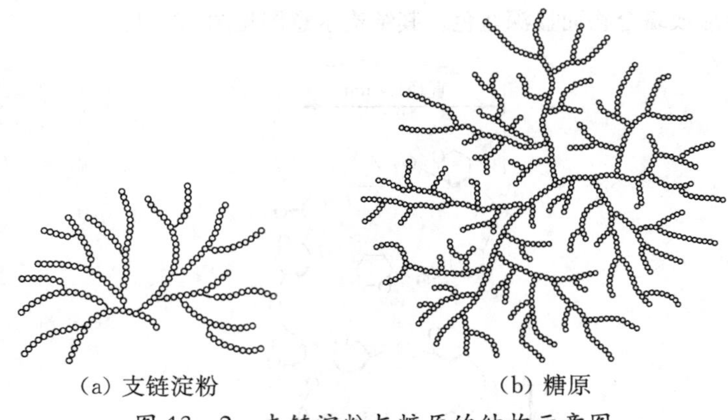

(a) 支链淀粉　　(b) 糖原

图 13－2　支链淀粉与糖原的结构示意图

糖原分子结构相对于支链淀粉来说更为复杂，链更短、并具有更多的分支，属于分支多而短的多糖，其相对分子质量可高达 10^8，其结构示意图见图 13－2(b)。糖原在酸或酶作用下，最终可分解为 *D*－葡萄糖。在体内通过糖原的分解和合成，可以参与维持机体血糖浓度的相对恒定。糖原与碘作用呈红紫色至红褐色。

3. *纤维素*　纤维素(cellulose)是自然界分布最广的多糖，如棉、麻、竹、木材等都是由纤维素组成，脱脂棉花和滤纸都是较纯的纤维素。纤维素是由许多 *D*－葡萄糖通过 β－1，4－糖苷键相连而成的绳索状长链葡聚糖，可看成是由许多纤维二糖聚合而成。其结构如下：

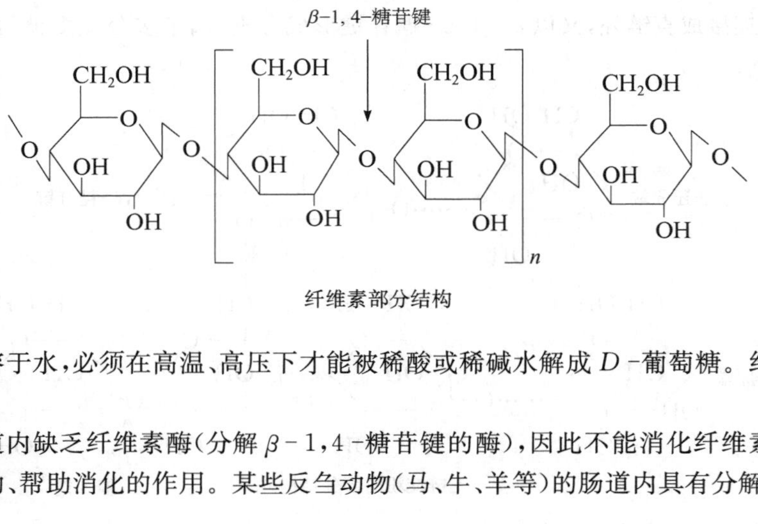

β-1, 4-糖苷键

纤维素部分结构

纤维素难溶于水，必须在高温、高压下才能被稀酸或稀碱水解成 *D*－葡萄糖。纤维素与碘不发生颜色反应。

人类消化道内缺乏纤维素酶(分解 β－1，4－糖苷键的酶)，因此不能消化纤维素。但纤维素具有促进胃肠蠕动、帮助消化的作用。某些反刍动物(马、牛、羊等)的肠道内具有分解纤维素的酶，因而可以草为食。

4. *右旋糖酐*　右旋糖酐又名葡聚糖(dextran)，是一种人工合成的葡萄糖聚合物。它是由许多葡萄糖通过 α－1，6、α－1，3、α－1，2 或 α－1，4 糖苷键相连而成。药用右旋糖酐其相对分子质量 5 万～10 万，属于中分子糖酐。中分子右旋糖酐可溶于水，形成具有一定黏度的胶体溶液，可提高血浆胶体渗透压，增加血容量，在临床上常用作血浆代用品，供出血及外伤休克时急救之用。右旋糖酐经交联剂如 1－氯－2，3－环氧丙烷处理，被交联形成具有立体网状结构的交联葡聚糖，其商品名为 Sephadex。后者被广泛用于生物大分子如蛋白质、核酸等的分离。

二、杂多糖

杂多糖由多种单糖或单糖衍生物构成。如由氨基己糖、己糖醛酸以及其他己糖衍生物等彼此分子间脱水以糖苷键相连而成的氨基多糖(又称糖胺聚糖)，其溶液有较大的黏性，故又称黏多糖。糖胺聚糖常与蛋白质以共价键结合成蛋白聚糖，分布在结缔组织、关节滑液、腺体分泌液、角膜、眼球玻璃体等组织中，起着缓冲和润滑等作用。

生物体内的糖胺聚糖主要有透明质酸、硫酸软骨素和肝素等，其结构单元均为二糖单位。

1. *透明质酸*　透明质酸是由等分子的 β - *D* -葡萄糖醛酸和 *N* -乙酰葡糖胺通过 β - 1,3 -糖苷键和 β - 1,4 -糖苷键反复交替连接而成的双糖多聚体。其结构单元如下：

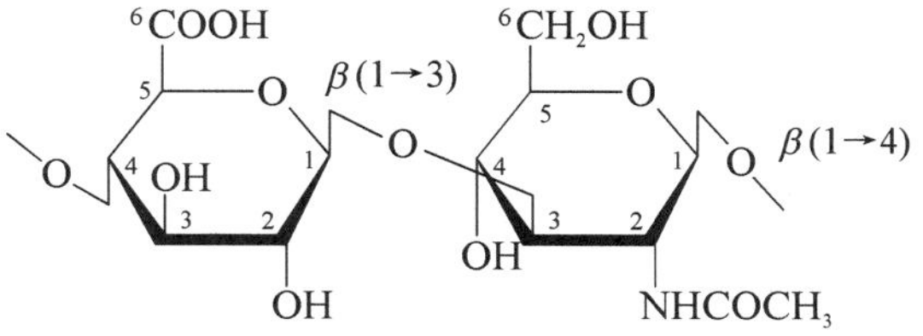

D-葡糖醛酸　　*N*-乙酰葡萄胺

透明质酸与蛋白质结合成蛋白聚糖存在于眼球玻璃体、角膜及脐带中，也存在于结缔组织中。它与水形成黏稠凝胶，有润滑和保护细胞的作用。有些细菌、恶性肿瘤及蛇毒中含有透明质酸酶，能使透明质酸分解，黏度降低，使细菌、病毒等病原体容易入侵和扩散。

2. *硫酸软骨素*　硫酸软骨素是由 *N* -乙酰氨基半乳糖、葡萄糖醛酸通过 β - 1,3 -糖苷键和 β - 1,4 -糖苷键反复交替连接而成的双糖多聚体。其中 *N* -乙酰氨基半乳糖的 C - 4 或 C - 6 分别与硫酸形成硫酸酯。其结构单元如下：

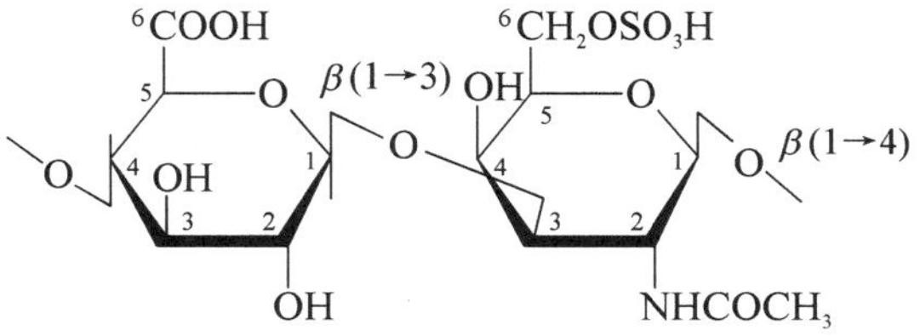

D-葡糖醛酸　　*N*-乙酰氨基半乳糖-6-硫酸

硫酸软骨素进一步与蛋白质结合形成蛋白聚糖，广泛分布在人和动物软骨组织中。其药用制剂主要含有硫酸软骨素 A 和硫酸软骨素 C 两种异构体。硫酸软骨素可防治动脉粥样硬化，并可增加细胞中脱氧核糖核酸(DNA)和核糖核酸(RNA)的生物合成以及具有促进细胞代谢的作用。

3. *肝素*　肝素是由二硫酸氨基葡萄糖和硫酸艾杜糖醛酸通过 β - 1,4 -糖苷键反复交替连接而成的双糖多聚体。其结构单元如下：

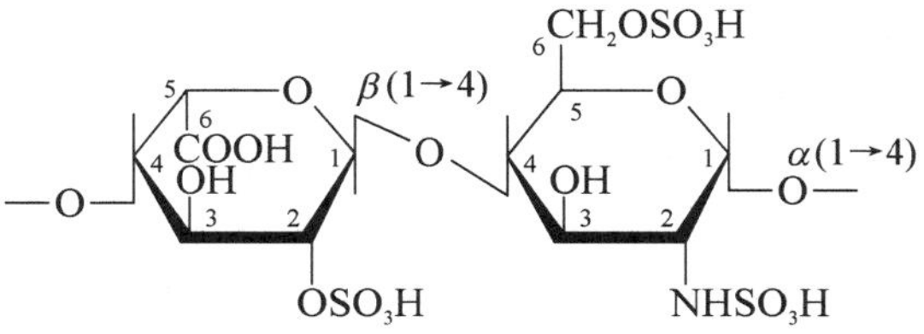

L-2-硫酸艾杜糖醛酸　　二硫酸氨基葡萄糖

肝素存在于肺、肝、皮肤和其他结缔组织的肥大细胞中，在肝内含量最高，故命名之。它是动物体内的一种天然抗凝剂，可对凝血过程中的多个环节产生影响，进而防止血液凝固。

第五节　蛋白聚糖与糖蛋白

有些糖类，其糖链可共价连接蛋白质或脂类，形成蛋白聚糖、糖蛋白或糖脂等糖结合物。蛋白聚糖(proteoglycan)是一类特殊的糖蛋白，由一条或多条糖胺聚糖和一个核心蛋白共价连接而成。与糖蛋白比较，蛋白聚糖中糖的比例可达95%甚至更高，且糖部分主要是不分支的糖胺聚糖链。糖蛋白(glycoprotein)是一类结合蛋白，糖链作为结合蛋白的辅基。糖蛋白中的糖链一般少于15个单糖单位(即为寡糖链)，糖的含量占糖蛋白重量的1%～80%。

一、蛋白聚糖

蛋白聚糖不仅分布于细胞外基质，也存在于细胞表面以及细胞内的分泌颗粒中。

(一) 蛋白聚糖的结构特点

与糖胺聚糖结合的多肽链即核心蛋白种类很多，其共同特点是含有多个结构域，如含有与相应糖胺聚糖结合的结构域、锚定细胞表面或细胞外基质大分子的结构域以及与其他核心蛋白特异相互作用的结构域。

除透明质酸外，所有糖胺聚糖链的延伸都是在一个与核心蛋白共价连接的寡糖链(称为连接区)上进行的。

(二) 蛋白聚糖的种类和功能

根据核心蛋白氨基酸序列的同源性及蛋白聚糖在细胞内外的分布，可将蛋白聚糖分为大分子聚集型胞外基质蛋白聚糖、小分子富含亮氨酸胞外基质蛋白聚糖以及跨膜胞内蛋白聚糖。大分子聚集型胞外基质蛋白聚糖包括可聚蛋白聚糖、多能蛋白聚糖等。可聚蛋白聚糖存在于软骨组织，多以聚集体形式存在，使软骨有抗变形的能力，多能蛋白聚糖功能与可聚蛋白聚糖相似，具有抵抗压力作用，如能使动脉平滑肌承受心脏搏动力以及血流冲击，维持血管正常结构与功能。小分子富含亮氨酸胞外基质蛋白聚糖包括饰胶蛋白聚糖、双糖链蛋白聚糖、纤调蛋白聚糖和光蛋白聚糖等。饰胶蛋白聚糖和纤调蛋白聚糖能调节胶原纤维的形成，光蛋白聚糖存在于角膜中，对维持角膜的透明度具有重要作用。串珠蛋白聚糖、丝甘蛋白聚糖等属于跨膜胞内蛋白聚糖，串珠蛋白聚糖在肾小球基底膜起滤膜作用，丝甘蛋白聚糖起阴离子交换介质作用，参与带正电蛋白酶、羧肽酶及组胺等的浓缩和释放。

二、糖蛋白

许多膜蛋白和分泌蛋白都是糖蛋白，如属于膜蛋白的血型物质、组织相容性抗原等，以及属于分泌蛋白的激素蛋白、清蛋白、免疫球蛋白等。

(一) 糖蛋白中糖与蛋白质的连接方式

糖蛋白中寡糖链的还原端残基与多肽链的氨基酸残基以多种形式共价连接，形成的连接键称为糖肽键。糖肽键的主要类型有N-糖肽键和O-糖肽键。N-糖肽键是糖的异头碳与天冬酰胺的γ-N原子共价连接而成，O-糖肽键则是糖的异头碳与羟基氨基酸的羟基O原子共价结合而成。根据糖肽键的类型，可将糖蛋白中的糖链分为N-糖链和O-糖链，这两类糖链可单独或同时存在于同一糖蛋白中。

（二）糖蛋白中糖链的生物学功能

随着研究糖链功能方法的增多，人们对糖链参与的生物学功能有了更深的认识。目前认为糖蛋白的糖链参与肽链的折叠和缔合，糖蛋白的转运和分泌，分子和细胞识别等。

（三）血型物质

血型物质实际上是不同的红细胞表面抗原，其化学本质是糖蛋白或糖脂。1960 年 Witkins 确定了 A、B、O 的抗原决定簇是糖类物质。A、B、O 三种血型抗原只是寡糖链非还原性末端连接的糖基有所不同，其他糖链结构基本相同。以 O 型血人分泌的 H 型物质（H 型寡糖链）为结构基础，A 型血红细胞膜上的 A 型物质是在 H 型寡糖链的半乳糖末端接上 *N*-乙酰氨基半乳糖（*N*-GalNAc），B 型血红细胞膜上的 B 型物质是在 H 型寡糖链的半乳糖末端上接上一个半乳糖（Gal），AB 型的人同时存在以上 A 型和 B 型两种寡糖链。A、B、O 和 AB 四种血型物质寡糖链末端糖的连接需要不同的糖基转移酶，而后者由不同基因表达，因此血型具有遗传性。

拓展阅读：红外光谱在化学中的应用

红外光谱（Infrared Spectroscopy，IR）是物质吸收红外光后，分子中原子振动能级、转动能级发生变化而产生的吸收光谱，又称振转光谱。红外光谱的研究开始于 20 世纪初期，自 1940 年红外光谱仪问世以来，红外光谱在有机化学研究中得到广泛的应用。近几十年来一些新技术（如发射光谱、光声光谱、色-红联用等）的出现，使红外光谱技术得到更加蓬勃的发展。它已成为现代结构化学和分析化学最常用和不可缺少的工具。此外，红外光谱在高聚物的构型、构象、力学性质等研究中，以及在物理、天文、气象、遥感、生物、医学等领域也有广泛的应用。

当一束具有连续波长的红外光通过物质，物质分子中某个基团的振动频率或转动频率和红外光的频率一样时，分子就吸收能量由原来的基态振（转）动能级跃迁到能量较高的振（转）动能级，分子吸收红外辐射后发生振动和转动能级的跃迁，该处波长的光就被物质吸收。所以，红外光谱法实质上是一种根据分子内部原子间的相对振动和分子转动等信息来确定物质分子结构和鉴别化合物的分析方法。将分子吸收红外光的情况用仪器记录下来，就得到红外光谱图。红外光谱图通常用波长（λ）或波数（σ）为横坐标，表示吸收峰的位置，用透光率（$T\%$）或者吸光度（A）为纵坐标，表示吸收强度。

组成分子的各种基团都有自己特定的红外特征吸收峰，已有几种标准红外光谱汇集成册出版，如《萨特勒标准红外光栅光谱集》收集了十万多个化合物的红外光谱图。红外吸收峰的位置与强度反映了分子结构上的特点，可以用来鉴别未知物的结构组成或确定其化学基团，如羰基的特征波数经常出现在 $1\,600 \sim 1\,750\ cm^{-1}$；红外光谱吸收谱带的强度与还原化学基团的含量有关，因此也可用于定量分析和纯度鉴定；另外，在化学反应的机制研究上，红外光谱也发挥了一定的作用。

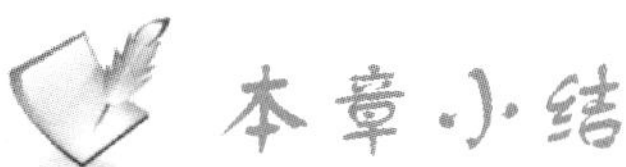

本章小结

糖由碳、氢、氧三种元素组成，是一类多羟基醛、多羟基酮或者是它们的缩聚物或衍生物。糖可分为单糖、寡糖和多糖。

天然存在的单糖属于 *D* 构型。由于单糖中既有醛（酮）基又有醇性羟基，所以可进行自身加成形成环式半缩醛，通常用哈沃斯投影式表示糖的环状结构。

单糖分子中含有羰基和多个羟基，具有醛、酮、醇的某些化学性质，其环状结构中的半缩醛羟基还具有特殊的性质。单糖可被多种氧化剂氧化，具有还原性。这些能和弱氧化剂发生反应的糖统称为还原糖。单糖的醛基在适当的还原条件下，可被还原为多元醇。酮糖和醛糖在稀碱性溶液中可发生相互变化，由于糖的异构化，果糖(酮糖)在稀碱溶液也具有还原性，所以果糖也可被班氏试剂氧化。单糖分子中的半缩醛羟基和醇羟基均能与酸作用成酯，葡萄糖、果糖、甘油醛以及核糖的磷酸酯等是人体内糖代谢的重要中间产物。单糖环状结构中的半缩醛羟基比较活泼，易与其他含羟基或活泼氢的化合物发生脱水缩合反应，生成缩醛，这种产物称为糖苷。

寡糖是由2～10个相同或不同的单糖通过糖苷键连接而成的糖类分子。双糖是最简单的寡糖，可看成是一个单糖分子中的半缩醛与另一个单糖分子中的半缩醛羟基或醇羟基之间脱水后的缩合产物。常见的双糖有麦芽糖、蔗糖和乳糖等。

多糖是由许多个单糖分子通过糖苷键相连而成的高分子糖类化合物，可分为同多糖和杂多糖。常见的同多糖如淀粉、糖原、纤维素，杂多糖如黏多糖。

有些糖类，其糖链共价连接蛋白质或脂类，形成蛋白聚糖、糖蛋白或糖脂等糖结合物。蛋白聚糖是一类特殊的糖蛋白，由一条或多条糖胺聚糖和一个核心蛋白共价连接而成。糖蛋白则是一类结合蛋白，糖链作为结合蛋白的辅基。

思　考　题

一、名词解释

1. 同多糖　2. 杂多糖　3. 变旋现象　4. 差向异构体　5. 还原糖　6. 异头碳原子　7. 糖的半缩醛羟基　8. α-1,4-糖苷键　9. α-1,6-糖苷键

二、问答题

1. 写出下列各种物质的哈沃斯式：

① α-D-葡萄糖

② β-D-2-脱氧呋喃核糖

③ 葡萄糖-6-磷酸

④ 果糖-1,6-二磷酸

2. 用化学方法区别下列各组化合物：

① 淀粉和纤维素

② 葡萄糖和果糖

③ 葡萄糖、蔗糖、淀粉

3. 试从物质组成、糖苷键类型和还原性方面比较麦芽糖、乳糖和蔗糖的异同点。

第十四章
脂

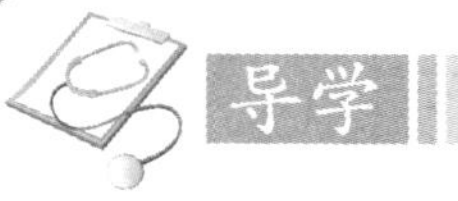

1. 掌握：脂肪酸的结构，三酰甘油和甘油磷脂结构、命名和主要化学性质。

2. 熟悉：类固醇化合物结构以及重要的类固醇衍生物的功能。

3. 了解：脂类的生理功能和分类，前列腺素、血栓素、白三烯、神经鞘磷脂、糖脂的结构。

脂类(lipid)是脂肪和类脂的总称。脂肪又称为油脂，是由甘油和脂肪酸生成的三酰甘油。类脂是指在结构或性质上类似于脂肪的物质，包括磷脂、糖脂、胆固醇及其酯等。脂类化合物一般难溶于水，易溶于乙醚、氯仿、苯和丙酮等有机溶剂。

脂肪分布十分广泛，各种植物的种子、动物的组织和器官中都存有一定数量的脂肪，特别是油料作物的种子和动物皮下的脂肪组织，脂肪含量丰富。人体内的脂肪占体重的10%～20%。贮存能量和供给能量是脂肪最重要的生理功能，1 g脂肪在体内完全氧化时可释放出38 kJ的能量，比1 g糖原或蛋白质所释放的能量多两倍以上。此外，高等动物和人体内的脂肪，可促进脂溶性维生素(A、D、E、K)的吸收和体内运输；减少身体热量损失，维持体温恒定；减少内部器官之间摩擦和缓冲外界压力等作用。类脂是生物膜的重要组成成分；也可转变为一些重要生理活性物质，如类固醇激素、维生素D、胆盐等；参与调节机体的生长发育和物质代谢等。

第一节　脂　肪　酸

脂肪酸是生物体内许多脂类化合物的重要组成单位。在组织和细胞当中，绝大多数的脂肪酸以结合形式存在，只有极少数的脂肪酸以游离形式存在。从动物、植物及微生物中分离出的脂肪酸已达上百种。

一、脂肪酸的结构特点及分类

生物体内的脂肪酸大多数是含偶数碳原子的高级一元酸，即较长的线状碳氢链，其一端含有一个羧基，分支或环状的结构较少。碳原子数目一般在12～24，最多见的是16碳、18碳、22碳等长链脂肪酸，如16碳的软脂酸和18碳的硬脂酸等。天然脂肪酸包括饱和脂肪酸和不饱和脂肪酸。生物体内常见的高级脂肪酸见表14－1。

表 14-1　常见的高级脂肪酸

饱和脂肪酸	月桂酸(十二烷酸)	$CH_3(CH_2)_{10}COOH$
	豆蔻酸(十四烷酸)	$CH_3(CH_2)_{12}COOH$
	软脂酸(十六烷酸)	$CH_3(CH_2)_{14}COOH$
	硬脂酸(十八烷酸)	$CH_3(CH_2)_{16}COOH$
	花生酸(二十烷酸)	$CH_3(CH_2)_{18}COOH$
不饱和脂肪酸	棕榈油酸(十六碳烯酸,16∶$1^{\Delta 9}$)	$CH_3(CH_2)_5CH{=}CH(CH_2)_7COOH$
	油酸(十八碳烯酸,18∶$1^{\Delta 9}$)	$CH_3(CH_2)_7CH{=}CH(CH_2)_7COOH$
	亚油酸(十八碳二烯酸,18∶$2^{\Delta 9,12}$)	$CH_3(CH_2)_4(CH{=}CHCH_2)_2(CH_2)_6COOH$
	亚麻酸(十八碳三烯酸,18∶$3^{\Delta 9,12,15}$)	$CH_3CH_2(CH{=}CHCH_2)_3(CH_2)_6COOH$
	花生四烯酸(二十碳四烯酸,20∶$4^{\Delta 5,8,11,14}$)	$CH_3(CH_2)_4(CH{=}CHCH_2)_4(CH_2)_2COOH$
	EPA(二十碳五烯酸,20∶$5^{\Delta 5,8,11,14,17}$)	$CH_3CH_2(CH{=}CHCH_2)_5(CH_2)_2COOH$
	DHA(二十二碳六烯酸,22∶$5^{\Delta 4,7,10,13,16,19}$)	$CH_3CH_2(CH{=}CHCH_2)_6CH_2COOH$

不同脂肪酸的碳原子数、双键(或三键)数目和位置都不同。根据碳原子数目,脂肪酸可分为短链脂肪酸(4 个碳原子以下)、中链脂肪酸(6～10 个碳原子)和长链脂肪酸(12 个碳原子以上,即高级脂肪酸)。按烃基中是否含有不饱和键(双键或三键),分为饱和脂肪酸和不饱和脂肪酸。烃链不含不饱和键的为饱和脂肪酸;含一个或多个不饱和键的为不饱和脂肪酸。常见的饱和脂肪酸有软脂酸、硬脂酸等,不饱和脂肪酸有油酸、亚油酸、亚麻酸和花生四烯酸等。在自然界当中,细菌所含的脂肪酸大多是饱和的,少数为单烯酸,多于一个双键的极少;植物界特别是高等植物中的不饱和脂肪酸比饱和脂肪酸丰富;动物脂肪酸结构比较简单,双键数目一般为 1～4 个。大多数单不饱和脂肪酸中双键的位置在 C-9 和 C-10 之间(Δ^9)。多不饱和脂肪酸中通常也有一个双键位于 Δ^9,其余双键多位于 Δ^9 和烃链末端的甲基之间,如 Δ^{12},Δ^{15}。

人体和哺乳动物可以合成多数脂肪酸,但不能向脂肪酸引入超过 Δ^9 的双键(缺乏相应的去饱和酶),因而亚油酸、亚麻酸和花生四烯酸在体内不能合成,但对人体功能是必不可少的,必须通过食物摄取,故称为**必需脂肪酸**。多不饱和脂肪酸还有二十二碳六烯酸(docosahexaenoic acid, DHA)和二十碳五烯酸(eicosapentaenoic acid, EPA)。在体内 DHA 和 EPA 可以由亚麻酸转化而来,但转化量和速度远远不能满足人体需要,也必须从食物中补充。近年来发现 DHA 和 EPA 在深海鱼中含量丰富,习惯称为鱼油。DHA 是视网膜和大脑皮层必不可少的营养物质,参与脑神经的传导和神经突触的生长发育。大脑中的 DHA 有一半在胎儿期积累,一半是出生后获得的,DHA 对孕妇和婴儿都非常重要,因此市场上很多婴幼儿奶粉中添加有 DHA。EPA 能降低体内胆固醇含量,促进脂肪代谢,促进血液循环。DHA 和 EPA 都能预防血脂在血管壁上沉积,减少动脉粥样硬化和冠心病的发生几率。

二、二十碳不饱和脂肪酸的衍生物

1. *前列腺素*　前列腺素(prostaglandin, PG)最先是从人的精液中提取出来,因此误认为是由前列腺分泌,由此命名为前列腺素。后来证明前列腺素广泛分布于全身各组织和体液中。

前列腺素的基本结构是含有一个五元碳环和两条各含七个和八个碳原子的碳链构成的二十碳类花生酸,称为前列烷酸(prostanoic acid, PA):

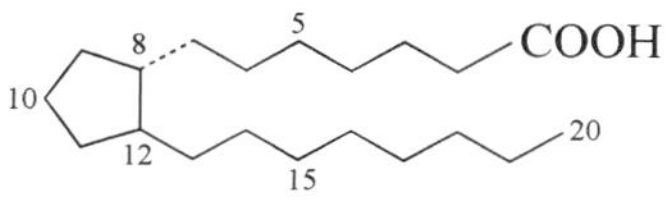

前列烷酸

前列腺素种类很多，根据其五碳环上取代基及双键位置等情况的不同，前列腺素可分为 A、B、C、D、E、F、G、H、I 九种类型，分别用 PGA、PGB、PGC、PGD、PGE、PGF 等表示，它们的结构如下：

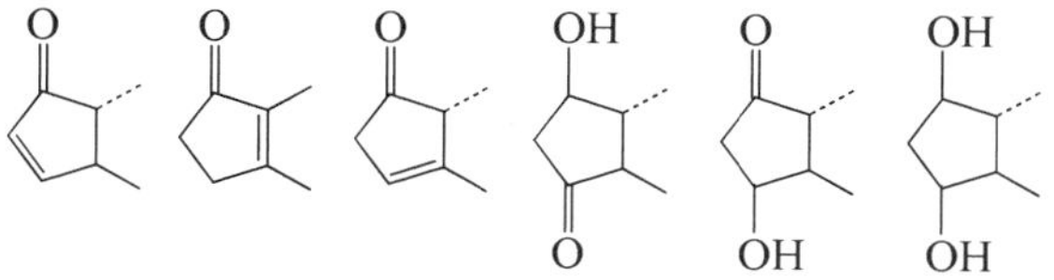

PGA　PGB　PGC　PGD　PGE　PGF

根据侧链上所含双键数目不同，各类型前列腺素又可分为 1、2、3 类，并在各类型表示符号的右下角用阿拉伯数字标出侧链上的双键数目。如 E 型前列腺素有 PGE_1、PGE_2、PGE_3，分别表示含有 1 个、2 个、3 个双键，其余类推。根据五碳环上所连羟基在环平面下方还是上方，又分为 α 型和 β 型。天然前列腺素的羟基均在环平面下方，用虚线表示，均为 α 型。$PGF_{1\alpha}$ 和 $PGF_{2\alpha}$ 结构如下：

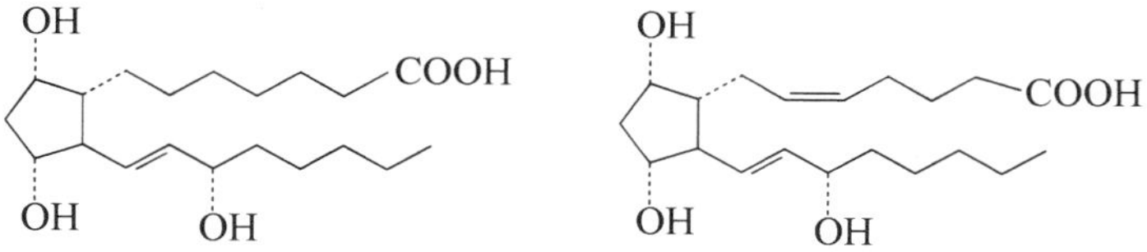

$PGF_{1\alpha}$　$PGF_{2\alpha}$

前列腺素种类多、活性强、作用广、特异性高，属于类激素化合物，多数 PG 只在其释放的局部发挥作用。其主要生理功能有：①对生殖系统的作用：如 PGF_2 能使子宫体收缩加强，被用于足月产妇引产，或中期流产等。$PGF_{2\alpha}$ 还可使卵巢平滑肌收缩，引起排卵；②对心血管系统的作用：如 PGE_2、PGA_2 能使动脉平滑肌舒张从而使血压下降，PGE_2 能促进局部血管扩张，毛细血管通透性增加，引起红、肿、痛、热等炎症；③对消化系统的作用：如 PGE_2、PGI_2 具有抑制胃酸分泌，促进胃肠平滑肌蠕动的作用，临床表现为恶心、呕吐等症状；④对呼吸系统的作用：PGE 对支气管有明显的舒张作用。现已证实，许多组织中前列腺素是通过细胞受体调节胞内信息分子的浓度而起作用。

2. 血栓素　血栓素(thromboxane，TX)的分子中含有前列腺素骨架。与前列腺素不同的是，五元碳环由 1 个含氧六元环所取代。血栓素 A_2(TXA_2)由花生四烯酸合成，是血小板产生的主要前列腺素类物质，具有强烈的促进血小板聚集，并使血管收缩的作用，是促进凝血及血栓形成的重要因素。血管内皮细胞释放的 PGI_2 则有很强的舒血管及抗血小板聚集，抑制凝血及血栓形成的作用，与 TXA_2 的作用对抗。血管内 PGI_2 及 TXA_2 间的平衡是调节小血管舒缩、血小板粘聚的重要条件，故它们的代谢与心脑血管疾病及动脉粥样硬化等有密切关系。

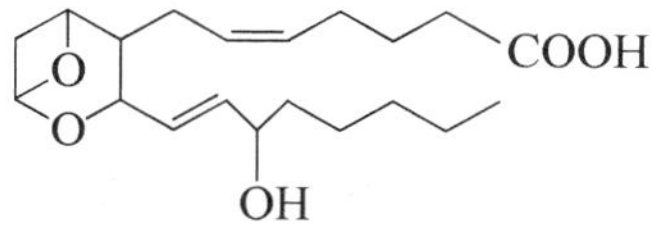

血栓素 A_2(TXA_2)

3. 白三烯　白三烯(leukotriene, LT)最早在白细胞内找到,因分子中含三个共轭双键而得名。由花生四烯酸衍生而来的白三烯含 4 个双键,其中一个为非共轭双键。根据碳链上双键位置、取代基团及环氧化物的不同,将白三烯分为 A、B、C、D、E 几种类型,并在字母的右下角标出双键数目,如 LTA_4、LTB_4、LTC_4 等。已证实过敏反应的慢反应物质是 LTC_4、LTD_4 及 LTE_4 的混合物,它们的作用是引起支气管平滑肌收缩(发生哮喘),微血管通透性增大(渗出液增多)和冠状动脉缩小。LT 还能调节白细胞游走及趋化等功能,刺激腺苷酸环化酶,诱发多形核白细胞脱颗粒,促进溶酶体释放水解酶类,使炎症及过敏反应加重。

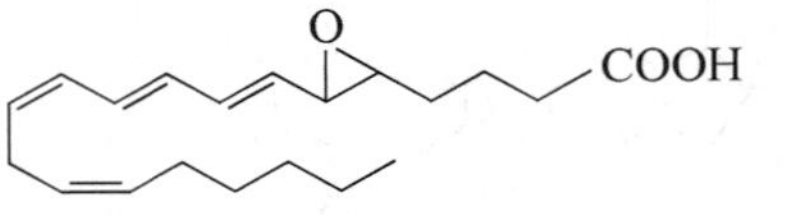

O　COOH

白三烯 A_4(LTA_4)

第二节　油　　脂

油脂是脂肪酸和甘油生成的酯,主要是甘油三酯(triglyceride)或称三酰甘油(triacylglycerol),也包括少量二酰甘油和单脂酰甘油。常温下呈液态的为油,如芝麻油等植物油;呈固态的为脂,如猪油等动物油。固、液态的脂酰甘油统称为油脂,也称中性脂或真脂。纯净的油脂是无色、无臭、无味的。但是一般油脂,尤其是植物油,有的带有香味或特殊的气味,并且有色,这是因为天然油脂中往往溶有维生素和色素。油脂比水轻,相对密度在 0.9~0.95 之间,难溶于水,易溶于有机溶剂,如热乙醇,乙醚、石油醚、氯仿、四氯化碳和苯等,可以利用这些溶剂从动植物组织中提取油脂。因为油脂是混合物,所以没有恒定的熔点和沸点。

人体摄入的油脂主要在小肠内进行催化水解,水解产物透过肠壁被吸收,进一步合成人体自身的脂肪。这种吸收后的脂肪除一部分氧化供给能量外,大部分贮存于皮下,肠系膜等处脂肪组织中。将精制植物油(如豆油等)与磷脂酰胆碱、甘油及水混合,并用物理方法制成的白色而稳定的脂肪乳剂,可静脉注射,目前临床广泛用于晚期癌症和术后康复病人。

一、三酰甘油的组成与结构

三酰甘油由 1 分子甘油和 3 分子高级偶数碳的脂肪酸构成。3 分子脂肪酸可以相同,也可以不同。若相同,形成的油脂称为单纯三酰甘油,若不同,则称为混合三酰甘油。三酰甘油的结构如下:

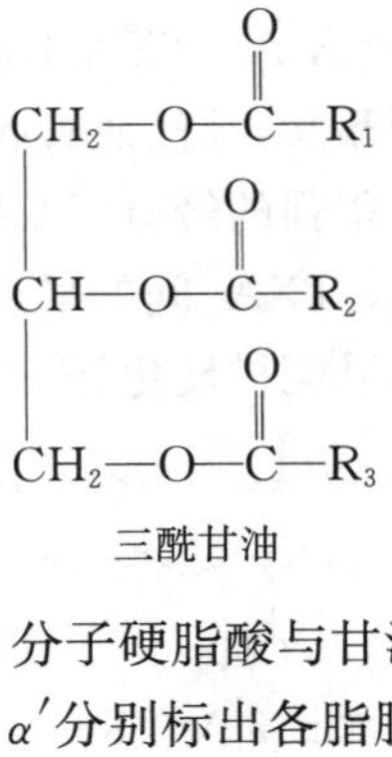

$$\begin{array}{l} CH_2-O-\overset{\overset{\displaystyle O}{\|}}{C}-R_1 \\ | \\ CH-O-\overset{\overset{\displaystyle O}{\|}}{C}-R_2 \\ | \\ CH_2-O-\overset{\overset{\displaystyle O}{\|}}{C}-R_3 \end{array}$$

三酰甘油

油脂通常命名为"某脂酰甘油",如 3 分子硬脂酸与甘油形成的三脂酰甘油命名为"三硬脂酰甘油",若 3 个脂肪酸不同时,则需用 α、β、α'分别标出各脂肪酸的位次。

二、油脂的化学性质

1. 水解和皂化　油脂可在酸、碱及酶催化的作用下发生水解反应。三酰甘油在脂肪酶的作用下，水解为1分子甘油和3分子高级脂肪酸。若在碱的作用下，水解产物为1分子甘油和3分子高级脂肪酸盐，高级脂肪酸盐是肥皂的主要成分，因此油脂在碱性条件下的水解反应又称为**皂化反应**。

$$\begin{array}{l} CH_2-O-\overset{O}{\overset{\|}{C}}-R_1 \\ | \\ CH-O-\overset{O}{\overset{\|}{C}}-R_2 \\ | \\ CH_2-O-\overset{O}{\overset{\|}{C}}-R_3 \end{array} + 3KOH \longrightarrow \begin{array}{l} CH_2-OH \\ | \\ CH-OH \\ | \\ CH_2-OH \end{array} + \begin{array}{l} R_1COOK \\ R_2COOK \\ R_3COOK \end{array}$$

水解1 g油脂所需要的氢氧化钾的毫克数称为**皂化值**。根据皂化值的大小，可以判断油脂的平均相对分子质量。皂化值越小，1 g油脂所含物质的量越少，即油脂的平均相对分子质量越大；反之，皂化值越大，1 g油脂所含物质的量越多，表示油脂的平均相对分子量越小。

在人体内，对食物油脂的水解反应主要发生在小肠内。反应是在胰脂酶的催化下进行，生成的脂肪酸、甘油及不完全水解产生的单脂酰甘油等经肠壁吸收进入体内，一部分氧化供能，另一部分重新合成人体自身的三酰甘油。

2. 加成(氢化和碘化)　含不饱和脂肪酸的三酰甘油，其分子中的碳碳双键可在催化剂的作用下与氢、卤素等发生加成反应。

$$\text{氢化}\quad -CH{=}CH- + H_2 \longrightarrow -CH_2-CH_2-$$

$$\text{碘化}\quad -CH{=}CH- + I_2 \longrightarrow -\underset{I}{\underset{|}{CH}}-\underset{I}{\underset{|}{CH}}-$$

油脂通过氢化，将不饱和脂肪酸转变为饱和脂肪酸，提高了油脂的饱和度，使原来液态的油转化为固态的脂，这种变化称为油脂的氢化或硬化。在食品工业中被用于制造人造黄油和半固体的烹调脂。油脂与碘的加成反应常被用来测定油脂的不饱和程度。每100 g三酰甘油所能吸收的碘的克数称为**碘价**。碘价越大，表明油脂中的不饱和脂肪酸含量越多，油脂的不饱和程度越高。不饱和油脂，可与溴起加成反应，使溴的四氯化碳溶液褪色，这一性质可用于鉴定植物油。

3. 酸败作用　若将油脂久置于空气中，会产生难闻的气味，这种变化称为**酸败作用**。其主要原因是空气中的氧气、水分和微生物作用于油脂而发生氧化、水解等反应产生过氧化物，进而降解成有臭味的低级醛、酮、酸的复杂混合物。酸败的油脂不宜食用，酸败程度一般用酸价(值)(acid value)来表示，即中和1 g油脂中的游离脂肪酸所需的KOH的毫克数。

为防止自动氧化，可在新鲜的油脂中加入合成抗氧化剂或天然抗氧化剂如α-生育酚等。植物油的抗自动氧化能力比动物油脂强，就是因为存在天然的α-生育酚和β-胡萝卜素等。

第三节　磷脂和糖脂

磷脂和糖脂是分别含有磷酸基和糖基的类脂。

一、磷脂

磷脂(phospholipid)广泛地分布在动植物中，是细胞的组成成分。磷脂主要存在于脑、神经组织、骨髓、心、肝及肾等器官中。蛋黄、植物种子、胚芽及大豆中都含有丰富的磷脂。磷脂又根据其分子中含有甘油还是鞘氨醇分为两大类：含有甘油的磷脂称为甘油磷脂；不含甘油而含鞘氨醇的则称为鞘磷脂。磷脂的共同结构特征是：既有亲水基团(极性头部)又有疏水基团(非极性尾部)，使其既能溶解于水又能溶解于非极性溶剂中，这种两性性质极有利于构成生物膜脂双层，还可作为脂溶性物质的乳化剂，促进脂溶性食物的消化吸收以及脂类物质在血液中的运输等作用。

(一) 甘油磷脂

甘油磷脂以甘油为基本骨架，分别连接两分子脂肪酸和一分子磷酸构成磷酸甘油二酯，也称磷脂酸。磷脂酸分子中甘油的 $C-2$ 为手性碳原子，可以有 D 和 L 两种构型，天然磷脂酸为 L-型。磷脂酸是最简单的甘油磷脂，可以看作为是各种磷脂的母体结构。以磷脂酸分子为基础，其中磷酸基上一个氢(—H)可以被多种带有羟基的化合物(—X)取代，生成不同种的甘油磷脂。重要的有磷脂酰胆碱、磷脂酰乙醇胺、磷脂酰丝氨酸和磷脂酰肌醇等。磷脂酸及常见甘油磷脂的结构如下：

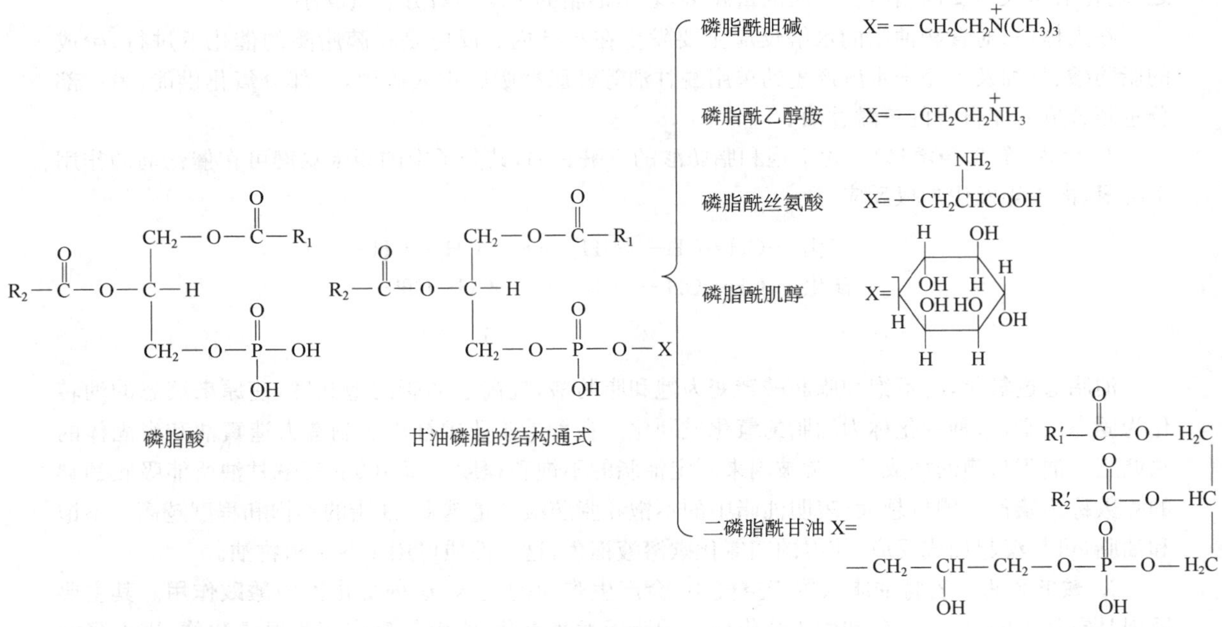

磷脂酸：$CH_2-O-CO-R_1$；$R_2-CO-O-CH$；$CH_2-O-PO(OH)-OH$

甘油磷脂的结构通式：$CH_2-O-CO-R_1$；$R_2-CO-O-CH$；$CH_2-O-PO(OH)-O-X$

磷脂酰胆碱 $X=-CH_2CH_2\overset{+}{N}(CH_3)_3$

磷脂酰乙醇胺 $X=-CH_2CH_2\overset{+}{N}H_3$

磷脂酰丝氨酸 $X=-CH_2CH(NH_2)COOH$

磷脂酰肌醇 X= 肌醇基(环己六醇)

二磷脂酰甘油 X= $-CH_2-CH(OH)-CH_2-O-PO(OH)-O-H_2C-CH(O-CO-R_2')-H_2C-O-CO-R_1'$

1. *磷脂酰胆碱* 磷脂酰胆碱(phosphatidylcholine，PC)在蛋黄中含量丰富，占 8%～10%，俗称卵磷脂。卵磷脂分布在脑、神经组织、肝、肾上腺和红细胞等各种组织细胞中，是细胞膜中含量最丰富的磷脂。磷脂酰胆碱是由磷脂酸中的磷酸基和胆碱的羟基脱水生成。其所含的脂肪酸可以是软脂酸、硬脂酸、油酸、亚油酸、亚麻酸和花生四烯酸等，第 2 位碳上往往连接不饱和脂肪酸。

磷脂酰胆碱不溶于水、丙酮，易溶于乙醚、乙醇和氯仿。其纯净物为白色蜡状固体，吸水性较强，易被空气氧化而变黄，久置则呈褐色。

磷脂酰胆碱除了作为细胞膜重要组成分外，在人体内具有协助脂类运输、促进脂类代谢的作用。当肝脏卵磷脂合成不足时，肝内合成的脂肪外运发生障碍，造成脂肪在肝中过多堆积，形成脂肪肝。因此，磷脂酰胆碱及其合成原料胆碱可用于防治脂肪肝。

当卵磷脂受到卵磷脂酶 A_2 作用，使其分子中 C－2 位不饱和脂肪酸降解下来，生成溶血卵磷脂，后者具有强烈的溶血作用。某些毒蛇（如眼镜蛇）和一些毒蜘蛛分泌的毒液中含有卵磷脂酶 A_2，这是毒蛇咬人引起中毒的重要原因。

2. *磷脂酰乙醇胺*　磷脂酰乙醇胺（phosphatidylethanolamine，PE）和磷脂酰胆碱并存于机体各组织器官中，在脑和神经组织中含量尤为丰富，俗称脑磷脂。其结构和理化性质均与磷脂酰胆碱类似，不同的只是乙醇胺（又称胆胺）代替了胆碱。

磷脂酰乙醇胺与磷脂酰胆碱的溶解性有差异，磷脂酰乙醇胺能溶于乙醚，难溶于乙醇，不溶于丙酮，借此可将两者分离。

磷脂酰乙醇胺与血液凝固有关。凝血激酶是由磷脂酰乙醇胺与蛋白质组成的，它存在于血小板内，能促使血液凝固。

3. *磷脂酰丝氨酸*　磷脂酰丝氨酸（phosphatidylserine，PS）是由丝氨酸羟基与磷脂酸的磷酸基脱水相连而成。磷脂酰丝氨酸主要分布在细胞质膜内侧面，作为膜脂组成分之一。据报道，磷脂酰丝氨酸是一种具有健脑、改善记忆能力的磷脂，可用于预防老年性痴呆，改善人的感知力和记忆力。

4. *磷脂酰肌醇*　磷脂酰肌醇（phosphatidylinositol，PI）是由肌醇分子中的一个羟基与磷脂酸的磷酸基脱水相连而成。磷脂酰肌醇主要分布在细胞质膜内侧面，约占膜磷脂总量的 10%。磷脂酰肌醇的 C－4、C－5 两位羟基发生磷酸化生成磷脂酰肌醇－4，5－二磷酸（phosphatidylinositol－4，5－biphophate，PIP_2），后者在磷脂酶 C 作用下可以分解产生两种重要的第二信使（三磷酸肌醇和二脂酰甘油），参与细胞信息传递过程。

5. *心磷脂*　心磷脂是由甘油的 C－1 和 C－3 分别与 2 分子磷脂酸结合而成。心磷脂是线粒体内膜和细菌细胞膜的重要组成部分，而且是唯一具有抗原性的磷脂分子。

（二）神经鞘磷脂

神经鞘磷脂简称鞘磷脂（sphingomyelin），大量存在于脑和神经组织中，是包裹神经髓鞘的主要成分。肝、脾和其他组织中也含少量鞘磷脂。鞘磷脂的化学组成和结构与甘油磷脂的差别在于鞘氨醇取代了甘油。鞘氨醇是一种含有一个不饱和双键的十八碳氨基二元醇。其分子中的 C－1、C－2、C－3 携有 3 个功能基（—OH、—NH_2、—OH）与甘油分子的 3 个羟基很相似。当脂肪酸通过酰胺键与鞘氨醇的—NH_2 相连时，则形成神经酰胺（ceramide），其结构与二脂酰甘油类似。神经酰胺可以看作为是鞘磷脂的母体结构。在神经酰胺基础上通过其分子中的 1－位羟基被磷酰胆碱或磷酰乙醇胺取代形成鞘磷脂，如胆碱鞘磷脂。

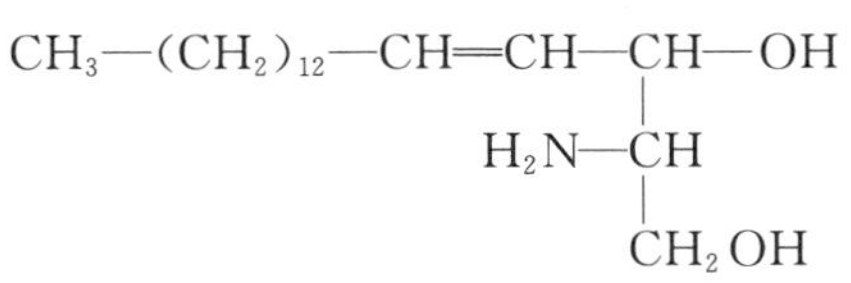

$$\begin{array}{l} CH_3-(CH_2)_{12}-CH{=}CH-CH-OH \\ \qquad\qquad\qquad\qquad\qquad\quad | \\ \qquad\qquad\qquad\qquad\quad H_2N-CH \\ \qquad\qquad\qquad\qquad\qquad\quad | \\ \qquad\qquad\qquad\qquad\qquad\; CH_2OH \end{array}$$

鞘氨醇

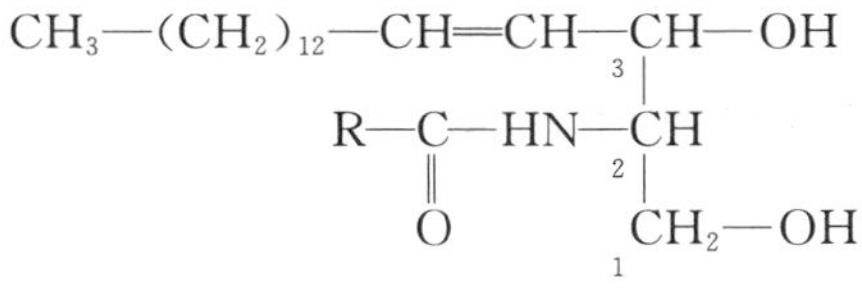

$$\begin{array}{l} CH_3-(CH_2)_{12}-CH{=}CH-CH-OH \\ \qquad\qquad\qquad\qquad\qquad\quad {}^{3}| \\ \qquad\qquad\quad R-C-HN-CH \\ \qquad\qquad\qquad\;\; \| \qquad\quad {}^{2}| \\ \qquad\qquad\qquad\;\; O \qquad\;\; CH_2-OH \\ \qquad\qquad\qquad\qquad\qquad\quad {}_{1} \end{array}$$

神经酰胺

$$\begin{array}{l} CH_3-(CH_2)_{12}-CH{=}CH-CH-OH \\ \qquad\qquad\qquad\qquad\qquad\quad | \\ \qquad\quad R-C-HN-CH \qquad\qquad O \\ \qquad\qquad\;\; \| \qquad\qquad | \qquad\qquad\quad \| \\ \qquad\qquad\;\; O \qquad\quad CH_2-O-P-O-CH_2-CH_2-\overset{+}{N}(CH_3)_3 \\ \qquad\qquad\qquad\qquad\qquad\qquad\quad | \\ \qquad\qquad\qquad\qquad\qquad\qquad OH \end{array}$$

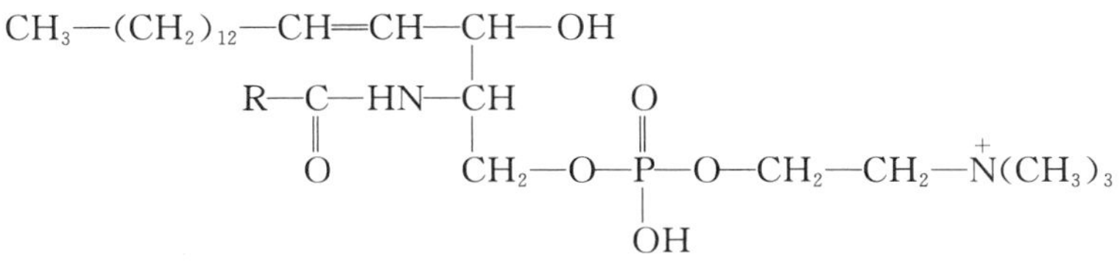

胆碱鞘磷脂

鞘磷脂的水解需要神经鞘脂酶的催化，其产物为磷酸胆碱和神经酰胺。神经鞘脂酶存在于脑、肝、脾和肾等组织细胞中，当先天性缺乏该酶时，可使鞘磷脂过多存积在肝、脾和中枢神经等组织内，引起肝、脾肿大，痴呆，甚至危及生命。

鞘磷脂是白色结晶，性质稳定，不易被氧化，不溶于丙酮和乙醚，而溶于热乙醇，这是鞘磷脂与磷脂酰胆碱及磷脂酰乙醇胺的不同之处，借此可将鞘磷脂与卵磷脂和脑磷脂分离开来。

二、糖脂

糖脂(glycolipid)是指糖基(常为半乳糖或葡萄糖)通过其半缩醛羟基以糖苷键与脂类连接形成的化合物，分子中不含磷酸基。根据分子中所含醇类结构的不同，又有甘油糖脂和鞘糖脂两类，它们广泛分布于各组织细胞中。

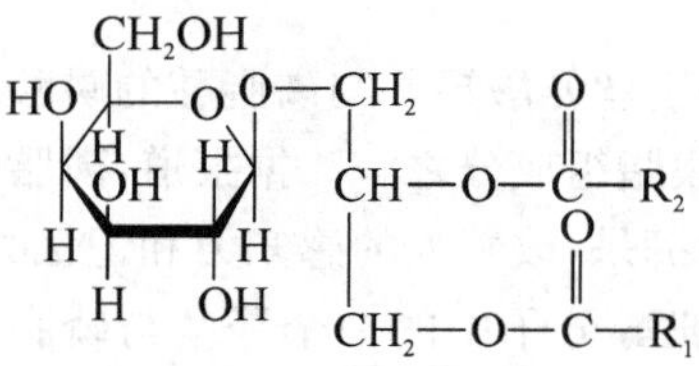

甘油糖脂 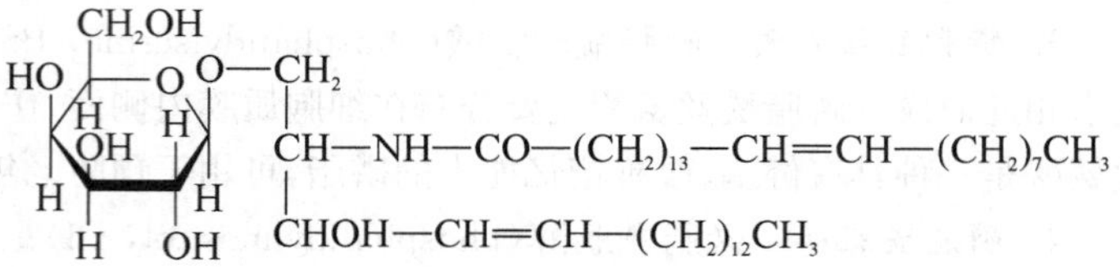　　　　脑苷脂

甘油糖脂与甘油磷脂相似，以糖基(如半乳糖或葡萄糖)代替磷酸基，通过糖苷键连接在二脂酰甘油分子中甘油的 C－3 位羟基上，半乳糖二脂酰甘油结构见上。鞘糖脂结构与鞘磷脂相似，由糖基(如半乳糖或葡萄糖)代替磷脂酰胆碱与神经鞘氨醇的羟基结合而成。它在神经组织如脑组织中含量尤为丰富，也是构成血型物质及细胞膜抗原的重要组成成分。根据含有糖基的复杂程度不同，又有脑苷脂(cerebroside)和神经节苷脂(ganglioside)、血型物质等多种鞘糖脂。其中脑苷脂(结构见上)只含有一个半乳糖或葡萄糖，神经节苷脂是结构比较复杂的糖脂，含有多达 7 个单糖残基的分支链，并且其中往往含有 1 个或多个唾液酸。

第四节　类　固　醇

类固醇化合物广泛存在于动植物组织中，是具有重要作用的类脂。体内重要的类固醇化合物有胆固醇、维生素 D、胆汁酸、类固醇激素等。它们的分子结构中都含有一个由四个环组成的基本骨架，即环戊烷多氢菲的基本骨架。绝大多数类固醇化合物在此骨架的基础上带有 3 个侧链，分别在 C－10、C－13 上连有甲基，C－17 位上连有较多碳原子的侧链，所以可形象地称类固醇化合物为“甾”族化合物。“田”表示 4 个环，“‹‹‹”代表 3 个侧链。

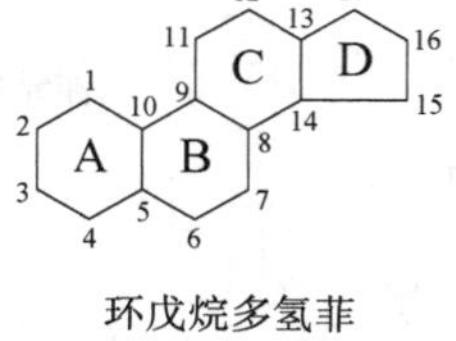

环戊烷多氢菲 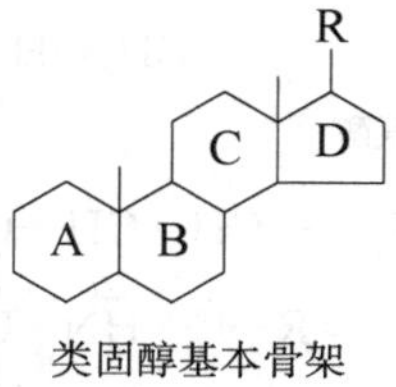　　　　类固醇基本骨架

一、胆固醇

胆固醇(cholesterol)又名胆甾醇，因其最初是在动物胆石中发现的含有醇性羟基的固体物质，

故名胆固醇。胆固醇的 C－3 上有一个羟基，C－5、C－6 间有一双键，C－17 上有一个含 8 个碳的侧链。C－3 位上的羟基可以与脂肪酸发生酯化反应，生成胆固醇酯(cholesterol ester)。体内有游离胆固醇和胆固醇酯两种存在形式，在不同的组织器官两者的比例各不相同。

胆固醇　　　　胆固醇酯

胆固醇为无色或略带黄色的结晶，熔点 148 ℃，难溶于水，易溶于有机溶剂。人体内胆固醇主要集中在脑和神经组织中，可由食物摄取和自身合成。当体内胆固醇代谢发生障碍时，血液中胆固醇含量异常增加时，可以从血清中析出，引起血管变窄，降低血液流速，造成高血压、动脉粥样硬化；在胆汁中，若有胆固醇沉积，则易形成胆石。

胆固醇是体内各种重要活性类固醇的前体。如在肝脏可合成胆汁酸，在肾上腺皮质可转变成肾上腺皮质激素，在性腺则转变为性激素，在肠黏膜细胞转变为 7－脱氢胆固醇等。7－脱氢胆固醇存在于人体皮肤中，当受到紫外线照射时，可转变为维生素 D_3。

二、胆汁酸

在肝中胆固醇转变为胆汁酸(bile acid)是其主要代谢去路。正常人胆汁中的胆汁酸有游离胆汁酸和结合胆汁酸两大类。游离胆汁酸主要有胆酸、鹅脱氧胆酸、石胆酸和脱氧胆酸，结合胆汁酸是游离胆汁酸通过酰胺键与甘氨酸或牛磺酸结合生成。

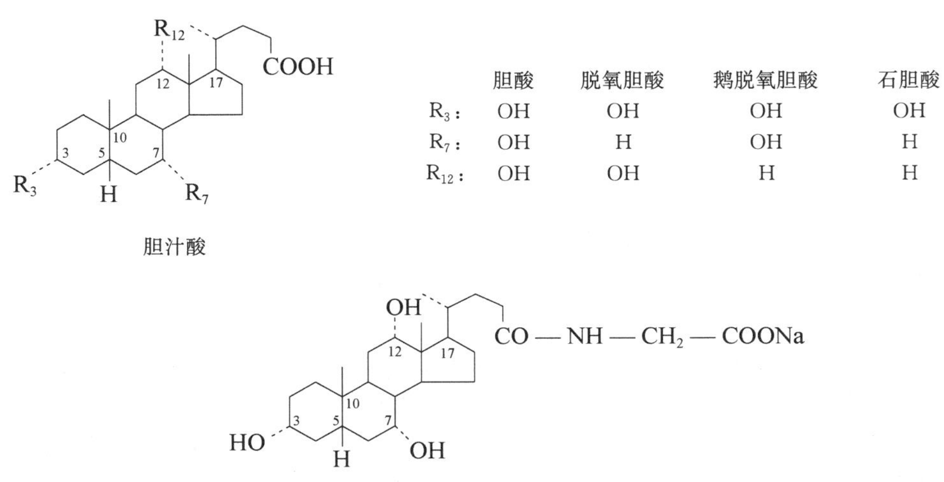

	胆酸	脱氧胆酸	鹅脱氧胆酸	石胆酸
R_3：	OH	OH	OH	OH
R_7：	OH	H	OH	H
R_{12}：	OH	OH	H	H

胆汁酸

甘氨胆酸的钠盐

胆汁酸在小肠的碱性条件下，常以钠盐或钾盐的形式存在，称为胆汁酸盐，简称胆盐。胆汁酸盐溶于水，含有亲水(如羟基、羧基)和疏水(如甲基)两种基团，这两类不同性质的基团在空间排列上正好分布在环戊烷多氢菲的两侧，使胆汁酸盐分子形成亲水和疏水两个侧面，成为很强的乳化剂。故胆汁酸盐具有帮助脂类消化吸收的重要作用，且能防止胆结石的形成。所以常将胆汁酸盐称为“生物肥皂”。

三、维生素D

胆固醇在肠黏膜细胞经酶催化脱氢生成7-脱氢胆固醇，再经血液循环分布于皮下组织，当受到紫外线照射时，它的B环打开转变为维生素D_3。因此，多晒太阳是获得维生素D_3的最简单方法。7-脱氢胆固醇是维生素D_3的前身物，被称为维生素D_3原。维生素D_3再在肝、肾组织内发生两次羟化作用，转变为维生素D_3的活化形式1,25-$(OH)_2$-维生素D_3，在体内发挥调节钙磷代谢的重要作用。

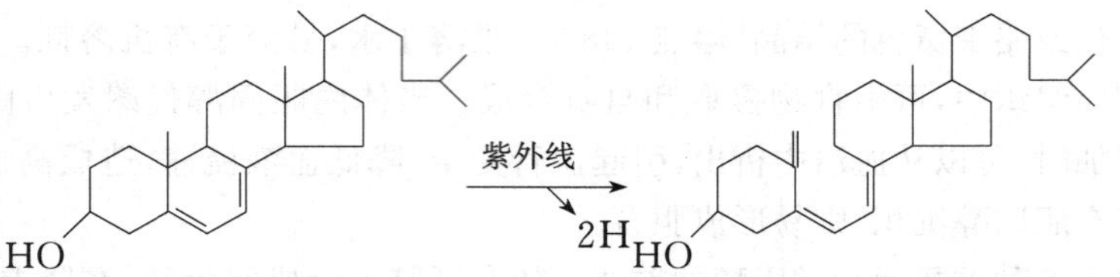

HO　　紫外线 → 2H　　HO

7-脱氢胆固醇　　维生素D_3

四、类固醇激素

类固醇激素根据其来源不同，分为肾上腺皮质激素和性激素。

1. *肾上腺皮质激素*　肾上腺皮质激素是由肾上腺皮质分泌的一大类类固醇激素，较为重要的有球状带分泌的醛固酮，束状带分泌的皮质醇（又称氢化可的松）和皮质酮，以及网状带分泌的少量性激素等。

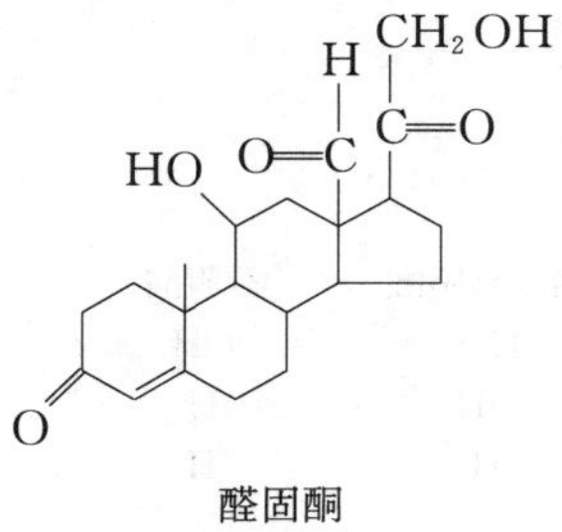

CH_2OH, H, C=O, HO, O=C, O　　CH_2OH, C=O, HO, O　　CH_2OH, C=O, HO, OH, O

醛固酮 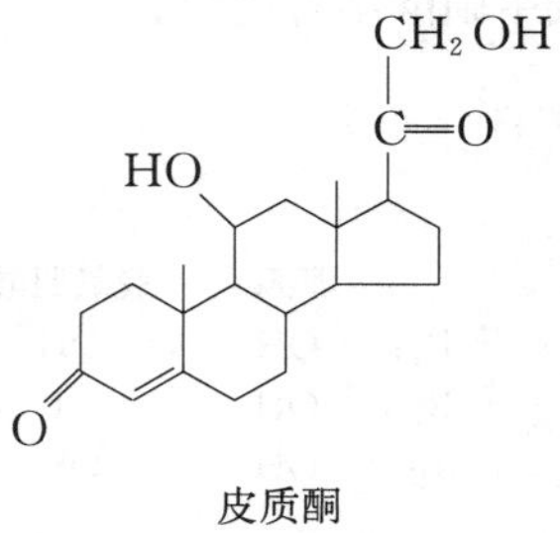　　皮质酮 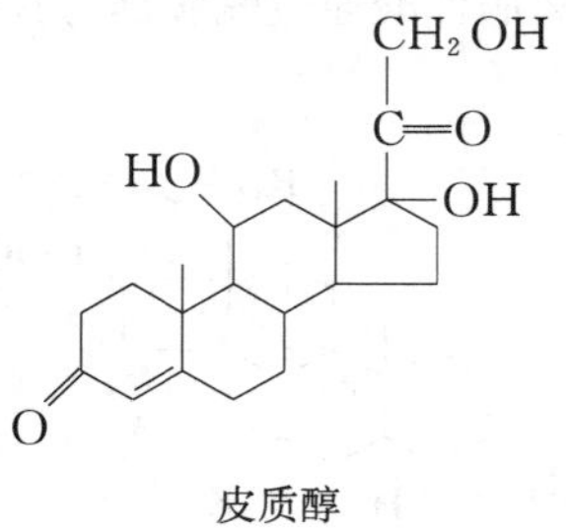　　皮质醇

醛固酮具有调节水盐代谢作用，又被称为盐皮质激素；皮质醇和皮质酮具有升高血糖浓度的作用，故称为糖皮质激素，其中皮质醇作用最强，同时又具有抗炎症、抗过敏和抗休克等多种药理作用。

2. *性激素*　性激素分为雄性激素和雌性激素，主要由睾丸和卵巢分泌，在青春期之前，主要由肾上腺皮质网状带分泌。性激素对人和动物的生育功能和第二性征（如声音、体态等）有重要调节作用。比较重要的雄性激素有睾酮、脱氢表雄酮等，其中以睾酮的活性最大。雌性激素包括雌激素和孕激素。雌激素由卵巢中成熟的卵泡和黄体分泌，包括雌二醇、雌酮和雌三醇等，以雌二醇的活性最强。黄体酮是孕激素的代表物，也称孕酮，它有促进受精卵的发育和保胎作用。

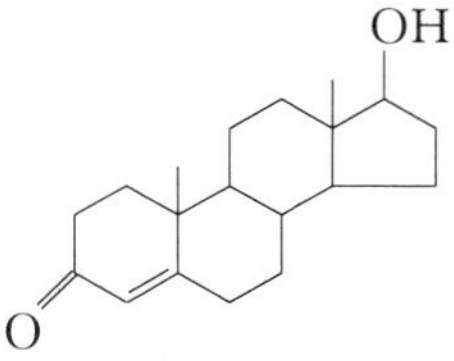

睾酮 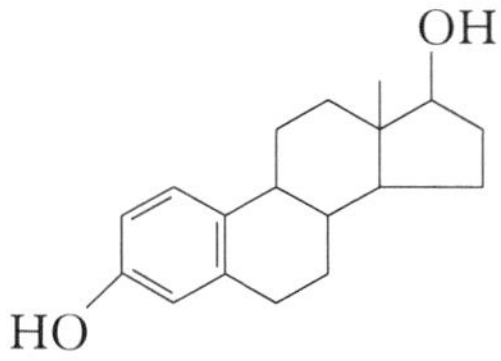　　雌二醇 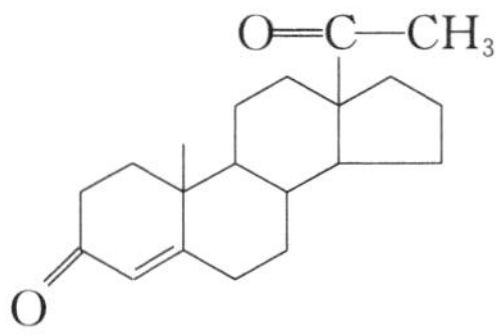　　黄体酮

拓展阅读：核磁共振在化学中的应用

具有奇数个核子(包括质子和中子)的原子核置于磁场中，再施加以特定频率的射频场，就会发生原子核吸收射频场能量的现象，这是人们对核磁共振(Nuclear Magnetic Resonance，NMR)现象的最初认识。随着技术进步，核磁共振谱技术不断发展，从最初的一维^{1}H谱发展到^{13}C谱、二维、三维核磁共振谱等，目前使用的核磁共振仪有连续波(CN)及脉冲傅里叶(PFT)变换两种形式。连续波核磁共振仪主要由磁铁、射频发射器、检测器和放大器、记录仪等组成。磁铁用来产生磁场，射频发射器用来产生固定频率的电磁辐射波，检测器和放大器用来检测和放大共振信号，记录仪将共振信号绘制成共振图谱。

核磁共振主要是由原子核的自旋运动引起的，原子核是带正电的粒子，能自旋的核有循环的电流，会产生磁场，形成磁矩，具有磁矩的原子核在高强度磁场作用下，可吸收适宜频率的电磁辐射。对于孤立原子核而言，同一种原子核在同样强度的外磁场中，只对某一特定频率的射频场敏感。但是处于分子结构中的原子核，由于分子中电子云分布等因素的影响，实际感受到的外磁场强度往往会发生一定程度的变化，而且处于分子结构中不同位置的原子核，所感受到的外加磁场的强度也各不相同。这种分子中电子云对外加磁场强度的影响，会导致分子中不同位置原子核对不同频率的射频场敏感，从而导致核磁共振信号的差异，这种差异便是通过核磁共振解析分子结构的基础。以最早应用的核磁共振氢谱为例，核磁共振氢谱可以确定有机分子中氢原子的种类、确定分子结构、确定分子的顺反异构等。在有机化合物的数据库中，核磁共振图谱是化合物的重要指纹数据之一，核磁共振谱与紫外光谱、红外光谱和质谱一起被有机化学家称为“四大名谱”。

随着科技进步，核磁共振谱技术解析分子结构的能力越来越强，近年来，人们甚至发展出了依靠核磁共振信息确定溶液中蛋白质分子三级结构的技术。核磁共振谱技术的进一步发展和应用，必将极大推动生命科学及医学的发展。

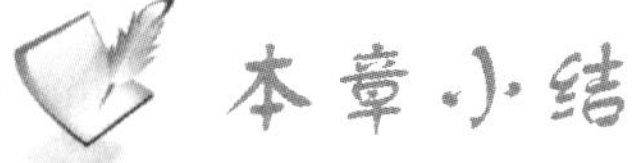

脂类是脂肪和类脂的总称。

脂肪是由甘油和脂肪酸生成的三酰甘油。根据碳原子数目，脂肪酸可分为短链脂肪酸、中链脂肪酸和长链脂肪酸；按烃基中是否含有双键(或三键)，分为饱和脂肪酸和不饱和脂肪酸。常见的饱和脂肪酸有软脂酸、硬脂酸等，不饱和脂肪酸有油酸、亚油酸、亚麻酸和花生四烯酸等。亚油酸、亚麻酸和花生四烯酸在体内不能合成，但对人体功能必不可少，必须通过食物摄取，故称为营养必需脂肪酸。前列腺素是一种二十碳不饱和脂肪酸的衍生物，其基本结构是前列烷酸。

油脂是由一分子甘油与三分子脂肪酸构成的酯，又称甘油三酯或三酰甘油。根据3分子脂肪酸是否相同分为单纯三酰甘油和混合三酰甘油。三酰甘油可发生水解和皂化、氢化与碘化及酸败作用。

类脂包括磷脂、糖脂和类固醇化合物。磷脂又分为甘油磷脂和神经鞘磷脂两大类。甘油磷脂分子中两条长的碳链构成非极性尾部，而甘油分子的第三个羟基与磷酸酯键构成极性头部，这是其构成生物膜的基础。重要的甘油磷脂有磷脂酰胆碱（卵磷脂）、磷脂酰乙醇胺（脑磷脂）、磷脂酰丝氨酸（脑卵脂）等。重要的神经鞘磷脂有神经酰胺，也是合成其他神经鞘磷脂的母体。糖脂包括甘油糖脂和鞘糖脂。

体内重要的类固醇化合物有胆固醇、维生素D、胆汁酸、类固醇激素等。它们的基本结构都含环戊烷多氢菲的基本骨架。胆固醇是体内其他各种类固醇化合物的合成原料。例如胆固醇在肝脏可合成胆汁酸，是胆固醇的主要代谢去路；在肾上腺皮质中转变为肾上腺皮质激素，其中醛固酮具有调节水盐代谢的作用，称为盐皮质激素，而皮质醇和皮质酮具有升高血糖浓度的作用，故称为糖皮质激素；在性腺转变为性激素（睾酮、雌二醇及孕酮）；还可在肠黏膜转变为维生素D原（7-脱氢胆固醇），后者在皮下经紫外线照射后再转变为维生素D_3。

思考题

一、名词解释

1. 必需脂肪酸　2. 皂化反应　3. 皂化值　4. 碘价　5. 酸败作用

二、问答题

1. 写出下列化合物的化学结构：

① 前列烷酸

② 亚油酸

③ 胆固醇

2. 油脂具有哪些化学性质？

3. 写出下列物质的别名：

① 磷脂酰胆碱

② 磷脂酰乙醇胺

③ 磷脂酰丝氨酸

第十五章
蛋 白 质

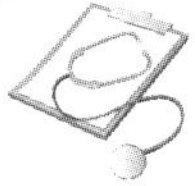

导学

1. 掌握：氨基酸的结构、理化性质；蛋白质的分子组成和结构。
2. 熟悉：蛋白质的理化性质；常用的蛋白质分离、纯化技术基本原理。
3. 了解：蛋白质分子结构与功能的关系；蛋白质的分类。

蛋白质(protein)是生命的物质基础。蛋白质的希腊名字(*protos*)本意是第一、最初，这足以表明它的重要性。蛋白质是最丰富的生物大分子，存在于所有的细胞及细胞的所有部位。蛋白质的种类更是其他生物分子无法比拟的，在一个细胞中就可以找到数千种蛋白质。蛋白质具有显著的功能多样性，所有的生命活动都离不开蛋白质。

生命的神奇之处就在于它的每一种蛋白质都有特定的功能，而蛋白质的合成过程实际上只是按一定比例选择氨基酸并把它们按一定顺序连接起来，从而产生酶、激素、抗体、载体等各种各样的蛋白质。

第一节 蛋白质的分子组成

虽然蛋白质结构复杂，但都含碳(C)、氢(H)、氧(O)、氮(N)四种基本元素，有些还含硫(S)、磷(P)，少数含有铁(Fe)、铜(Cu)、锰(Mn)、锌(Zn)、钴(Co)和碘(I)等元素。其中含氮量较恒定，平均16%，即1 g氮相当于6.25 g蛋白质。根据这一元素组成特点，只要测出样品中的含氮量，就可按下式计算出样品中的蛋白质含量：

$$蛋白质含量=样品中的含氮量\times 6.25$$

一、蛋白质的基本组成单位——氨基酸

氨基酸(amino acid)是既含氨基又含羧基的复合功能基化合物。尽管氨基酸种类很多，但组成蛋白质的氨基酸无论来自简单的微生物，还是复杂的高等生物，都是由20种氨基酸构成的。这些组成蛋白质的20种氨基酸常被称为**标准氨基酸(standard amino acid)**。在遗传密码表中这20种氨基酸可以找到其对应的密码，故也称为编码氨基酸。

(一) 氨基酸的结构

20种氨基酸彼此之间的区别在于侧链(R基)不同，除甘氨酸(R基为H)外，其他19种标准氨基酸的α-碳原子均连接有4个不同的原子或基团(—COOH、—NH_2、—H、—R)，为手性碳原

子。含有手性碳原子的氨基酸均为手性氨基酸。理论上，手性氨基酸应具有 *D* 和 *L* 型两种构型，但天然存在于动物蛋白中的氨基酸，除了甘氨酸外，均为 *L*-α-氨基酸，其结构通式见下：

$$H_2N-\underset{\underset{\displaystyle R}{|}}{\overset{\overset{\displaystyle COOH}{|}}{C}}-H \qquad {}^{+}H_3N-\underset{\underset{\displaystyle R}{|}}{\overset{\overset{\displaystyle COO^-}{|}}{C}}-H$$

L-α-氨基酸

（二）氨基酸的分类

根据 20 种标准氨基酸侧链 R 基结构和极性的不同，可以分为中性极性氨基酸、中性非极性氨基酸、酸性氨基酸和碱性氨基酸四大类（表 15-1）。

表 15-1　标准氨基酸的名称、结构与主要特性

中文名称	英文名称及缩写	分子量	等电点(pI)	结构式
1. 中性非极性氨基酸 甘氨酸 （甘）	Glycine （Gly，G）	75.05	5.97	$H-\underset{\underset{\displaystyle NH_2}{\vert}}{CH}-COOH$
丙氨酸（丙）	Alanine （Ala，A）	89.06	6.00	$CH_3-\underset{\underset{\displaystyle NH_2}{\vert}}{CH}-COOH$
缬氨酸（缬）	Valine （Val，V）	117.09	5.96	$(H_3C)_2CH-\underset{\underset{\displaystyle NH_2}{\vert}}{CH}-COOH$
亮氨酸（亮）	Leucine （Leu，L）	131.11	5.98	$(H_3C)_2CH-CH_2-\underset{\underset{\displaystyle NH_2}{\vert}}{CH}-COOH$
异亮氨酸（异亮）	Isoleucine （Ile，I）	131.11	6.02	$CH_3-CH_2-\underset{\underset{\displaystyle CH_3}{\vert}}{CH}-\underset{\underset{\displaystyle NH_2}{\vert}}{CH}-COOH$
甲硫氨酸 （甲硫，蛋氨酸）	Methionine （Met，M）	149.15	5.74	$CH_3-S-CH_2-CH_2-\underset{\underset{\displaystyle NH_2}{\vert}}{CH}-COOH$
脯氨酸（脯）	Proline （Pro，P）	115.13	6.30	环状：$CH_2-CH-COOH$，H_2C 与两个 CH_2 相连，CH_2-NH，NH 与 CH 相连
苯丙氨酸（苯）	Phenylalanine （Phe，F）	165.09	5.48	$C_6H_5-CH_2-\underset{\underset{\displaystyle NH_2}{\vert}}{CH}-COOH$

（续表）

中文名称	英文名称及缩写	分子量	等电点(pI)	结构式
色氨酸(色)	Tryptophan (Trp, W)	204.22	5.89	$C_8H_6N—CH_2—CH(NH_2)—COOH$ （吲哚环，N—H）
2. 中性极性氨基酸 丝氨酸(丝)	Serine (Ser, S)	105.06	5.68	$HO—CH_2—CH(NH_2)—COOH$
苏氨酸(苏)	Threonine (Thr, T)	119.08	6.18	$CH_3—CH(OH)—CH(NH_2)—COOH$
天冬酰胺(天胺)	Asparagine (Asn, N)	132.12	5.41	$H_2N—C(=O)—CH_2—CH(NH_2)—COOH$
谷氨酰胺(谷胺)	Glutamine (Gln, Q)	146.15	5.65	$H_2N—C(=O)—CH_2—CH_2—CH(NH_2)—COOH$
酪氨酸(酪)	Tyrosine (Tyr, Y)	181.09	5.66	$HO—C_6H_4—CH_2—CH(NH_2)—COOH$
半胱氨酸(半)	Cysteine (Cys, C)	121.12	5.07	$HS—CH_2—CH(NH_2)—COOH$
3. 酸性氨基酸 天冬氨酸(天)	Aspartate (Asp, D)	133.60	2.77	$HOOC—CH_2—CH(NH_2)—COOH$
谷氨酸(谷)	Glutamate (Glu, E)	147.08	3.22	$HOOC—CH_2—CH_2—CH(NH_2)—COOH$
4. 碱性氨基酸 赖氨酸(赖)	Lysine (Lys, K)	146.13	9.74	$H_2N—(CH_2)_3—CH_2—CH(NH_2)—COOH$
精氨酸(精)	Arginine (Arg, R)	174.14	10.76	$H_2N—C(=NH)—NH—(CH_2)_2—CH_2—CH(NH_2)—COOH$
组氨酸(组)	Histidine (His, H)	155.16	7.59	$C_3H_3N_2—CH_2—CH(NH_2)—COOH$ （咪唑环，N—H）

1. **中性非极性氨基酸** 这类氨基酸的侧链是非极性疏水的。其中丙氨酸、缬氨酸、亮氨酸、异亮氨酸在蛋白质分子中可以借助于疏水键结合在一起，以稳定蛋白质结构，这些氨基酸大多构成

球状蛋白质的疏水核心。甘氨酸的结构最简单，尽管它是非极性的，但其侧链太小，因而并不参与形成疏水键。甲硫氨酸(蛋氨酸)是2个含硫氨基酸中的1个，侧链含非极性硫醚基。脯氨酸脂肪侧链形成环状结构，这种结构具有刚性，在蛋白质的空间结构中具有特殊意义。

2. *中性极性氨基酸* 这类氨基酸包括丝氨酸、苏氨酸、半胱氨酸、天冬酰胺、谷氨酰胺、酪氨酸，其侧链具亲水性，可与水形成氢键(半胱氨酸除外)，所以与非极性氨基酸相比，较易溶于水，但在中性水溶液中不电离。丝氨酸、苏氨酸的极性源于其羟基，半胱氨酸源于巯基，天冬酰胺、谷氨酰胺源于酰胺基。溶液中这些氨基酸可以通过形成氢键，发挥稳定蛋白质构象的作用。

3. *酸性氨基酸* 这类氨基酸包括谷氨酸和天冬氨酸，其侧链含非α-羧基，在中性溶液中可以电离出质子而带负电荷，亲水性强。

4. *碱性氨基酸* 这类氨基酸包括赖氨酸、精氨酸和组氨酸，其侧链分别含非α-氨基、胍基和咪唑基，在中性溶液中可以接受质子而带正电荷，亲水性强，所以在许多酶促反应中作为质子供体或受体参与催化作用。

20种标准氨基酸的名称、结构和主要特性参见表15-1。除了上述20种标准氨基酸外，蛋白质中还往往有一些氨基酸衍生物，它们是多肽链合成后经过化学修饰而形成的，如羟脯氨酸、羟赖氨酸、胱氨酸以及含羟基氨基酸的磷酸化修饰产物等；还有一些游离氨基酸，如鸟氨酸、瓜氨酸、同型半胱氨酸等，它们虽然不参与蛋白质合成，但往往具有特殊生物学作用。

(三) 氨基酸的理化性质

1. *一般物理性质* 各种氨基酸在水中溶解度差异很大，一般不溶于有机溶剂，易溶于稀酸或稀碱溶液；除甘氨酸外，其余标准氨基酸均具有旋光性；极性氨基酸都呈无色结晶，熔点在200～300 ℃。

2. *紫外吸收* 组成蛋白质的20种氨基酸均不吸收可见光，但色氨酸、酪氨酸和苯丙氨酸3种芳香族氨基酸可显著吸收紫外光。色氨酸和酪氨酸对280 nm波长、苯丙氨酸对260 nm波长的紫外光吸收能力最强，在一定范围内光吸收值与氨基酸浓度成正比关系。利用这一特性，可以通过分光光度法定量测定这三种氨基酸含量。

3. *两性电离和等电点* 氨基酸均含有—NH_2和—COOH。随着溶液酸性增强，—NH_2可以结合H^+而使氨基酸带正电荷(—NH_3^+)；反之，随着溶液碱性增强，—COOH可以解离出H^+而使氨基酸带负电荷(—COO^-)，这种电离特性被称为**两性电离**。当在某一溶液中，氨基酸带正电荷数和负电荷数相等时，分子呈电中性，此时溶液的pH值被称为该氨基酸的**等电点(isoelectric point, pI)**，这种分子称为兼性离子。

$$\underset{pH<pI}{{}^+H_3N-\underset{\displaystyle R}{\overset{\displaystyle COOH}{C}}-H} \underset{H^+}{\overset{OH^-}{\rightleftharpoons}} \underset{pH=pI}{{}^+H_3N-\underset{\displaystyle R}{\overset{\displaystyle COO^-}{C}}-H} \underset{H^+}{\overset{OH^-}{\rightleftharpoons}} \underset{pH>pI}{H_2N-\underset{\displaystyle R}{\overset{\displaystyle COO^-}{C}}-H}$$

(兼性离子)

各种氨基酸由于受不同侧链R基的影响，都有不同的等电点(表15-1)。当处在同一溶液($pH\neq pI$)中时，可使各种氨基酸带不同量的电荷，此时可以采用电泳技术将溶液中的氨基酸彼此分离开来。

4. *茚三酮反应* 氨基酸与茚三酮溶液混合，在加热条件下释放NH_3，同时生成还原型茚三酮。后者继续与NH_3和茚三酮进行反应，生成蓝紫色化合物。该有色溶液在570 nm处有一最大吸收值，并且在一定范围内与氨基酸浓度成正比关系，可用于氨基酸定量或定性分析。脯氨酸和羟脯氨酸与茚三酮反应不释放氨，直接生成黄色产物。多肽和蛋白质也能与茚三酮显色反应，但随着分子量增大，灵敏度逐渐降低。

二、肽

(一) 肽的形成与命名

由氨基酸缩合而成的化合物称为**肽(peptide)**。它是通过 1 个氨基酸分子的—COOH 与另 1 个氨基酸分子的—NH_2，脱去 1 分子水形成肽键(—CO—NH—，或称酰胺键)而互相连接起来的。

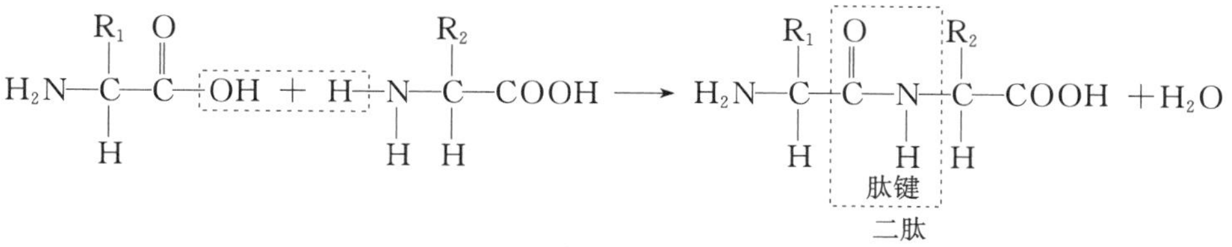

$$H_2N-CH(R_1)-C(=O)-OH + H-NH-CH(R_2)-COOH \longrightarrow H_2N-CH(R_1)-C(=O)-NH-CH(R_2)-COOH + H_2O$$

肽键

二肽

肽的形成

由 2 个氨基酸分子缩去 1 分子水，以 1 个肽键相连而成的肽称为二肽，由 3 个氨基酸分子缩去 2 分子水，以 2 个肽键相连而成的肽称为三肽，依此类推。一般由小于 10 个氨基酸分子经脱水生成的肽称为**寡肽(oligopeptide)**；由 10 个以上氨基酸经脱水生成的肽称为**多肽(polypeptide)**。多肽分子呈链状，又称多肽链。多肽链中的氨基酸已是不完整的分子，常被称为氨基酸残基。多肽链中由—Cα—C—N—Cα—构成的长链被称为主链或骨架；伸展在主链两侧的 R 基被称为侧链。主链的一侧含游离的 α-NH_2，称为氨基端(N 端)；另一端含游离的 α-COOH，称为羧基端(C 端)。

不同多肽链的氨基酸种类、数量及排列顺序各不相同，客观上需有一个排序和简写规则。一般将氨基端(H_2N—/H—)写在左侧，羧基端(—COOH/—OH)写在右侧，并用中文或英文简写代表各氨基酸残基。如由丙氨酸、甘氨酸和丝氨酸构成的三肽称为丙氨酰甘氨酰丝氨酸，其结构和简写如下：

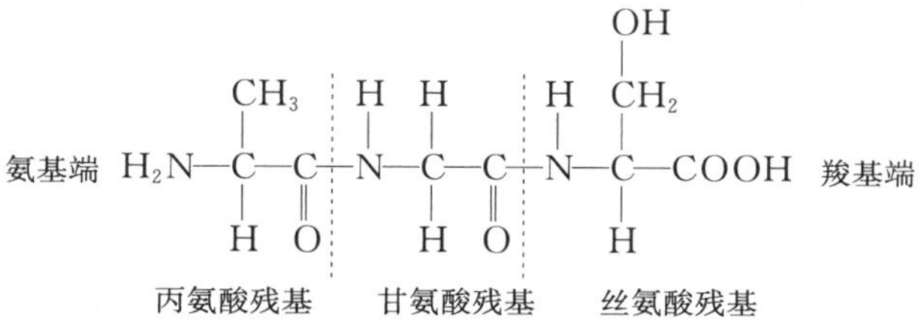

$$\text{氨基端}\quad H_2N-CH(CH_3)-C(=O)-NH-CH_2-C(=O)-NH-CH(CH_2OH)-COOH\quad\text{羧基端}$$

丙氨酸残基　　甘氨酸残基　　丝氨酸残基

简写：H—丙—甘—丝—OH 或 H—Ala—Gly—Ser—OH

(二) 体内某些重要的肽

常见的有谷胱甘肽、肽类激素、神经肽、细胞生长因子等。

1. 谷胱甘肽　谷胱甘肽是由谷氨酸通过其 γ-COOH 与半胱氨酸、甘氨酸相连接，构成 γ-谷氨酰半胱氨酰甘氨酸。结构如下：

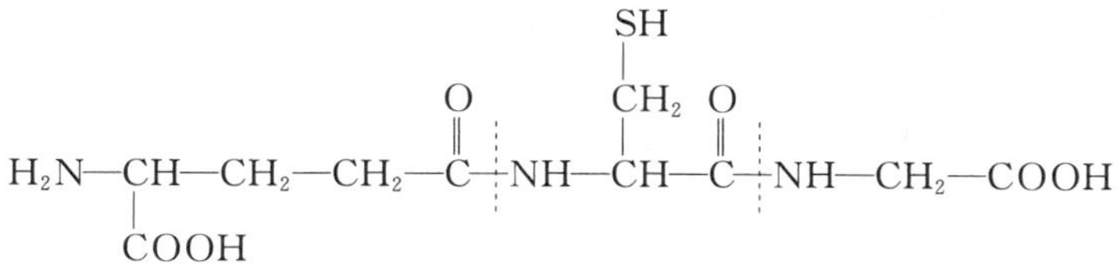

$$H_2N-CH(COOH)-CH_2-CH_2-C(=O)-NH-CH(CH_2SH)-C(=O)-NH-CH_2-COOH$$

γ-Glu-Cys-Gly

还原型谷胱甘肽(GSH)分子中的半胱氨酸残基上的巯基(—SH)容易发生脱氢氧化,生成氧化型谷胱甘肽(GSSG)。GSSG又可以接受2H重新还原生成GSH,从而参与体内氧化还原反应。GSH是体内重要的抗氧化剂和解毒剂。

$$2GSH \underset{+2H}{\overset{-2H}{\rightleftharpoons}} GSSG$$

2. 其他重要活性肽(表15-2)

表15-2 几种重要活性肽的组成及作用

肽类名称	组　成	主要生理作用
催产素	H—半胱—酪—苯丙—谷胺—天胺—半胱—脯—精—甘—NH_2(两个半胱之间以S—S相连)	刺激子宫平滑肌收缩
抗利尿激素(ADH)	H—半胱—酪—异亮—谷胺—天胺—半胱—脯—亮—甘—NH_2(两个半胱之间以S—S相连)	维持水平衡,升高血压
亮氨酸脑啡肽	H—酪—异亮—甘—甘—苯丙—亮—OH	调节痛觉与情绪
甲硫氨酸脑啡肽	H—酪—异亮—甘—甘—苯丙—甲硫—OH	调节痛觉与情绪
血管紧张素Ⅱ	H—天冬—精—缬—酪—异亮—组—脯—苯丙—OH	刺激醛固酮分泌、升高血压
生长素释放激素	H—缬—组—亮—丝—丙—谷—谷—赖—谷胺—丙—OH	促进释放生长激素

根据研究进展和命名习惯,含10个氨基酸以上的肽称多肽,含氨基酸超100个以上、相对分子质量大于1万的多肽可称为蛋白质(由51个氨基酸构成的胰岛素,被定为蛋白质为例外),故蛋白质也是许多氨基酸构成的多肽。多肽的生物学作用主要是由氨基酸所决定。

第二节　蛋白质的分子结构

尽管蛋白质属于多肽,但与简单的多肽比较,它必须具有特定空间构象才能发挥复杂的生物学功能。因此,对于蛋白质分子结构的研究,除了包括其氨基酸的组成和排列顺序外,还要研究多肽链是如何进一步卷曲、折叠构成特定空间构象的。通常将蛋白质结构分成四个层次去认识,即一、二、三、四级结构。不过,我们切忌把蛋白质的构象理解成是不变的刚性结构,实际上许多蛋白质在发挥作用时必须在几种不同构象之间反复转换。

一、蛋白质的一级结构

蛋白质的**一级结构(primary structure)**通常是指多肽链中氨基酸组成及其排列顺序。其涉及的主要化学键是肽键,也包括二硫键。例如,牛胰岛素是第一个被阐明一级结构的蛋白质,含51个氨基酸、分子质量为5 734,包括A、B两条链。A链含有21个氨基酸残基,B链含有30个氨基酸残基。A、B两条链之间通过2对二硫键(—S—S—)相连,A链的第6位与第11位2个半胱氨酸残基之间还形成一个链内二硫键(图15-1)。

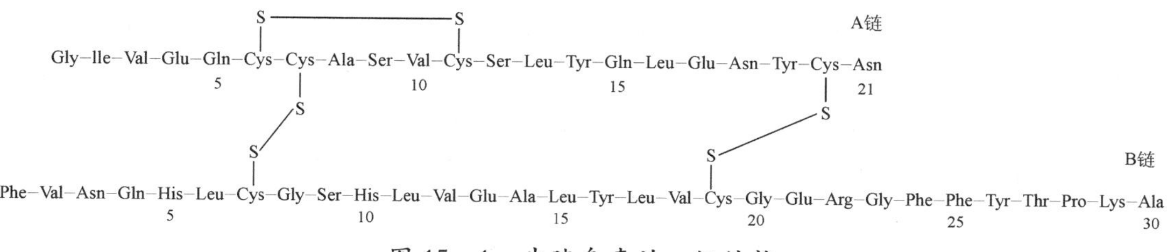

图 15-1 牛胰岛素的一级结构

胰岛素是体内唯一具有降血糖作用的激素。通常，胰岛素发挥降血糖作用后，受到胰岛素酶的作用，使 A、B 两条链间的二硫键氧化断裂而丧失活性。

蛋白质的一级结构是其空间构象的结构基础，进而可以影响蛋白质的生物学活性。因此，研究蛋白质的一级结构具有重要意义，当某个氨基酸组成发生变异时，往往会影响蛋白质的生物学活性，甚至会出现某些遗传性疾病；根据氨基酸组成序列的同源性，还可以帮助了解生物的进化史等。

二、蛋白质的二级结构

(一) 肽键平面

肽键(peptide bond)是蛋白质一级结构中的主要化学键，X 衍射法研究证明它具有特殊的理化性质。从键长来看，肽键中 C—N 键长为 0.132 nm，正好介于 C—C 单键 0.147 nm 和 C═C 双键 0.127 nm 之间。其原因是由于肽键羰基的 π 键电子对与酰胺氮的孤对电子存在着部分共享(或称共振)，从而使肽键显示出部分双键性质，不能自由旋转。从键角来看，肽键中的键与键之间的夹角均为 120°，从而使 6 个原子处于同一平面上，构成刚性的平面结构，称为**肽键平面**或酰胺平面，也称肽单元。肽键平面中的 O 与 H 呈反式分布，肽键平面两侧的 Cα-键均为 σ 键，可以自由旋转，从而使主链出现各种构象。肽键平面的结构如下：

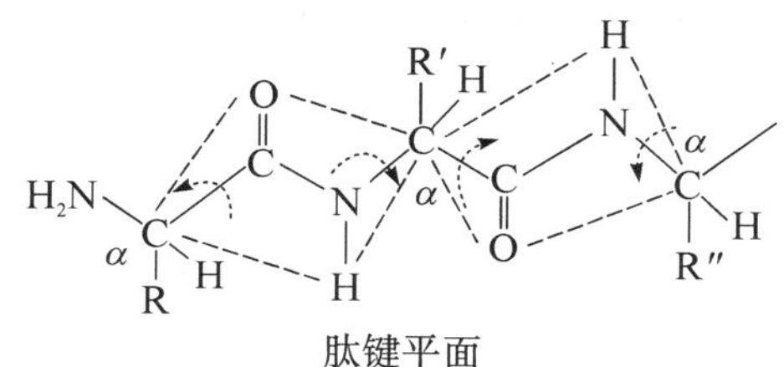

肽键平面

(二) 二级结构的基本类型

由于肽键平面两侧的 Cα-键的自由旋转，可使蛋白质多肽链主链盘绕、折叠，形成多种特殊的空间构象，称为蛋白质的**二级结构(secondary structure)**。蛋白质的二级结构主要包括 α-螺旋、β-折叠、β-转角和无规则卷曲等类型。

1. *α-螺旋* 由于酰胺平面两侧的 α-碳(Cα)的单键旋转，使多肽链主链围绕着同一中心轴呈右手螺旋样盘曲伸展，称此结构为 ***α*-螺旋(*α*-helix)**，见图 15-2(a)。

α-螺旋有以下结构特点：①每个 α-螺旋直径约 0.50 nm；②每一个螺旋圈约含 3.6 个氨基酸，上下螺距约 0.54 nm，即每个氨基酸残基上升约 0.15 nm；③上下螺旋圈之间，通过一个肽单元的—NH 和第四个肽单元的—C═O 之间形成氢键，两个氢键之间包括 4 个氨基酸残基；④氢键取向几乎平行于螺旋中心轴，侧链 R 基指向 α-螺旋外侧。

虽然一个氢键的键能微不足道，但由于所有肽单元都参与了氢键的形成，其数量之多，足以成为稳定 α-螺旋的主要因素。如果某些因素破坏了氢键，α-螺旋构象即因之而破坏，多肽链松散，蛋白质活性丧失。侧链 R 基团的大小和结构也可影响 α-螺旋的形成。如脯氨酸为亚氨基酸，不能形成氢键，甘氨酸 R 侧链为 H，所占空间小，使肽键平面旋转自由度大，这两种氨基酸的出现，不易形成稳定的 α-螺旋结构。

2. β-折叠　以肽键平面两侧的 α-碳为转折点，使多肽链呈锯齿状伸展，称此为 **β-折叠（β-sheet）**。它主要依靠两条链间或一条链内局部肽段之间的—C═O 和—NH 形成氢键而稳定。两条链可以平行，也可以反平行。侧链 R 基则交错分布在折叠平面结构的上下两侧[图 15-2(b)]。

3. β-转角　当蛋白质多肽链中存在脯氨酸时，因其亚氨基构成的肽键为顺式结构，特别有利于形成 180°的回折，这种肽链的回折角被称为 **β-转角（β-turn）**。β-转角由 4 个氨基酸残基构成。往往通过第 1 个氨基酸残基的—C═O 与第 4 个氨基酸残基的—NH 形成氢键来维系 β-转角构象[图 15-2(c)]。除脯氨酸外，其他参与形成 β-转角的氨基酸有甘氨酸、天冬氨酸、天冬酰胺和色氨酸等。

4. 无规则卷曲　当蛋白质多肽链中存在较大 R 基侧链的氨基酸残基时，如异亮氨酸、色氨酸和苯丙氨酸时，由于空间阻碍较大，既不利于形成 α-螺旋，也不利于形成 β-折叠，而呈无定形的线状结构，称此为**无规则卷曲（random coil）**。

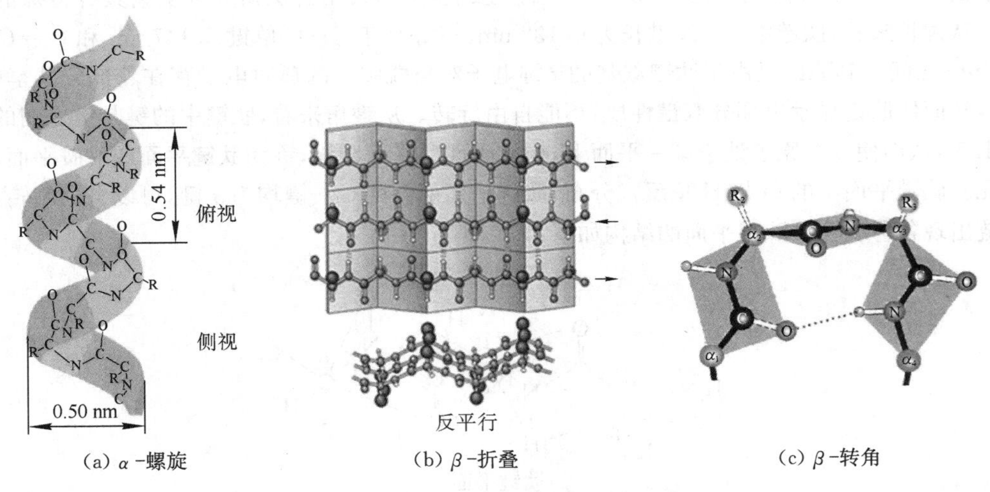

(a) α-螺旋　(b) β-折叠　(c) β-转角

图 15-2　蛋白质的二级结构示意图

（三）超二级结构

近年来发现，许多蛋白质分子中的一些二级结构单元，在空间上相互靠近形成全由 α-螺旋、全由 β-折叠、或由 α-螺旋与 β-折叠混合形成的特殊 αα、βββ、βαβ 等**超二级结构（supper secondary structure）**，又称**模体**或**模序（motif）**。如各种钙结合蛋白分子中往往具有螺旋-环-螺旋（helix-loop-helix）结构[图 15-3(a)]，可与钙离子发生特异结合。许多 DNA 结合蛋白分子中具有亮氨酸拉链（leucine zipper）结构[图 15-3(b)]或锌指（zinc finger）结构[图 15-3(c)]。含有亮氨酸拉链结构的肽段中，每隔 7 个氨基酸残基就有 1 个亮氨酸残基。这样，当多肽链相互靠近时，通过亮氨酸残基的疏水侧链的相互作用而易形成二聚体，进而增强其与 DNA 结合的能力，调节基因表达。锌指结

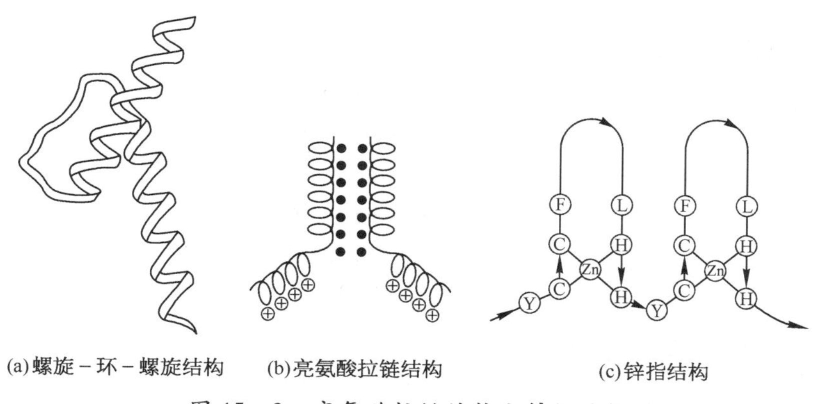

图 15-3 亮氨酸拉链结构和锌指结构

构是由 1 个 α-螺旋与 2 个反平行的 β-折叠构成的模序，锌指模序的 N 端有一对半胱氨酸残基，C 端有 1 对组氨酸残基，此 4 个氨基酸残基(C_2H_2)在空间上形成一个洞穴，正好容纳 1 个 Zn^{2+}。后者可以稳固该模体的 α-螺旋结构，进而利于镶嵌入 DNA 的大沟中。

三、蛋白质的三级结构

具有二级结构的多肽链中，由于一些彼此远离的氨基酸残基侧链的相互作用，以进一步折叠、盘曲，形成包括主链和侧链在内的所有原子的空间排布称为蛋白质的**三级结构(tertiary structure)**。维系蛋白质三级结构主要依赖非共价键，如氢键、盐键、疏水键、范德华(van der waals)力，以及少量共价键如二硫键。

尽管不同蛋白质的三级结构差异很大，但由于侧链 R 基的相互作用，多肽链盘绕、折叠，使疏水基团大部分藏于分子内部，亲水基团位于分子表面，形成稳定的亲水性球状结构(图 15-4)。

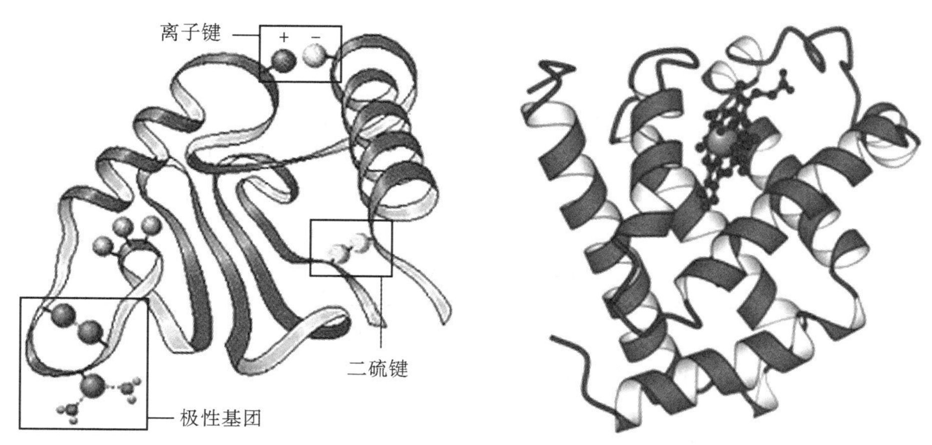

图 15-4 蛋白质的三级结构示意图

研究表明，由一条多肽链构成的蛋白质，欲发挥其生物学功能，必须具有三级结构的特定空间构象(如肌红蛋白、胰岛素、胶原蛋白等)。

四、蛋白质的四级结构

体内许多蛋白质是由两条或两条以上具有三级结构的多肽链构成。其中每一条具有三级结构的多肽链称为该蛋白质的一个**亚基**。由多个亚基构成的蛋白称为多聚体蛋白(multimer protein)。多个亚基通过非共价键(氢键、疏水键、离子键、范德华力)相互作用而聚合在一起构成特定空间构象的聚合体,称为蛋白质的**四级结构(quaternary structure)**。

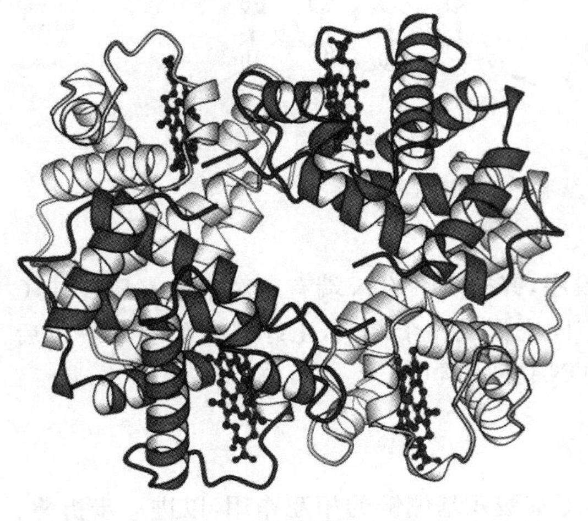

图 15-5 血红蛋白的四级结构示意图

蛋白质的四级结构主要反映其分子中各亚基的空间排布及相互间的作用,而不包括亚基内部的空间结构。对于多亚基蛋白质,亚基可以相同,也可以不同。单独的亚基无生物学活性,只有完整的四级结构多聚体蛋白质才具有生物学活性。例如,血红蛋白(hemoglobin, Hb)是由 2 个 α 亚基和 2 个 β 亚基通过非共价键构成的四聚体蛋白(图 15-5)。α 亚基含 141 个氨基酸残基,β 亚基含 146 个氨基酸残基。每个亚基都结合 1 个血红素辅基。单独的 α 亚基或 β 亚基均无活性,即使 α 与 β 配对,构成 $\alpha\beta$ 二聚体原体也无活性。只有 4 个亚基(2α、2β)构成完整的四聚体结构,才具有生物学功能。

必须注意,亚基是肽链,但肽链不一定是亚基。如血红蛋白分子中的 α 亚基和 β 亚基也可分别称为 α 链和 β 链;而胰岛素分子中的 A 链和 B 链则不能称为 A 亚基和 B 亚基。

五、维持蛋白质构象的主要作用力

蛋白质欲执行生物学功能,必须具有三级以上的特定空间构象。而其空间构象的维系,主要依靠氢键、盐键、疏水键和范德华力这些非共价键以及少量二硫键(图 15-6)。

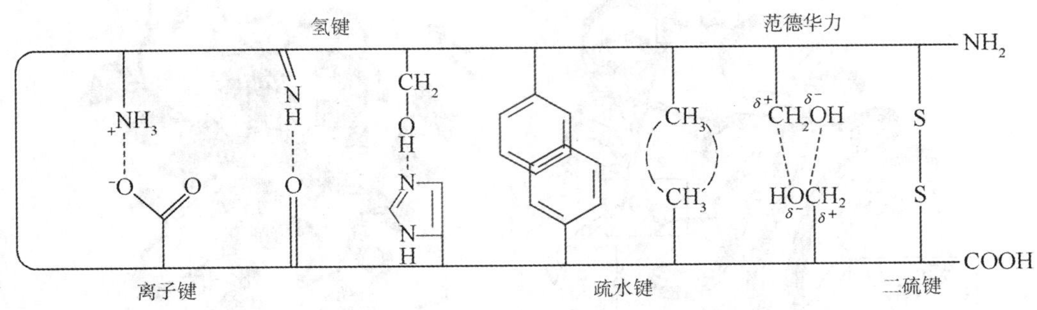

图 15-6 维持蛋白质构象的各种作用力

1. **二硫键** 二硫键(disulfide bond)属于共价键,其主要作用是加固和稳定由非共价键维系的蛋白质的空间结构。它是由两条肽链或同一条肽链中的 2 个半胱氨酸残基的巯基通过氧化脱氢而形成,从而将两条链或同一条链的不同肽段连接起来。反之,二硫键可以被还原,重新分解为 2 个巯基。通过二硫键的形成和分解,可以影响蛋白质的结构和生物活性。

2. **氢键** 氢键(hydrogen bond)是蛋白质分子中存在最多的非共价键,由电负性很强的原子

(N、O)与一个已与氧或氮结合的氢原子相互吸引而形成。氢键可存在于一条多肽链的两个 α-螺旋圈之间，也可存在于两条链间或链内 β-折叠结构中。单一氢键的键能较小，属于微弱的次级键，但多肽链中所有的肽键都形成了氢键，就足以维系蛋白质二级结构的稳定性。当使用浓尿素或盐酸胍溶液破坏氢键后，可使蛋白质空间结构受损，多肽链松散，蛋白质功能丧失。

3. 疏水键 蛋白质分子中含有许多疏水基团，如亮氨酸、异亮氨酸、苯丙氨酸、缬氨酸等氨基酸残基的 R 基团。疏水基团具有一种避开水、相互聚集的相对作用力，被称为疏水键，又称为疏水相互作用(hydrophobic interaction)。疏水键在维持蛋白质三级结构稳定性方面起着非常重要的作用，疏水性氨基酸残基往往聚集在蛋白质分子内部。

4. 盐键 蛋白质肽链中含有亲水性的碱性氨基酸残基和酸性氨基酸残基。碱性氨基酸残基的 R 基团带正电荷，酸性氨基酸残基的 R 基团带负电荷。这些带相反电荷的 R 基团之间可以发生离子相互作用，这种作用力称为离子键，或称为**盐键(salt linkage)**。亲水性氨基酸残基大多分布在球形蛋白质分子表面，所以许多蛋白质易溶于水，并具有两性电离性质。

5. 范德华力 范德华力(Van der Waals interaction)是指任何两个原子保持范德华半径距离时存在的一种作用力。

在以上各种作用力的协同作用下，可使多肽链盘绕、折叠，形成特定空间构象的蛋白质，以发挥生物学功能。

第三节 蛋白质结构与功能的关系

蛋白质分子的功能取决于其特定空间结构，而后者又以其氨基酸序列为基础。因此，蛋白质的功能与其结构关系密切。

一、一级结构与功能的关系

不同蛋白质和肽具有不同的功能。因为它们的一级结构有差异，这种差异有时仅表现在几个氨基酸残基组成上。如由神经垂体分泌的催产素和抗利尿激素均为 9 肽激素。催产素能刺激平滑肌引起子宫收缩、用于催产；而加压素能促进血管收缩、升高血压及促进肾小管对于水的重吸收，表现为抗利尿作用。两者作用上的不同主要是由于催产素和抗利尿激素分子中两个氨基酸残基有差异所致(表 15-2)。

当蛋白质一级结构中关键部位氨基酸残基发生改变时，往往会影响蛋白质的生物学功能，甚至出现分子病。如镰状红细胞贫血症是由于血红蛋白 β 链第六个氨基酸残基发生了变异而引发，正常人血红蛋白 β 链第六个氨基酸残基为酸性谷氨酸，而患者为中性缬氨酸。由于 β 链上这个氨基酸残基恰好处于分子表面，从而引起非氧合血红蛋白的溶解度降低，在细胞内易聚集沉淀，进而丧失结合氧的能力，并且使红细胞变形呈镰状，易破裂溶血而导致贫血。这种分子水平上的细微差异而导致的疾病，称为**分子病(molecular disease)**。

二、空间结构与功能的关系

如前所述，蛋白质的生物学功能依赖于特定的空间构象。空间构象的变化可以影响或调节蛋白质的生物学功能，例如血红蛋白构象的改变即影响了其与 O_2 的结合；若蛋白质空间构象遭到破坏，如蛋白质的变性，其生物学功能随之丧失。

研究发现，尽管人、昆虫和豆的血红蛋白一级结构有较大差异，但它们的空间构象十分相似，以致它们都能与血红素结合，进而结合氧而执行相同的功能。将血红蛋白(Mb)与肌红蛋白(Hb)作比较，血红蛋白含有 2 条 α 链和 2 条 β 链，肌红蛋白是单链蛋白。各条肽链所含的氨基酸残基的种类、数量和排序都有较大差异，但各条肽链的三级结构非常相似，因此都具有基本的氧合功能。但血红蛋白是一个四聚体蛋白，在氧合过程中各亚基发生空间构象的变化，继而影响氧合能力。当血红蛋白分子第一个亚基与氧结合后，引起该亚基构象发生改变，使亚基之间的盐键断裂，从而引起邻近第二个亚基的构象也发生改变，这种构象的变化使第二个亚基更易于结合氧，并依次影响第三、第四个亚基与氧的结合。故血红蛋白结合氧呈 S 型曲线，而肌红蛋白没有这种作用，其结合氧呈双曲线型。

第四节　蛋白质的理化性质与分离纯化

一、蛋白质的理化性质

蛋白质既然是由氨基酸构成的，其理化性质必然有一部分与氨基酸相同或相似。如两性电离与等电点、紫外吸收、呈色反应等一般性质；但蛋白质又是由许多氨基酸构成的高分子化合物，它又有单个氨基酸不具备的高分子特性。

(一) 一般性质

1. *呈色反应*　蛋白质分子中有许多肽键和一些特殊的 R 基团，可与某些试剂产生颜色反应，用于蛋白质的定性与定量分析。

(1) 双缩脲反应：含 2 个或 2 个以上肽键的蛋白质或多肽，在碱性条件下与硫酸铜反应，生成紫红色化合物，溶液颜色深浅与蛋白质浓度成正比。利用这一显色特性，在 540 nm 波长下进行比色分析，可用于蛋白质含量测定。

(2) Folin-酚试剂反应：蛋白质分子中含有带酚性羟基的酪氨酸，在碱性条件下可使酚试剂中的磷钨酸、磷钼酸还原，生成蓝色混合物，溶液颜色深浅与蛋白质含量成正比。利用这一特性，在 650 nm 波长下进行比色分析，用于蛋白质含量测定。

(3) 与考马斯亮蓝试剂反应：蛋白质可与考马斯亮蓝 G-250 试剂反应，产生亮蓝色化合物，在一定范围内溶液颜色与蛋白质含量成正比。利用这一特性，在 595 nm 波长下进行比色分析，用于蛋白质含量测定。

(4) 其他颜色反应：蛋白质分子中的色氨酸与乙醛酸反应生成紫色；酪氨酸与米伦试剂反应生成红色；苯丙氨酸(含苯环)与浓硝酸反应生成黄色；氨基与茚三酮反应生成蓝紫色等。

2. *紫外吸收特性*　大多数蛋白质分子中含有色氨酸、酪氨酸等芳香族氨基酸。利用这些芳香族氨基酸对 280 nm 波长光强吸收的特性，可定量测定蛋白质含量。此法简便易行，但易受核酸碱基的干扰而产生一定的误差。

3. *两性电离与等电点*　蛋白质多肽链的两端分别含有 $\alpha-NH_3^+$ 和 $\alpha-COO^-$，在其侧链 R 基上还含有非 $\alpha-NH_3^+$ 和 $\alpha-COO^-$ 以及其他一些极性基团(酚性羟基、咪唑基和胍基等)，在一定条件下可解离成带正电荷或负电荷的离子。因此，蛋白质也像氨基酸那样具有两性电离性质。

$$P\begin{cases}NH_3^+\\COOH\end{cases} \underset{H^+}{\overset{OH^-}{\rightleftharpoons}} P\begin{cases}NH_3^+\\COO^-\end{cases} \underset{H^+}{\overset{OH^-}{\rightleftharpoons}} P\begin{cases}NH_2\\COO^-\end{cases}$$

蛋白质的阳离子　　蛋白质的兼性离子(等电点)　　蛋白质的阴离子

当在某一溶液中，蛋白质分子所带正电荷和负电荷相等，此时溶液的 pH 值称为该蛋白质的**等电点(pI)**。由于各种蛋白质的氨基酸种类、数量各不相同因而有不同的等电点，生物体内的蛋白质等电点大多低于体液 pH 值，因此绝大多数蛋白质带负电荷。带电颗粒在电场下可以发生移动，借此可用电泳技术来分离蛋白质、多肽等带电颗粒。

（二）高分子特性

除了胰岛素之外，大多数蛋白质分子量在 1 万以上。因此，蛋白质具有高分子特性，如胶体性质、沉淀、变性与复性等性质。

1. 亲水胶体性质　蛋白质分子很大，直径在 1～100 nm，为胶体颗粒范围内。因此，蛋白质溶液与溶胶有相似性质，如不能透过半透膜。蛋白质溶液的稳定性比溶胶高，血浆蛋白等电点大多低于生理 pH 7.4 而带负电荷，同性电荷使蛋白质相互排斥而不易沉淀析出；蛋白质分子表面又有许多极性基团，与水发生水合作用而形成水化膜，因而蛋白质在溶液中较稳定。

2. 沉降与沉降系数　蛋白质分子颗粒较大，在水溶液中因受水分子的撞击而产生布朗运动，布朗运动可使蛋白质抵消重力作用而不易沉降，因此，一般的重力作用不会引起溶液中蛋白质下沉，蛋白质是一种均相溶液。当在特定溶剂(溶剂密度小于蛋白质密度时)中时，蛋白质溶液可因受到强大的离心力作用而下沉。其沉降的速度与蛋白质分子的大小、分子形状、溶剂密度和黏度等有关。对于特定颗粒，单位离心力场的沉降速度为定值，用沉降系数(sedimentation coefficient, S)来表示：

$$S=\frac{\mathrm{d}x/\mathrm{d}t}{\omega^2 x}$$

其中 x 为蛋白质颗粒到旋转中心的距离(cm)，t 为时间(s)，$\mathrm{d}x/\mathrm{d}t$ 为沉降速率，即在离心力场中，蛋白质分子在单位时间内下沉的距离(cm/s)，ω 为转头角速度(rad/s)，沉降系数单位为 Svedberg(S，$1\ \mathrm{S}=10^{-13}$ 秒)。

通常蛋白质、核酸、核糖体和病毒等的沉降系数介于 $1\times10^{-13}\sim200\times10^{-13}$ s，为方便起见，国际上将 10^{-13} 作为一个 Svedberg 单位，即在 1～200 S 范围。蛋白质分子量越大，S 值亦越大，但由于影响因素较多，两者不完全成正比例。如果研究过程中用标准蛋白质、核酸作参考，此时可用于测定蛋白质、核酸分子量的大小。

3. 变性与复性　在核糖体上刚合成的多肽链是无生物学活性的。多肽链经过盘绕、折叠，形成三级或四级结构后，才能表现出其特定的生物学功能。而维系蛋白质空间构象的是一些微弱的非共价键(氢键、盐键、疏水键等)，很易受到某些理化因素影响而使空间构象破坏，以致蛋白质的理化性质、生物学活性丧失，此现象称为蛋白质**变性(denaturation)**。加热、紫外线、强酸、强碱、有机溶剂(乙醇、丙酮、尿素、盐酸胍、去污剂如 SDS)、重金属盐等都能破坏非共价键，使蛋白质空间构象破坏而变性失活。

蛋白质变性受破坏的是维系空间构象的非共价键，而一级结构中的共价键未破坏。因此，只要引起蛋白质变性的因素不太强烈、较温和，蛋白质构象变化较小，当去除变性因素后，仍能使蛋白构象恢复至天然状态，从而恢复其原有的生物学活性，这种现象称为可逆性变性或称为蛋白质的**复性(renaturation)**。如核糖核酸酶的变性与复性(图 15－7)。核糖核酸酶由 124 个氨基酸残基构成，分子内有 8 个半胱氨酸形成 4 对二硫键，参与稳定酶的天然构象。当在核酸酶溶液中加入浓尿素(8 mol/L)及还原剂 β-巯基乙醇时，尿素破坏大量氢键，β-巯基乙醇使二硫键还原为半胱氨酸巯基，多肽链松散展开，酶活性完全丧失。而当用透析法去除尿素及 β-巯基乙醇后，肽链自行卷

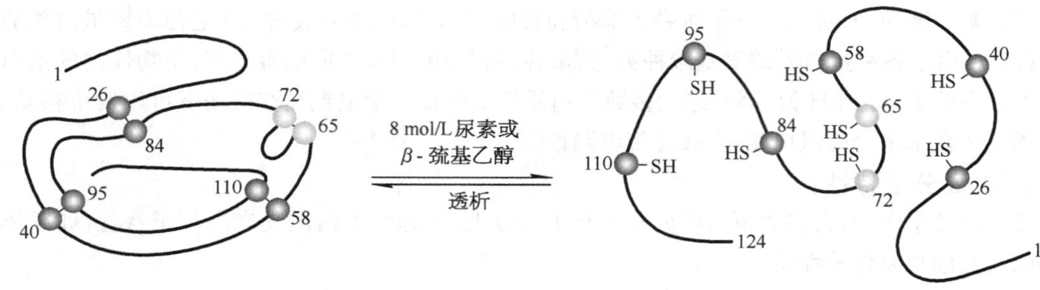

图 15－7　核糖核酸酶的变性与复性

曲、氢键重新形成、二硫键恢复，多肽链自发回复到天然构象而恢复酶活性。

核糖核酸酶的变性和复性实验充分证明蛋白质的一级结构包含了形成天然构象所需的全部信息以及空间结构与生物学功能的密切关系。

应该注意到变性可使蛋白空间构象破坏，活性丧失，但不一定沉淀；沉淀可使蛋白质溶液的稳定因素（同种电荷和水化膜）破坏，但构象不一定破坏，活性可以保留（如盐析），所以不一定变性。

在实际工作中，我们既要谨防一些蛋白酶类或蛋白制剂变性失活，又要利用某些理化因素使细菌蛋白变性失活。如利用低温冰箱可以较长时间保存菌种、生物制品，主要是阻止了较高温度对蛋白质的变性影响；临床工作中，常用 75％酒精、加热、紫外线照射等理化方法进行消毒，使细菌或病毒蛋白变性而丧失其致病性及繁殖能力；日常生活中，鸡蛋煮熟后食用，因蛋白变性而变得容易被消化、吸收等。

二、蛋白质的分离、纯化与鉴定技术

蛋白质的分离提纯是一项复杂的工作。首先需要选择富含活性蛋白质的新鲜材料，然后破碎材料组织细胞（常用机械法）使蛋白释放到溶液中，再用适当的方法将蛋白从溶液中提取出来。在提取过程中，应充分注意温度、避免剧烈搅拌、振荡等，防止酶蛋白变性失活。

（一）沉淀法

蛋白质之所以能够较稳定地存在于溶液中，是由于带有同种电荷和水化膜。换言之，如果用理化因素破坏这两个稳定因素，可将蛋白质从溶液中沉淀下来，这是沉淀蛋白质的基本思路，常用下列几种方法：

1. 盐析　常用的是高浓度的中性盐如 $(NH_4)_2SO_4$，大量中性盐离子（NH_4^+ 或 SO_4^{2-}）一方面可以中和蛋白质的电荷；另一方面大量的盐离子可以夺取蛋白质周围的水分子，破坏蛋白质的水化膜。由于蛋白质溶液的两个稳定因素遭到破坏，使蛋白质相互聚集在一起，从溶液中沉淀析出。

不同蛋白质颗粒大小、带电性和水化程度均不一样，在盐溶液中溶解度相差很大。因此，使蛋白质沉淀析出的盐浓度也不一样。据此性质，可用不同饱和度的中性盐来分段盐析蛋白质。如血浆球蛋白，分子质量大，带电量少，加入半饱和 $(NH_4)_2SO_4$ 即可使之沉淀析出；而血浆清蛋白，分子质量小，带电量多，需加入饱和 $(NH_4)_2SO_4$ 才能使之沉淀析出。

盐析是分离纯化蛋白质过程中的一个重要环节，被盐析沉淀下来的蛋白质仍保持其天然活性，再度溶解时也不变性，但脱盐较麻烦。

2. 有机溶剂沉淀法　乙醇、丙酮等是极性较强的有机溶剂，能够破坏蛋白质水化膜而使之沉淀析出。实验过程中，如果先调节溶液至蛋白质等电点，再加入有机溶剂，可使蛋白沉淀效果更好。但有机溶剂会使蛋白质变性，故注意应在低温下操作，选择合适的有机溶剂浓度。

3. *生物碱沉淀试剂沉淀*　此类试剂本身为强酸性，如三氯乙酸、苦味酸和鞣酸等，它们在溶液中可使蛋白质带大量正电荷，后者与生物碱沉淀试剂结合成不溶性盐类而使之沉淀析出。本法常用于制备无蛋白溶液，例如临床血液化学分析用此法可去除血液中的蛋白质。

$$\underset{\text{蛋白质}}{Pr\begin{matrix}NH_3^+\\COO^-\end{matrix}} \xrightarrow{H^+} \underset{\text{蛋白质阳离子}}{Pr\begin{matrix}NH_3^+\\COOH\end{matrix}} \xrightarrow[\text{(生物碱沉淀试剂)}]{X^-} Pr\begin{matrix}NH_3^+X^-\\COOH\end{matrix}\downarrow$$

4. *重金属盐沉淀*　在碱性溶液中蛋白质带负电荷，可与带正电荷的重金属离子如 Hg^{2+}、Pb^{2+}、Cu^{2+}或 Ag^+ 等结合成不溶性盐类，从而使蛋白质变性沉淀。

$$\underset{\text{蛋白质}}{Pr\begin{matrix}NH_3^+\\COO^-\end{matrix}} \xrightarrow{OH^-} \underset{\text{蛋白质阴离子}}{Pr\begin{matrix}NH_2\\COO^-\end{matrix}} \xrightarrow[\text{(重金属离子)}]{M^+} Pr\begin{matrix}NH_2\\COO^-\ M^+\end{matrix}\downarrow$$

（二）透析

蛋白质是大分子，不能透过半透膜。将蛋白质溶液装入透析袋，通过不断更换水，可以去除小分子杂质，以达到纯化蛋白质的目的。如上述中性盐分离得到的蛋白质，常用透析法去盐。或通过在半透膜外覆盖一层吸水剂，如聚乙二醇，将袋内水分吸出，以浓缩蛋白质。毛细血管也是一层半透膜，它可以限制血浆蛋白质的自由通透，使血浆具有较高的胶渗压。慢性肝炎或肝硬化患者，血浆清蛋白合成率大大下降，使血浆胶渗压下降，导致组织回流减少，过多水分潴留在体内，导致水肿或腹水。

（三）层析

层析(chromatography)是分离纯化蛋白质的重要技术手段之一。它是利用混合物中各蛋白组分理化性质的差异(分子颗粒大小、电荷多少、亲和力高低、分配系数等)，在流动相和固定相两个相中反复分配，并以不同速度流经固定相而达到彼此分离的目的。层析种类很多，有凝胶过滤层析、离子交换层析、亲和层析、高效液相层析等。

以凝胶过滤层析为例，凝胶过滤层析(gel filtration)又称分子筛层析。常用的分子筛有带有小孔的葡聚糖凝胶 Sephadex、聚丙烯酰胺凝胶 Bil-gel、琼脂糖凝胶 Sepharose 等。一般将葡聚糖凝胶装入柱作为固定相，蛋白质溶液作为流动相加于柱顶任其往下渗漏，然后用缓冲液洗脱。分子量小的蛋白质，容易进入凝胶孔内滞留时间长而增加了流程，分子量大的蛋白质不能进入凝胶孔内而只能沿凝胶颗粒间隙径直流出。这样，经过一定时间洗脱后，可使混合液中分子大小不同的蛋白质得以分离(图 15-8)。

（四）电泳

在电场中带电颗粒可以向与其电荷相反的方向移动，由于各蛋白质的带电性质、带电量、分子大小、形状等不同而产生不同的移动速度，从而使蛋白质彼此分离开来，称此为电泳(electrophoresis)。根据支持物的不同，常有凝胶电泳、醋酸纤维薄膜电泳、纸电泳等。

凝胶电泳常用的有琼脂糖凝胶电泳、聚丙烯酰胺凝胶电泳等。如将一定浓度的琼脂糖加热溶解、铺于玻板上，待凝固后将蛋白质混合液滴加在玻板一端，两侧分别接上正、负电极，使蛋白质在凝胶中泳动。电泳结束后，经过显色，即可看到一条条已被分离的蛋白质色带。

（五）蛋白免疫印迹技术

首先将蛋白质样品混合液经 SDS 聚丙烯酰胺凝胶电泳分离，然后经电转移方法将凝胶中的所有蛋白质区带转移至尼龙膜(或硝酸纤维素滤膜)上，进而再与待测蛋白质的一级抗体(常用单克

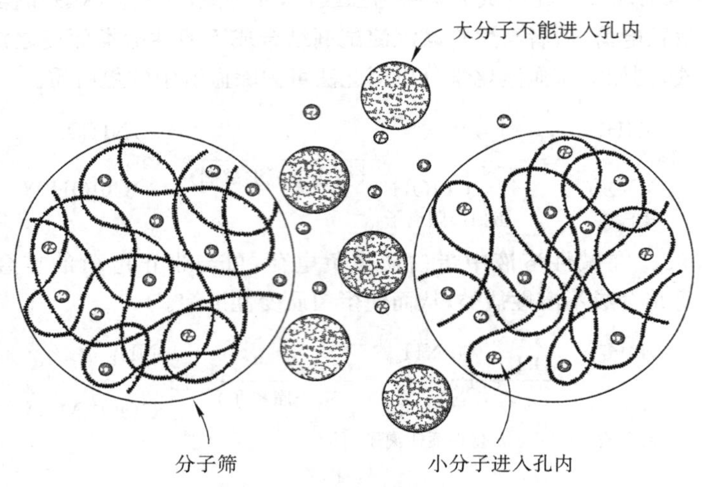

图 15-8 利用分子筛分离蛋白质

隆抗体)进行特异性免疫结合反应。然后洗涤,除去未结合的一抗。最后可以采用两类方法来鉴定:①利用放射性核素标记的二级抗体与上述待测蛋白特异结合的一级抗体进行反应,再经放射自显影,检测感兴趣的蛋白质条带。②利用非放射性核素标记的二级抗体(如生物素标记的二级抗体)与上述待测蛋白特异结合的一级抗体进行反应。洗脱,去除未反应的生物素标记的二级抗体。再与结合辣根过氧化酶的抗生物素蛋白反应,在底物过氧化氢存在下,使蛋白质区带位置出现紫色产物。

蛋白免疫印迹(Western blotting)技术结合了凝胶电泳的高分辨率和固相免疫反应的高特异性等多种优点,可以检测到 1～5 ng(最低可到 10～100 pg)中等大小的靶蛋白。该技术广泛用于检测微量表达的蛋白质。

(六) 蛋白质芯片技术

是将大量已知蛋白质(亦称靶蛋白)以微阵列方式固定于载体支持物上,作为蛋白质芯片。将待测蛋白样品用荧光素或同位素标记制成探针。当探针与芯片上的靶蛋白杂交结合后,经严格洗涤,除去未结合的探针蛋白分子。然后用激光共聚焦扫描、放射自显影或质谱技术等方法检测。蛋白质芯片主要特点是高通量、微型化、易操作。适用于蛋白质-蛋白质、蛋白质-DNA(RNA)、蛋白质-小分子物质间相互作用的分析,是蛋白质组学、功能基因组学研究领域中一种新型的重要技术。

第五节　蛋白质的分类

蛋白质种类繁多、结构复杂、功能多样。目前常按蛋白质分子组成、形状、溶解度、功能等方面进行分类。

一、按分子组成分类

可将蛋白质分为单纯蛋白质和结合蛋白质两大类。

1. 单纯蛋白质(simple protein)　这类蛋白质完全水解后只有氨基酸组分。如清蛋白、球蛋白、角蛋白、胰蛋白酶等。

2. 结合蛋白质(conjugated protein) 这类蛋白质水解后除了有氨基酸外，还有非蛋白部分。如核蛋白、糖蛋白、脂蛋白、磷蛋白、金属蛋白、细胞色素等，分别含有核酸、糖类、脂类、磷酸、金属离子、铁卟啉等非蛋白成分。

二、按分子形状分类

可将蛋白质分为球状蛋白和纤维状蛋白两大类。

1. 球状蛋白 蛋白质分子长短轴之比小于10，水溶性较大。如血红蛋白、肌红蛋白、血浆清蛋白、免疫球蛋白等。

2. 纤维状蛋白 蛋白质分子长短轴之比大于10，难溶于水，常作为生物体的结构材料。如存在于指甲、毛发中的角蛋白，分布于皮肤、血管、肌腱、骨骼中的胶原蛋白，蚕丝中的丝蛋白等。

拓展阅读：蛋白质结构改变与疾病

当蛋白质一级结构中关键部位氨基酸残基发生改变时，往往会影响蛋白质的生物学功能，甚至出现分子病等疾病。

血红蛋白病(hemoglobinopathy)是指由于珠蛋白基因突变导致珠蛋白结构异常或合成速率异常而引起的疾病。它是研究得最为深入的一种分子病，一般可分为异常血红蛋白病和珠蛋白生成障碍性贫血(地中海贫血)两大类。异常血红蛋白病除了前文已提及的镰状红细胞贫血外，还见于遗传性高铁血红蛋白血症(hereditary methemoglobinemia)。该病病因是珠蛋白肽链中与血红素Fe原子连接的组氨酸或邻近的氨基酸被酪氨酸或谷氨酸的替代，占据了血红素Fe原子的配基位置，使Fe原子呈稳定的高铁状态，血红蛋白丧失了携氧的能力，导致组织供氧不足，出现紫绀和继发性的红细胞增多。珠蛋白生成障碍性贫血是由于珠蛋白基因的缺失或缺陷，导致某种珠蛋白肽链完全不能合成或合成减少，血红蛋白的α链和β链失去平衡所引起的溶血性贫血。在我国广东、广西及其他沿海地区较为常见。据世界卫生组织估计，全世界人口的7%是珠蛋白生成障碍性贫血的患者。根据缺失或发生变异的珠蛋白肽链的不同，本病主要可分为α-珠蛋白生成障碍性贫血(α-地中海贫血)和β-珠蛋白生成障碍性贫血(β-地中海贫血)。

疯牛病是由朊病毒蛋白(prion protein, PrP)引起的一组人和动物神经系统的退行性疾病，这类疾病具有传染性、遗传性和散在发病的特点，其在动物间的传播是由朊病毒蛋白组成的传染性颗粒(不含核酸)完成的。正常朊病毒蛋白的相对分子量330万～350万，水溶性强、对蛋白质敏感，二级结构多为α-螺旋，称为PrPC。富含α-螺旋的PrPC在某种未知蛋白质的作用下可转变成全为β-折叠的PrP致病因子，称为PrPSc。两种结构异型的蛋白PrPC和PrPSc来源于同一基因，具有相同的氨基酸序列和共价修饰。可见PrPC转变成PrPSc涉及蛋白质分子α-螺旋重新排布成β-折叠的过程。后者溶解度低，抗蛋白酶解，而且对热稳定，可以相互聚集，最后形成淀粉样纤维而致病。

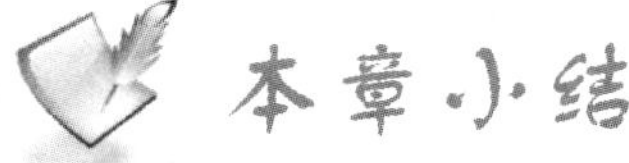

蛋白质是体内广泛存在的重要生物大分子，含量丰富，种类繁多。蛋白质是由20种标准氨基酸构成，除甘氨酸外，均为L-α-氨基酸，可以分为中性极性氨基酸、中性非极性氨基

酸、酸性氨基酸和碱性氨基酸四大类。氨基酸的α-氨基和α-羧基都是可解离的基团，解离程度取决于溶液的pH。在生理pH下，α-氨基解离带正电荷（$—NH_3^+$），α-羧基解离带负电荷（$—COO^-$）；侧链可解离基团的解离程度取决于它们的pI值和溶液的pH。

氨基酸可通过肽键连接形成的肽。小于10个氨基酸残基组成的肽称为寡肽，大于10个氨基酸残基组成的肽称为多肽。

蛋白质的结构分成一级、二级、三级和四级结构四个层次。蛋白质的一级结构是指多肽链中氨基酸残基的排列顺序。氨基酸的α-羧基和相邻氨基酸的α-氨基脱水缩合而成的肽键为其稳定的主要化学键。二级结构是指某一段肽链中主链骨架盘绕折叠形成的空间排布，不涉及氨基酸残基侧链的构象。主要包括α螺旋、β折叠、β转角和无规卷曲等类型，以氢键维持稳定性。蛋白质的三级结构指整条肽链中全部氨基酸残基的所有原子在三维空间的排布位置，形成与稳定主要依靠非共价键。四级结构是由两条或两条以上的具有独立三级结构的多肽链相互作用，经非共价键连接成特定空间构象，形成与稳定主要也靠非共价键。

蛋白质是生物大分子，虽然具有与氨基酸相似的解离性质，但却比氨基酸复杂。蛋白质具有许多重要的化学性质。蛋白质分子颗粒体积大，不易透过半透膜，黏度大。维持蛋白质溶液稳定的因素是水化膜和蛋白质表面的同种电荷。若破坏这两种稳定因素，则易使蛋白质从溶液中析出，这种现象称为蛋白质沉淀。沉淀蛋白质的方法有盐析、有机溶剂沉淀、生物碱沉淀试剂沉淀和重金属离子沉淀等。

蛋白质变性是指蛋白质在某些理化因素的作用下，特定的空间结构遭到破坏，从而导致其理化性质的改变和生物学活性的丧失。蛋白质变性的实质是维系蛋白质空间结构的非共价键遭破坏，使有序的空间结构变为无序的松散状态，分子内部的疏水基团暴露出来，使其在水中的溶解度降低并丧失其生物学活性。

蛋白质根据其形状，可分为球状蛋白质和纤维状蛋白质。根据组成成分，还可分为单纯蛋白质和结合蛋白质。

思考题

一、名词解释

1. 氨基酸等电点(pI)　2. 蛋白质的一级结构　3. 蛋白质的二级结构
4. 蛋白质的三级结构　5. 蛋白质的四级结构　6. 亚基　7. 蛋白质的变性

二、问答题

1. 三聚氰胺（$C_3H_6N_6$）因其含氮量高，而俗称“蛋白精”，不法分子为了提高婴幼儿奶粉中的蛋白质含量而加入三聚氰胺。已知蛋白质中氮元素的质量分数为16%，问向奶粉中添加6.30 g三聚氰胺，相当于增加了多少克蛋白质（假设奶粉中的氮元素全部来源于蛋白质）？

2. 标准氨基酸在结构上的共同点是什么？

3. 简述蛋白质的结构与功能的关系。

4. 说明煮沸、高压、酒精擦拭等消毒灭菌方法的生化机制。

第十六章
核　　酸

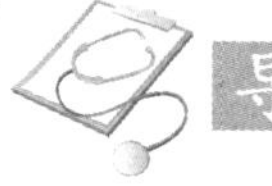

1. 掌握：核酸的分子组成和一级结构，DNA 双螺旋的基本结构。
2. 熟悉：核酸的理化性质和各类 RNA 的结构特点。
3. 了解：DNA 的三级结构特点。

核酸(nucleic acid)是一种含有磷酸的高分子化合物。在细胞内，核酸常与蛋白质结合以核蛋白形式存在，少量以游离形式存在。

根据核酸分子中的戊糖是核糖还是脱氧核糖，可以分为**核糖核酸(ribonucleic acid, RNA)**和**脱氧核糖核酸(deoxyribonucleic acid, DNA)**两大类。DNA 是遗传的物质基础，主要存在于细胞核内的染色体中，还有少量存在于线粒体内。RNA 参与体内蛋白质的生物合成，主要存在于细胞质中，核内含量极少。根据其结构与功能的不同主要分为三大类：①信使 RNA(messenger RNA, mRNA)，作为蛋白质合成的直接模板；②转运 RNA(transfer RNA, tRNA)，作为转运氨基酸的载体；③核糖体 RNA(ribosomal RNA, rRNA)，与核糖体蛋白构成核糖体，作为蛋白质合成的场所。

第一节　核酸的分子组成

核酸的基本组成单位是核苷酸，其主要构成元素有 C、H、O、N 和 P 等。各类核酸 P 的含量较为恒定，约为 9%～10%，通常以测定生物样本中 P 的含量来推算核酸的含量。

一、核苷酸的组成

核苷酸可以进一步水解为戊糖、含氮碱基和磷酸三类组成成分。

1. *戊糖*　核苷酸中的戊糖以结合型形式存在，即形成五元环状结构。为了有别于碱基的原子编号，戊糖的各碳原子编号分别用 1′～5′表示。RNA 分子中含核糖，DNA 分子中含脱氧核糖，结构分别如下。

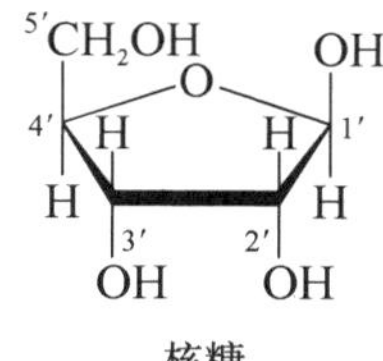

核糖

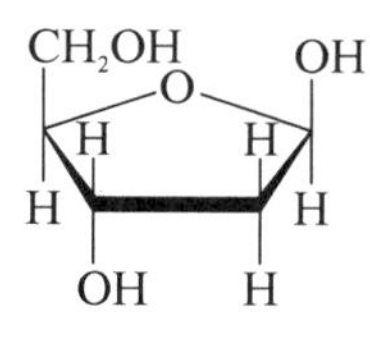

2-脱氧核糖

2. 碱基　构成核苷酸的碱基为含氮的杂环有机碱，有嘧啶碱基和嘌呤碱基两类。嘧啶碱基为含有 2 个氮原子的六元杂环，常见的有胞嘧啶（cytosine，C）、尿嘧啶（uracil，U）和胸腺嘧啶（thymine，T）3 种，其中胞嘧啶在 DNA 和 RNA 分子中都存在，尿嘧啶只存在于 RNA 分子中，胸腺嘧啶只存在于 DNA 分子中。嘌呤碱基由嘧啶环和咪唑环稠合而成，常见的有腺嘌呤（adenine，A）和鸟嘌呤（guanine，G），它们在 DNA 和 RNA 分子中都存在。各种碱基的结构如下：

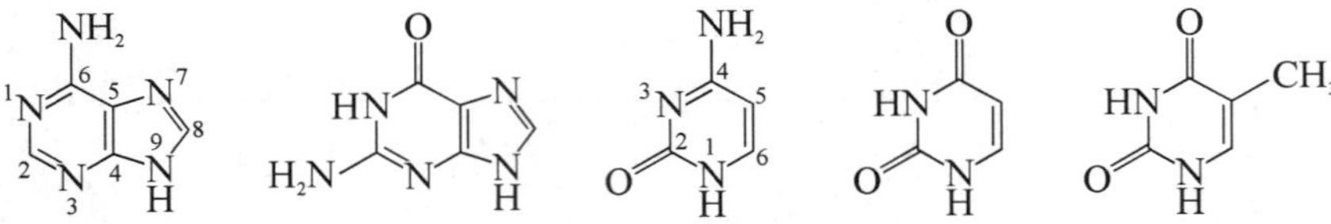

腺嘌呤　　鸟嘌呤　　胞嘧啶　　尿嘧啶　　胸腺嘧啶

除了上述常见的 5 种碱基（A、G、C、U、T）外，还有几种被其他基团取代的碱基衍生物，在核酸中不常见，被称为稀有碱基。稀有碱基往往在 tRNA 中较多见，这可能与 tRNA 分子具有特殊结构与功能有关。

3. 磷酸（H_3PO_4）　磷酸为一种含有磷元素的无机酸，在生理条件下可以电离带负电荷，因此生物体内核酸带负电荷。

两类核酸（DNA 和 RNA）各种组成成分比较见表 16－1。

表 16－1　两类核酸组成成分的比较

组成成分	RNA	DNA
酸	磷酸（H_3PO_4）	磷酸（H_3PO_4）
戊糖	核糖（R）	脱氧核糖（dR）
碱基	腺嘌呤（A）、鸟嘌呤（G） 胞嘧啶（C）、尿嘧啶（U）	腺嘌呤（A）、鸟嘌呤（G） 胞嘧啶（C）、胸腺嘧啶（T）

二、核苷酸的结构

（一）核苷和脱氧核苷

各种碱基与核糖或脱氧核糖结合能构成核糖核苷（简称核苷）或脱氧核糖核苷（简称脱氧核苷）。A、G、C、U 4 种碱基可以分别与核糖结合，构成 4 种核苷，其中嘧啶碱基以 N－1 位、嘌呤碱基以 N－9 位与核糖 C－1′位形成 N－β－糖苷键而相连。A、G、C、T 4 种碱基还可与 2－脱氧核糖结合，构成 4 种脱氧核苷，连接方式同核苷。部分核苷和脱氧核苷结构式如下：

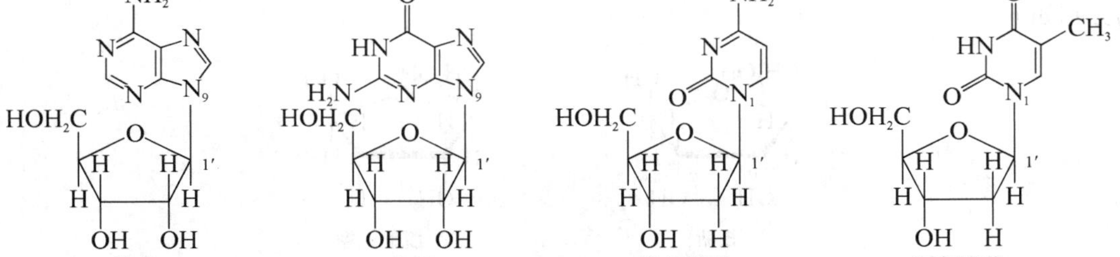

腺苷　　鸟苷　　脱氧胞苷　　脱氧胸苷

（二）核苷酸和脱氧核苷酸

各种核苷和脱氧核苷均可与磷酸相连，构成 4 种核苷一磷酸（nucleoside monophosphate, NMP）或称核苷酸（nucleotide）和 4 种脱氧核苷一磷酸（deoxynucleoside monophosphate, dNMP）或称脱氧核苷酸（deoxynucleotide）。理论上核糖环上的 C－2′、C－3′和 C－5′以及脱氧核糖环上的 C－3′和 C－5′的羟基都能与磷酸脱去 1 分子水以磷酸酯键相连，但实际上在生物体内，磷酸大多与 C－5′相连形成核苷－5′－磷酸和脱氧核苷－5′－磷酸。NMP（AMP、GMP、CMP、UMP）和 dNMP（dAMP、dGMP、dCMP、dTMP）分别是构成 RNA 和 DNA 的基本结构单位。部分核苷酸和脱氧核苷酸结构式如下：

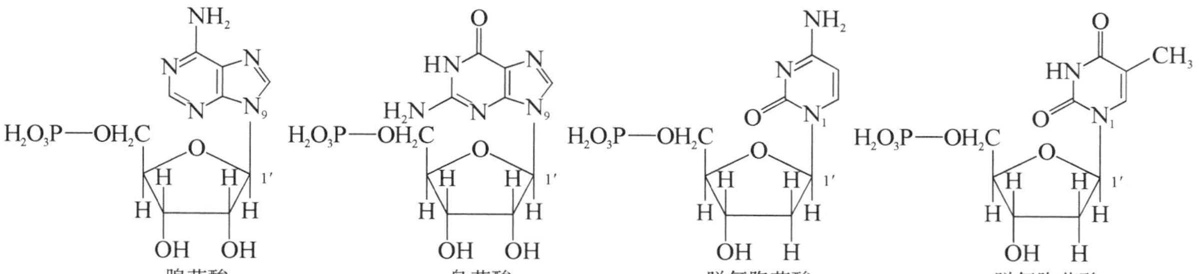

腺苷酸　　鸟苷酸　　脱氧胞苷酸　　脱氧胸苷酸

（三）核苷或脱氧核苷二磷酸和三磷酸

以上各种核苷一磷酸和脱氧核苷一磷酸还可以进一步与 1 个或 2 个磷酸通过酸酐键结合，构成核苷二磷酸（nucleoside diphosphate, NDP）、核苷三磷酸（nucleoside triphosphate, NTP）、脱氧核苷二磷酸（deoxyribonucleoside diphosphate, dNDP）、脱氧核苷三磷酸（deoxyribonucleoside triphosphate, dNTP）。其中 ATP 的结构式如下：

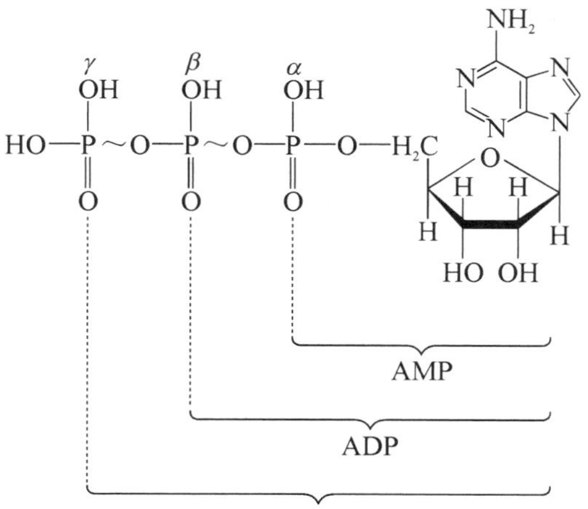

AMP
ADP
ATP

NTP 根据碱基成分不同有 ATP、GTP、CTP 和 UTP，它们是 RNA 合成的原料；dNTP 根据碱基成分不同有 dATP、dGTP、dCTP 和 dTTP，它们是 DNA 合成的原料。

核苷酸在体内除了参与合成核酸外，还参与物质代谢、能量代谢和多种生命活动的调控。如 ATP 可以作为直接供能物质，AMP 参与多种辅酶（HSCoA、NAD^+、$NADP^+$）或辅基（FAD）的合成，cAMP 和 cGMP 可以作为激素的第二信使参与细胞信息传递等过程。cAMP 和 cGMP 结构式如下：

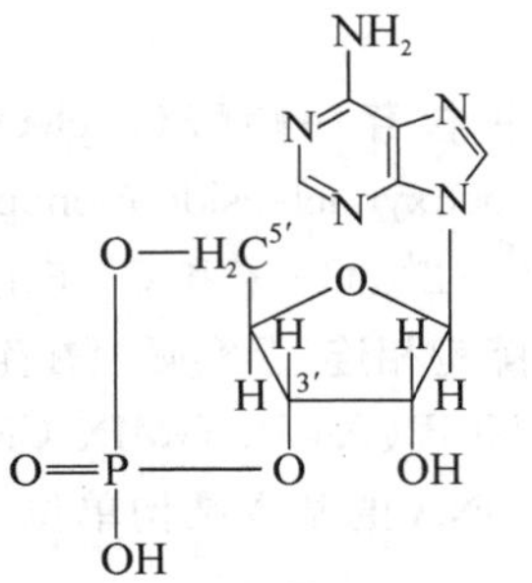

cAMP 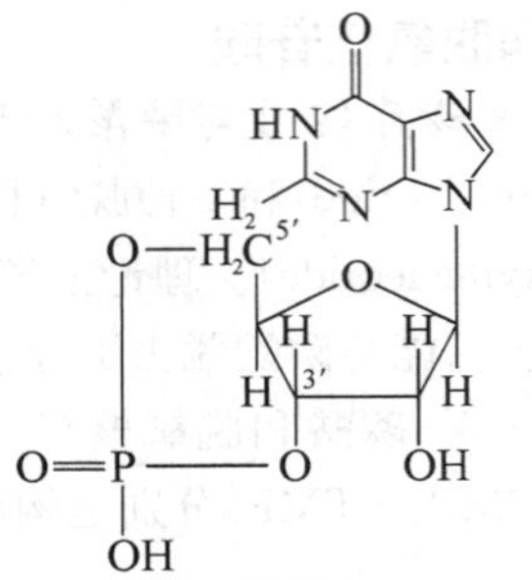　　cGMP

第二节　核酸的分子结构

一、3′,5′-磷酸二酯键与多聚核苷酸链

核酸是由许多单核苷酸彼此之间通过3′,5′-磷酸二酯键相连而构成的多聚核苷酸链。3′,5′-磷酸二酯键是核酸分子主链的连接键,它是由一个核苷酸的戊糖C-3′羟基与下一个核苷酸的戊糖C-5′磷酸基脱去1分子水相连形成。因此,核酸分子的主链是由磷酸和戊糖彼此间通过3′,5′-磷酸二酯键交替相连构成,嘌呤碱基和嘧啶碱基则作为特殊的侧链部分。核酸主链的两端分别用5′末端和3′末端表示,5′末端常含游离磷酸基(5′-PO_3H_2),3′末端常含游离羟基(3′-OH)。多聚核苷酸链是有方向性的,规定为5′末端至3′末端。结构见下:

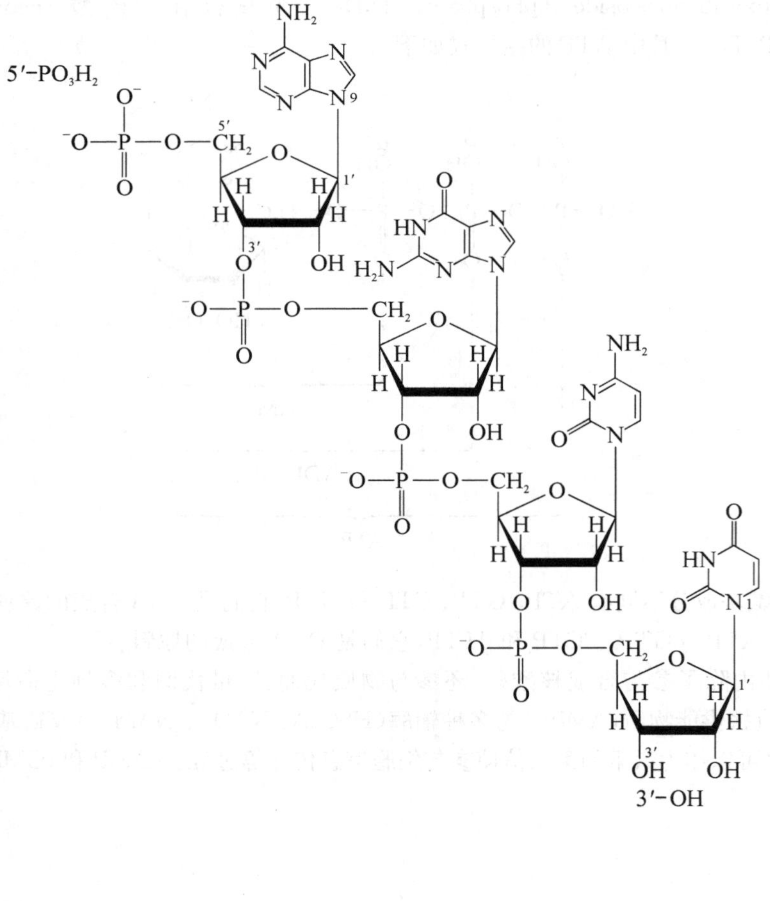

5′-PO_3H_2

3′-OH

由于大多数核酸分子量较大，用结构式书写很不方便。又由于核酸分子中的主链戊糖-磷酸组成是相同的，可以方便地用几种简化式来表示多聚核苷酸链。

1. 短线式表示法

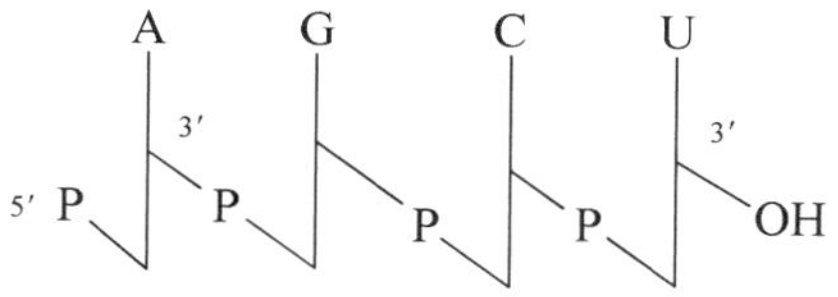

A　G　C　U

3′　3′

5′ P　P　P　P　OH

式中竖线代表戊糖，碱基用英文符号表示并写在竖线上方，斜线表示磷酸二酯键，斜线与竖线的两个交叉点分别为戊糖的 C－3′和 C－5′位置。

2. 英文符号表示法

$$^{5'}\text{pA—G—C—U—OH}^{3'}\text{；}^{5'}\text{pAGCU—OH}^{3'}\text{；pAGCU；AGCU}$$

如果没有明确说明的话，一般 5′端在左侧，3′端在右侧。有时干脆将 5′端和 3′端都省去。

通常把长度小于 50 个核苷酸构成的多聚核苷酸链称为寡核苷酸(oligonucleotide)，更长的则称为多聚核苷酸(polynucleotide)，统称核酸。在生理 pH 条件下，核酸主链上的磷酸基完全电离带负电，常和带正电荷的蛋白质(组蛋白)结合成核蛋白，并以此形式存在于组织细胞中。

二、DNA 的分子结构

核酸是由许多单核苷酸按照一定序列连接到一起构成的高分子化合物。核酸结构也有不同层次，包括一级结构、二级结构、三级结构以及更高级的空间结构。

(一) DNA 的一级结构

DNA 的**一级结构**是由 dAMP、dGMP、dCMP 和 dTMP 四种脱氧核苷酸通过 3′,5′-磷酸二酯键按照一定排列顺序相连构成的多聚脱氧核苷酸链的结构。由于四种脱氧核苷酸分子中的戊糖和磷酸都相同，只有碱基不同，因此可以用碱基序列来表示 DNA 的一级结构。1944 年以来，许多研究者经过大量实验证明了 DNA 是生物体遗传的物质基础。生物能够代代相传的遗传特征是由 DNA 分子中的碱基序列决定的。

1. 碱基序列与基因　DNA 分子的碱基序列中储存着大量的遗传信息，生物体可以通过半保留复制的方式，将遗传信息由亲代传递给子代，子代 DNA 通过转录的方式可将遗传信息转抄到 RNA 分子上，RNA 又可以通过翻译作用，按遗传信息指令合成特定功能的蛋白质，最后由蛋白质来体现遗传特征。通常将 DNA 分子中，能够表达功能蛋白质或 RNA 所必需的特定碱基序列称为**基因(gene)**。

DNA 分子量很大，真核细胞 DNA 大约含 3.0×10^{9} 个碱基对(base pair, bp)，原核细胞大肠埃希菌约含 4 600 千碱基对(kb)。通常将一个细胞内全部 DNA 所包含的序列称为**基因组(genome)**。根据目前研究表明，大肠埃希菌基因组约含有 4 000 个基因，人类基因组约含有 2.5 万个基因。

2. 原核生物 DNA 的一级结构特点　相对于真核生物来说，原核生物基因组较小、结构简单，DNA 碱基序列中大部分是编码蛋白质的结构基因，只有极少部分为非编码区。多个结构基因往往呈连续排列，中间无插入的非编码序列。

3. 真核生物 DNA 的一级结构特点　①具有大量重复序列：真核生物基因组结构较原核生物

复杂得多，DNA分子中含有大量重复序列，根据碱基序列重复频率可分为三种情况：重复10^6～10^7次的高度重复序列，每个片段含5～100 bp。在氯化铯(CsCl)密度梯度离心中，它与其他DNA分开，在DNA主峰旁边出现一个小峰，称为卫星DNA(satellite DNA)；重复10^3～10^4次的中度重复序列，每个片段含300 bp或300 bp以上；仅出现一次或很少几次的单拷贝序列，主要是编码绝大多数蛋白质的结构基因。②断裂基因：不仅真核生物结构基因的两侧存在一些不被转录的非编码序列，在结构基因内部也常插入一些非编码序列，因此真核生物结构基因是不连续性的，称为**断裂基因(split gene)**，插入在结构基因内部的非编码序列称为**内含子(intron)**，结构基因中能够编码蛋白质的碱基序列称为**外显子(exon)**。如人低密度脂蛋白受体基因碱基序列全长45 kb，含有18个外显子和17个内含子。

(二) DNA的二级结构

1. *DNA双螺旋结构* 早在20世纪40年代末至50年代初，Chargaff及其同事应用紫外分光光度法和纸层析等技术，分析并提出了DNA分子碱基组成的Chargaff规律：①任何生物的DNA中[A]=[T]、[C]=[G]；②不同种属生物的DNA碱基组成不同；③同一个体不同器官、不同组织DNA具有相同的碱基组成。这一规律预示着DNA分子中的碱基A与T、C与G有可能是以互补配对方式存在。

综合上述研究成果并结合X-衍射图谱，1953年Watson和Crick提出了著名的**DNA双螺旋结构(double helix)**模型(图16-1)，并因此获得了1962年度诺贝尔化学奖。

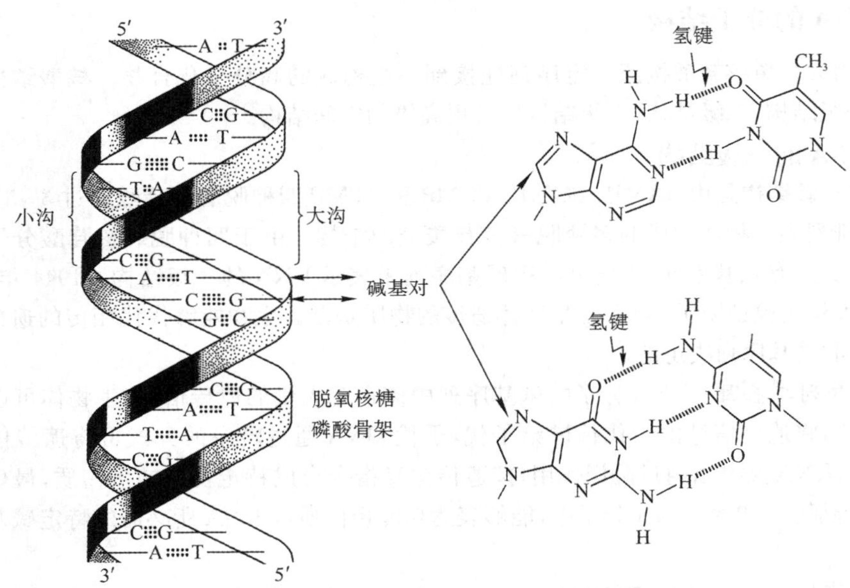

图16-1 DNA双螺旋结构和互补碱基间的氢键

DNA双螺旋结构模型要点：①DNA分子是由两条反向平行的多聚脱氧核苷酸链围绕同一个中心轴盘旋构成的互补双链结构：其中一条链的方向为3′→5′，另一条链则为5′→3′；由脱氧核糖和磷酸交替构成主链，位于DNA的外侧，碱基作为侧链位于两条互补链内侧。②通过A═T、G≡C形成的氢键将两条互补链结合在一起，并通过纵向碱基堆积力进一步稳定右手双螺旋结构。③双螺旋结构的直径为2 nm，每个螺旋圈约含10个碱基对，每对碱基旋转角度约36°，每一螺旋圈高度(螺距)为3.4 nm。由此形成的右手双螺旋结构，表面有两条沟槽，大沟(也称主槽，major groove)宽 1.2 nm,小沟(也称次槽,minor groove)宽 0.6 nm,大沟和小沟相间隔排列,形如锯齿状。

2. 其他类型的 DNA 双螺旋结构 上述由 Watson 和 Crick 提出的 DNA 双螺旋结构模型是最典型的 B 型构象,在生理条件下也是最为稳定的构象。但由于 DNA 是柔性分子,在改变溶液的离子强度、相对湿度等条件下,DNA 双螺旋结构的沟槽深浅、螺距、旋转角度等都会发生一些改变,从而出现了其他几种构象。如 A-DNA、Z-DNA 甚至出现四螺旋(H-DNA)等构象(图 16-2)。尽管各种类型的 DNA 双螺旋有其特征性的构象参数,但它们均具有以下共性:两条链反向互补,A═T、G≡C 配对,都依赖于氢键和碱基堆积力维系着双螺旋结构的稳定等。

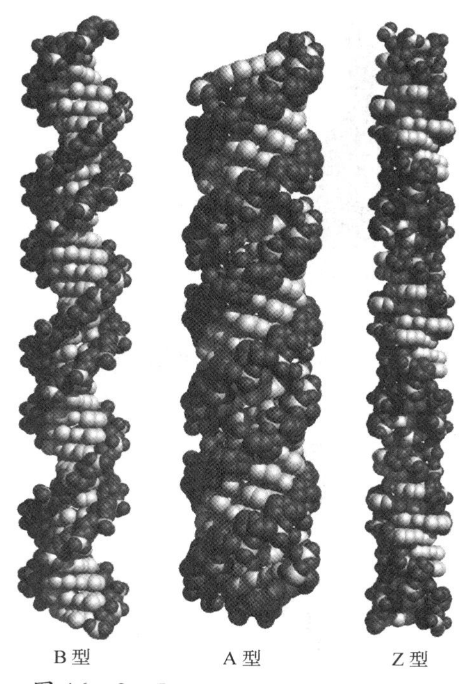

图 16-2 B-DNA、A-DNA、Z-DNA 的双螺旋结构

(三) DNA 的三级结构

DNA 在二级结构的基础上,双螺旋可以进一步扭曲、盘绕形成更加复杂的超螺旋结构,即为 DNA 的**三级结构**。DNA 双螺旋长度大大超过 1 个细胞的直径,1 个大肠埃希菌细胞内的 DNA 双螺旋长度为 1.7 cm,是其细胞直径的 850 倍;人的 1 个体细胞全部 DNA 长度约 2 m,1 个成人体内全部 DNA 的双螺旋长度约为地球到太阳距离的 1 400 倍。DNA 欲容纳于细胞内,双螺旋结构必须进一步扭曲、盘绕、压缩形成更为紧密的超螺旋结构,这样才能大大减少 DNA 在细胞中所占的空间。超螺旋的方向有正超螺旋和负超螺旋之分,如果盘绕方向与 DNA 双螺旋方向相同的称为正超螺旋(positive supercoil),盘绕方向与 DNA 双螺旋方向相反则称为负超螺旋(negative supercoil)。生物体内闭合双链 DNA 主要以负超螺旋形式存在。

1. 环状 DNA 的超螺旋结构 研究发现,原核生物、病毒和高等生物的线粒体 DNA 均是共价封闭的环状双螺旋分子。在细胞内,双螺旋结构可以进一步扭转、盘曲形成更为复杂的超螺旋结构(图 16-3)。

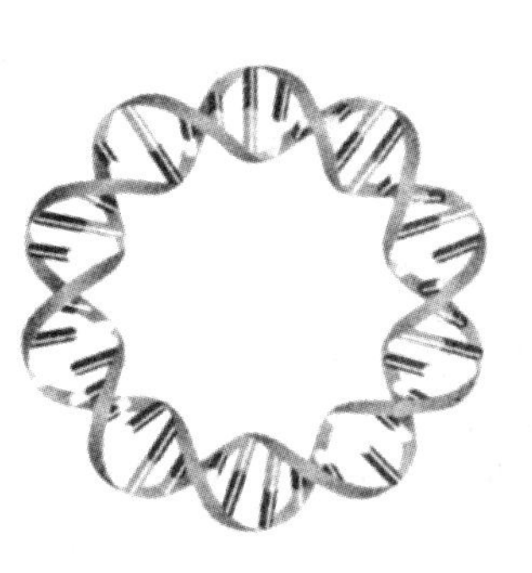
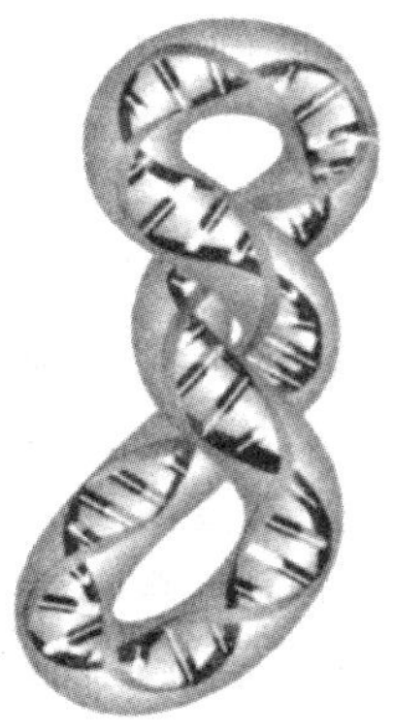

图 16-3 环状 DNA 及其超螺旋结构

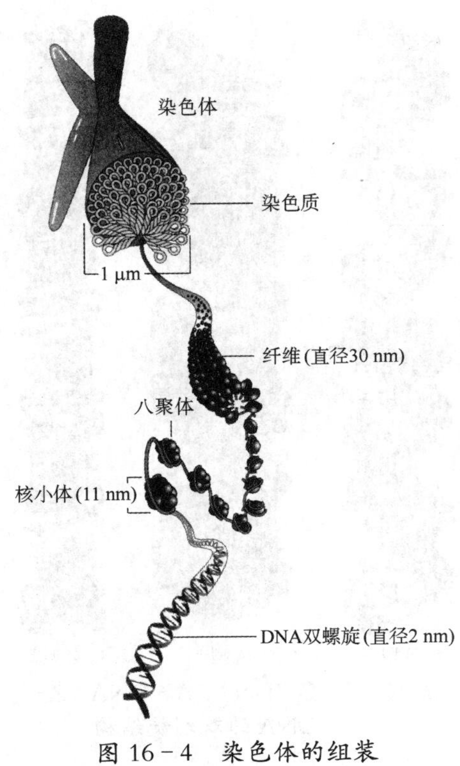

图 16-4　染色体的组装

2. 真核生物的染色质或染色体 DNA 的高级结构

真核生物染色质(chromatin)或染色体(chromosome)是细胞遗传信息的储存形式,两者的化学本质都是核酸和蛋白质。在细胞分裂间期以分散的染色质形式存在,在细胞分裂期以高度有序的染色体形式存在。

真核生物细胞内 DNA 有 3×10^9 bp,它以线性超螺旋结构与组蛋白和酸性蛋白结合成致密的复合体。组蛋白有 H_1、H_{2A}、H_{2B}、H_3 和 H_4 5 种,其分子因富含赖氨酸和精氨酸残基(约 25%)而带正电荷,可以与 DNA 带负电荷的磷酸基结合。首先由 H_{2A}、H_{2B}、H_3 和 H_4 各两分子形成八聚体,然后以此为中心外绕 1.75 圈 DNA 双链(约含 146 bp)构成核小体(nucleosome),并以此作为染色质的基本组成单位。相邻的两个核小体被一条 DNA 链(约 60 bp)和 H_1 组蛋白构成的连接区连接起来,形成念珠样的结构。念珠样线性结构再经反复盘曲、折叠形成直径约 30 nm 的筒状螺线管结构,即染色质纤维。后者再进一步折叠、盘曲,形成柱状的超螺线管结构,即染色(单)体(图 16-4)。

在真核生物染色质组装过程中,核小体的形成使 DNA 线形长度缩短了近 7 倍;核小体再反复盘曲、折叠形成直径 30 nm 的染色质纤维,又使 DNA 长度压缩了 40 倍,然后再进一步盘曲、折叠成柱状染色体结构,使 DNA 又压缩了约 1 000 倍。从而将约 2 m 长的 DNA 分子压缩到可以容纳到直径只有几个微米的细胞核中。真核生物 DNA 的反复盘绕、折叠是在蛋白质参与下的非常精细的动态过程,其细节有待于进一步研究。

三、RNA 的分子结构与种类

RNA 的一级结构是由 AMP、GMP、CMP 和 UMP 四种核糖核苷酸通过 3′,5′-磷酸二酯键相连而成的多聚核糖核苷酸链的结构。与 DNA 分子相比较,RNA 分子中的戊糖是核糖;嘧啶碱基中有 U,没有 T;主要以单链形式存在,但可以通过自身回折形成局部双链、茎环、突环等结构;整个 RNA 分子组成没有 DNA 那样的碱基互补等比关系。

参与蛋白质生物合成过程的 RNA 主要有信使 RNA、转运 RNA 和核糖体 RNA 三类。

(一) 信使 RNA

信使 RNA(messenger RNA, mRNA)的主要特点是含量少,约占细胞内总 RNA 的 5%左右;寿命短,mRNA 一旦完成模板功能后立即被降解;种类多,不同蛋白质多肽链均有相应的 mRNA。mRNA 是一种线形单链分子,其分子的编码区中 5′→3′方向每相邻三个核苷酸代表一个氨基酸的密码子,因此其主要作用是作为蛋白质生物合成的直接模板。

由于原核细胞没有核,转录和翻译是发生在同一空间内并且几乎同时进行。真核细胞由于断裂基因的特点,先转录生成分子量比较大的 mRNA 前体分子,称为**核不均一 RNA(heterogeneous nuclear RNA, hnRNA)**,后者经过剪接、修饰后转变为成熟 mRNA,并进入细胞质核糖体上才能作为蛋白质生物合成的模板。原核生物和真核生物 mRNA 具有不同的结构特征。

1. 原核生物 mRNA 的结构特征　原核生物 mRNA 在其 5′端起始密码子 AUG 上游 8～13 核苷酸部位有一富含嘌呤碱基(如—AGGAGG—)序列，被称为 **SD 序列(Shine-Dalgarno sequence)**。在翻译起始阶段通过 SD 序列与核糖体 16S rRNA 相应的富含嘧啶碱基序列互补结合而精确定位。因此 SD 序列又称为核糖体结合位点(ribosomal binding site, RBS)。有些 mRNA 在其 3′端有多个连续的 U，称为多聚尿苷酸(Poly U)，形成“茎环”结构，是非依赖 ρ 因子的转录终止区。

2. 真核生物 mRNA 的结构特征　真核生物 mRNA5′端有 1 个 7 -甲基鸟苷(m^7G)结构，与之相连的第一个核苷酸核糖 C_2′位的羟基被甲基化，这种 m^7GpppNm 结构被称为“帽子结构”(cap sequence)。5′端“帽子结构”一方面可以保护 mRNA 免遭核酸外切酶的降解；另一方面又促进翻译起始作用。原核生物 mRNA 和真核生物 tRNA、rRNA 都没有 5′端帽子结构。真核生物 mRNA 在其 3′端还有一段多聚腺苷酸，含 30～200 个腺苷酸，称为“多聚腺苷酸尾”(poly A tail)。3′端 Poly A 尾可能具有延长 mRNA 的半衰期，引导 mRNA 从细胞核移向胞质的作用。

(二) 转运 RNA

在蛋白质生物合成过程中，转运 RNA(transfer RNA, tRNA)具有选择性转运氨基酸和识别 mRNA 密码子的作用。研究证明，每一种氨基酸都有相应的一种或几种 tRNA，目前已发现有 60 多种 tRNA，占细胞内总 RNA 的 10%～15%。对于 tRNA 的一级结构早已阐明，其二级和三级结构也比较清楚。

1. tRNA 的一级结构　tRNA 是单链分子，含 73～93 个核苷酸，多数含 76 个，相对分子质量在 240 万～310 万之间，沉降系数 4S 左右，线粒体 tRNA 分子质量相对小一些。每个 tRNA 分子中含 7～15 个稀有碱基，如二氢尿嘧啶核苷酸(DHU)、假尿嘧啶核苷酸(ψ)、核糖胸苷酸(TMP)和甲基化的嘌呤核苷酸(^mG、^mA)等，tRNA 的 3′端有—CCA—OH 末端，5′端大多为 pG，也有 pC。tRNA 分子中大约 30%碱基比较保守。

2. tRNA 的二级结构　tRNA 二级结构为三叶草形[图 16 - 5(a)]。分子中配对碱基形成局部双螺旋而构成臂，不配对的单链部分往往形成突环。包括以下四臂四环结构。

(1) 氨基酸接受臂：由 7 对碱基组成臂，其 3′端还有 4 个碱基组成的单链区—NCCA—OH，因腺苷酸(AMP)核糖 C - 3′- OH 与氨基酸的 α - COOH 脱去 1 分子水而相连故命之。

(2) 反密码臂及其环：反密码环含有 7 个碱基，环的大小相对恒定，其中从 5′→3′方向第 3、4、5 位有 3 个碱基组成**反密码子(anticodon)**，在蛋白质生物合成过程中可与 mRNA 上相应的密码子互补配对。反密码臂由 5 对碱基组成，通过反密码臂与 tRNA 其余部分相连。

(3) TψC 臂及其环：TψC 环含有 7 个碱基，环的大小相对恒定，几乎所用的 TψC 环都含有核糖胸苷酸和假尿嘧啶核苷酸以及胞苷酸，故命为 TψC 环。TψC 臂由 5 对碱基组成，通过 TψC 臂与 tRNA 其余部分相连。

(4) 二氢尿嘧啶(DHU)臂及其环：各种 tRNA 的 DHU 环大小并不恒定，常由 8～12 个碱基构成，因含有稀有碱基二氢尿嘧啶而命之。DHU 臂由 3～4 对碱基组成，通过 DHU 臂与 tRNA 其余部分相连。

(5) 额外环：有些 tRNA 在 TψC 臂和反密码臂之间还有一个额外环，其碱基组成变动较大，一般有 3～18 个碱基不等，又称可变环。可变环往往作为 tRNA 分类的重要指标。

3. tRNA 的三级结构　tRNA 的三级结构呈双螺旋的“倒 L 型”结构[图 16 - 5(b)]。应用 X -衍射分析发现倒 L 型结构可使 tRNA 的 3′- CCA - OH 末端和反密码环位于相对两侧，更有利于 tRNA 执行其接受特异氨基酸和辨认 mRNA 密码子的功能。

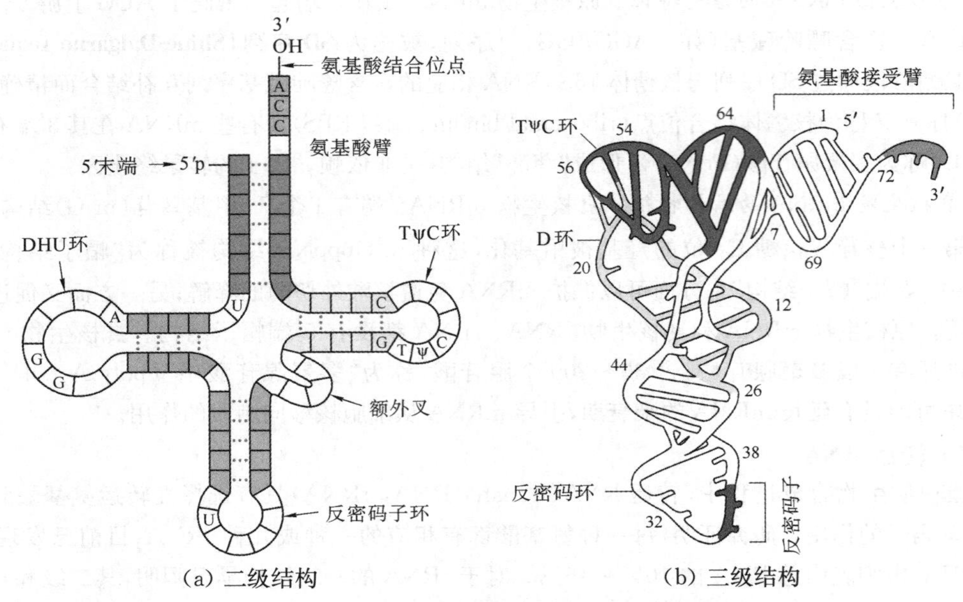

图 16-5 tRNA 的二级结构与三级结构

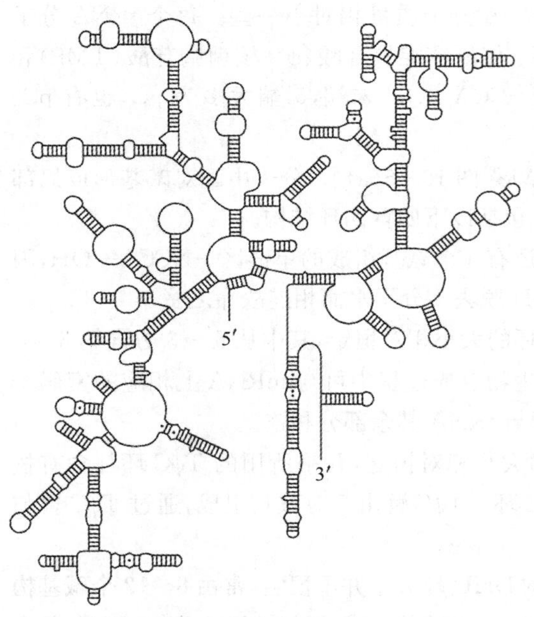

图 16-6 大肠杆菌 16 S rRNA 的二级结构

(三) 核糖体 RNA

核糖体 RNA(ribosome RNA, rRNA)是细胞内含量最多的 RNA,占总 RNA 的 80%以上。rRNA 属于单链分子,链内有大量氢键配对并形成许多茎环结构(图 16-6)。rRNA 需与多种蛋白结合构成核糖体,才能作为蛋白质合成的场所,起"装配机"的作用。

原核生物和真核生物核糖体都是由大、小两个亚基构成的混合大分子,各亚基含有不同类型的 rRNA 和多种蛋白质。

各种 rRNA 的碱基序列测定均已完成,并已推断出二级结构和三级结构。图 16-6 为来自大肠埃希菌的 16S rRNA 的二级结构。rRNA 分子中的多个茎环结构为核糖体的组装提供了结构基础,构成的核糖体为进一步结合 mRNA、tRNA 和多种蛋白因子提供了相互作用的空间环境。

(四) 其他小分子 RNA 和核酶

除了上述三种主要的 RNA 外,真核细胞还有其他多种小分子 RNA。如存在于细胞核中的小分子 RNA,称为核内小 RNA(small nuclear RNA, snRNA);存在于细胞质中的小分子 RNA,称为胞质小 RNA(small cytoplasmic RNA, scRNA)。还有小片段干扰 RNA(small interfering RNA, siRNA),催化性小 RNA(small catalytic RNA)等。研究发现,这些小 RNA 在 hnRNA 和 rRNA 转录后加工、运输以及基因表达调控等方面均具有重要作用。

催化性 RNA 在初级转录产物剪接修饰中具有重要作用。1980 年，Cech T 和 Altman S 在研究四膜虫 rRNA 前体的转录后加工过程中，发现 rRNA 可以通过自我剪接将其内含子去除，表明这种 RNA 具有酶活性，可以完成 RNA 的剪接。这种具有催化活性的 RNA 被称为**核酶(ribozyme)**或催化性 RNA。研究发现能进行分子内自我催化的 RNA 片段不太长，一般为 60 个核苷酸左右。核酶的发现，是生命科学研究史上的一项重大成果，Cech T 和 Altman S 两人为此于 1989 年获得了诺贝尔化学奖。

研究发现，当外源基因入侵宿主细胞后，可以诱导宿主细胞产生 siRNA，后者可以与外源基因表达的 mRNA 结合并使之降解。根据这一机制，启发人们采用 RNA 干扰(RNA interference，RNAi)技术，使之与靶基因发生特异结合，进而抑制靶基因表达，以用于疾病的基因治疗。

第三节　核酸的理化性质

核酸是一种高分子极性化合物，由于分子内有磷酸基的存在，等电点较低，具有较强的酸性，易与金属离子结合成盐，也能与碱性蛋白(如组蛋白)结合。核酸溶液具有一定黏度，其中由于 DNA 具有双螺旋结构，且分子量比 RNA 大得多，因此在溶液中 DNA 比 RNA 具有更大的黏度。当 DNA 溶液受热后，其螺旋结构会松散成无规线团，随之黏度下降，以此可以作为 DNA 变性的主要检测指标。

一、核酸的紫外吸收

DNA 和 RNA 都是由单核苷酸组成，其嘌呤环和嘧啶环中均含有共轭双键，因此对紫外光具有吸收作用，260 nm 为其紫外吸收高峰。利用这一性质，可以通过测定核酸样品溶液对 260 nm 波长紫外光的吸收值(A_{260})，然后以 $A_{260}=1.0$ 相当于 50 μg/ml 双链 DNA、40 μg/ml 单链 DNA(或 RNA)、20 μg/ml 寡核苷酸为标准，计算溶液中的核酸浓度。还可以通过分别测定 A_{260} 和 A_{280}，并计算 A_{260}/A_{280} 的比值，通过比值判断核酸样品的纯度。纯 DNA $A_{260}/A_{280}\approx 1.8$，而纯 RNA $A_{260}/A_{280}\approx 2.0$。如果样品中含有杂蛋白及苯酚，$A_{260}/A_{280}$ 比值明显降低，此时可以用琼脂糖凝胶电泳分离出区带，经染色后粗略估计其核酸含量。紫外吸收测定法既快速、又准确，而且不浪费样品，是实验室最常用的微量核酸的定量方法。

二、核酸的变性与复性

加热(80 ℃以上)、加酸、加碱或加某些变性剂(如尿素、乙醇和丙酮等)能够破坏核酸分子中的氢键和碱基堆积力，使双螺旋结构松散解开为单链或形成无规则的"线团"结构，该过程称为核酸的**变性**[图 16-7(a)]。核酸变性后可使溶液黏度显著下降，生物学功能丧失，但其核苷酸的排列顺序未变。变性后的核酸因碱基对暴露，使其紫外吸收值增加的现象称为**增色效应(hyperchromic effect)**，它是监测 DNA 双链是否发生变性的一个最常用的指标。RNA 没有完整的双螺旋结构，其性质上的变化没有 DNA 显著。

变性核酸在适当条件下，两条单链又会自发互补结合，重新形成双链结构，此过程称为**复性**[图 16-7(a)]。热变性的 DNA 经缓慢冷却即可复性，这一过程称**退火(annealing)**。复性 DNA，随着两条链互补结合形成双链，其紫外吸收值又降低，称为**减色效应(hypochromic effect)**。核酸复性的程度会受温度影响，只有缓慢降温才能使其重新配对而复性，如果骤然降温，变性 DNA 一般不能复性。若 DNA 部分变性，两条链未完全分开，退火时复性较快；变性 DNA 浓度越大越易复性；

DNA片段越大复性越慢。

在实验室，使DNA变性最常用的方法是加热。如果在连续加热DNA溶液的过程中，以温度变化对溶液A_{260}值作图，所得曲线称为解链曲线。当DNA变性解链达50%时，此时的温度称为解链温度或称变性温度、融解温度或熔点(melting point, *Tm*)。DNA的融解温度，与其分子大小、碱基组成、溶液pH、离子强度等多种因素有关。由于GC碱基对含有3个氢键，破坏时需要较多的能量，因此GC碱基对含量越高其*Tm*数值越高。在实验研究中也发现DNA的解链往往先从富含$A=T$的碱基区域开始，在体内，DNA复制或转录时，解链也都是从富含$A=T$碱基区域开始的。在实验室可以通过测定融解温度来分析DNA的碱基组成，计算公式为：$(G+C)\%=(Tm-69.3)\times 2.44\%$。

三、核酸分子杂交

具有互补碱基序列的两条单链核酸可以形成双链结构。将不同来源的核酸链放在同一溶液中，经热变性后再缓慢退火，如果这些异源核酸链之间存在互补序列，复性后会形成互补杂化双链，这一过程称为核酸**分子杂交(hybridization)**[图16-7(b)]。利用这一性质，可以从不同来源的DNA或RNA中寻找是否具有相同的序列。一般来说，物种之间进化关系越近，核酸杂交率就越高，人与鼠的DNA杂交率就比人与酵母DNA的杂交率高。

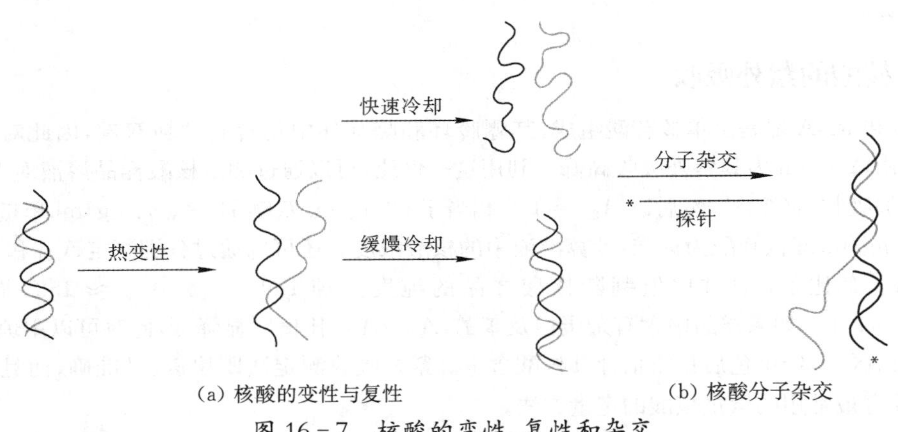

图16-7　核酸的变性、复性和杂交

核酸分子杂交可以发生在DNA与DNA之间、DNA与RNA之间或者RNA与RNA之间。这一原理可用于基因定位研究、不同核酸分子之间的同源性分析、核酸样品液中是否存在目的基因等研究。核酸分子杂交已成为分子生物学与分子遗传学中应用极为广泛的技术。

拓展阅读：核酸序列分析

DNA是遗传的物质基础，其分子中的核苷酸排列顺序即为生物体的遗传信息。因此，要破解生物体的遗传信息，首先要进行核酸的序列分析。1977年，核酸序列分析的基本方法Sanger双脱氧链终止法和Maxam-Gilbert化学降解法先后问世，核酸的序列分析有了划时代的突破。其发明人Sanger、Maxam和Gilbert也因此获得了1980年的诺贝尔化学奖。

Sanger双脱氧链终止法比Maxam-Gilbert化学降解法简单，条件易于控制，可以实现自动化。Sanger双脱氧链终止法建立四个DNA合成反应体系均利用DNA聚合酶，以待测序的单链DNA

为模版，在标记引物的3′末端合成互补的新链。在四个反应体系中，除了加入4种脱氧核糖核苷酸合成原料外，每个体系还分别加入4种不同的2′，3′-双脱氧核苷酸(ddNTP)。由于该核苷酸缺少3′羟基，当这种核苷酸被结合到链上后，它的后面不能再结合其他核苷酸，DNA合成终止。由于新合成的DNA片段进行了放射性标记，经过凝胶电泳和放射自显影，就能够得到DNA条带图谱，根据图谱可以读出DNA的碱基序列。

随着核酸序列分析自动化的实现和普及，人工测定已基本被取代。自动化测序的主要原理与人工测序一样，但前者使用荧光素代替了同位素进行DNA的标记并采用激光扫描分析，可以迅速读出所测序列，实现了全部操作自动化，包括自动灌胶、自动进样和自动数据收集分析等。

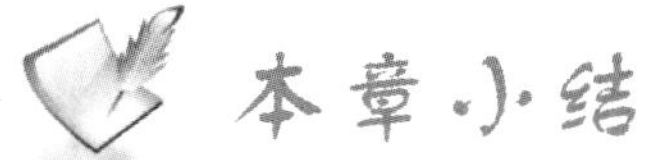

本章小结

核酸分为核糖核酸(RNA)和脱氧核糖核酸(DNA)，它们的基本结构单位是核苷酸。核苷酸含有磷酸、戊糖和碱基。戊糖包括核糖和脱氧核糖，碱基包括嘌呤碱基(腺嘌呤和鸟嘌呤)和嘧啶碱基(胞嘧啶、尿嘧啶和胸腺嘧啶)。戊糖的1′-羟基和嘌呤碱基的N-9或嘧啶碱基的N-1之间通过N-β-糖苷键连接，然后5′-羟基和磷酸通过磷酸酯键连接形成核苷一磷酸。核苷一磷酸又可以通过酸酐键结合1个或2个磷酸基团形成核苷二磷酸或核苷三磷酸。

核苷一磷酸通过3′，5′-磷酸二酯键连接构成多聚核苷酸链。多聚核苷酸链有两个末端，一端为5′-磷酸端，一端为3′-羟基端。核酸分子中的核苷酸排列顺序称为核酸的一级结构。DNA分子的二级结构为双螺旋结构，其由两条反向平行的多聚脱氧核苷酸链构成，脱氧核糖和磷酸交替构成主链，位于DNA的外侧；碱基作为侧链位于内侧；氢键和碱基堆积力稳定了双螺旋结构。RNA主要有mRNA、tRNA和rRNA。mRNA的5′-端有帽子结构，3′-端有聚腺苷酸尾。tRNA的二级结构是三叶草型结构，三级结构为倒L型结构，其3′端有—CCA—OH结构，分子中的反密码环中有反密码子。rRNA和核糖体蛋白构成核糖体。

核酸具有紫外吸收特征，吸收峰在260 nm，可以进行核酸的定性和定量分析。加热、加酸、加碱或加某些变性剂能够破坏核酸分子中的氢键和碱基堆积力，使双螺旋结构松散解开为单链或形成无规则的“线团”结构，该过程称为核酸的变性。变性后的核酸紫外吸收值增加的现象称为增色效应。变性核酸在适当条件下，两条单链又会自发互补结合，重新形成双链结构，此过程称为复性。利用碱基互补配对及核酸变性与复性的特性，可在异源核酸链间形成杂化双链，这一过程称核酸分子杂交。

思 考 题

一、名词解释

1. 核酸的一级结构　2. DNA双螺旋结构　3. 核酸变性　4. 核酸复性
5. 核酸分子杂交

二、问答题

1. 比较DNA和RNA在分子组成上的异同点。
2. 简述tRNA二级结构的特点。
3. 核酸变性后理化性质会发生哪些改变？

部分思考题参考答案

第二章 化学计量

一、问答题

2. P：6.02×10^{23} 个，O：1.505×10^{24} 个

3. 6.02×10^{23} 个

4. 10%葡萄糖溶液：0.56 mol/L；2% NaCl溶液：0.34 mol/L；5.4% NH_4Cl溶液：1.01 mol/L；1.42% Na_2SO_4溶液：0.10 mol/L

5. NaCl：9 g；葡萄糖：100 g

6. ρ_B = 375 g/L；c_B = 2.08 mol/L

7. c_{Na^+} = 141.7 mmol/L；$c_{HCO_3^-}$ = 27.0 mmol/L

8. $c_{葡萄糖}$ = 0.278 mol/L；c_{Na^+} = 0.154 mol/L；c_{Cl^-} = 0.154 mol/L

第三章 物质结构

二、问答题

1. ① 79；28；36 ② 26；50；16

6. A：C，B：O；CO：极性，CO_2：非极性

第四章 化学反应原理

1. 296 kJ/mol

2. 889.6 kJ/mol

第五章 有机化学基础

二、问答题

3. ① 双键，烯烃 ② 羟基，醇 ③ 羰基，酮 ④ 羟基，酚 ⑤ 羟基、羧基，有机酸

第六章 溶液

7. HAc：30.9 ml，NaAc：69.1 ml

8. pH = 6.91

第七章 烃

二、问答题

3. ① 2-甲基-3-乙基己烷 ② 2-甲基-2-戊烯 ③ 顺-2-戊烯 ④ 5-甲基-3-庚炔 ⑤ 1-甲基-3-乙基环己烷 ⑥ 1,4-二甲苯

4. ① $CH_3-CH(CH_3)-CH(CH_2CH_3)-CH_2-CH(CH_3)-CH_3$　② $(Cl)(CH_3)C{=}C(CH_2-CH_3)(CH_3)$　③ CH_2-CH_3

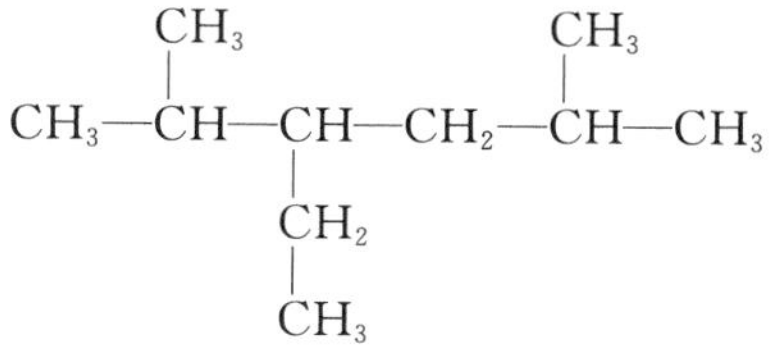

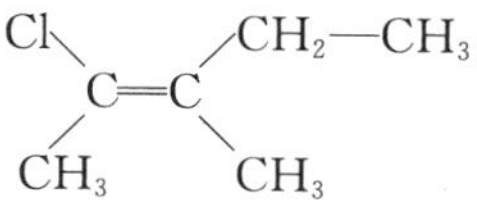

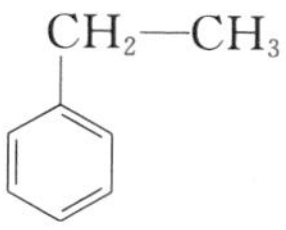

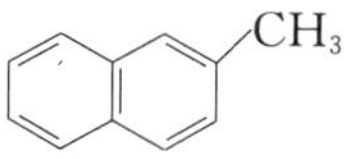

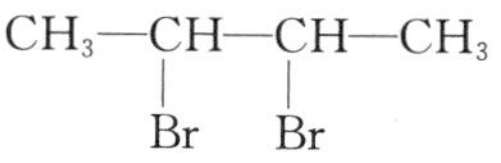

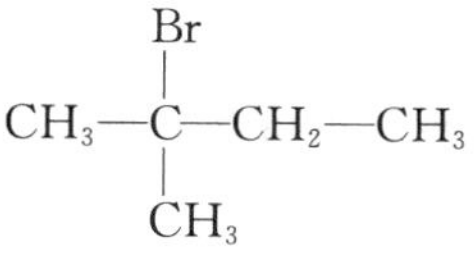

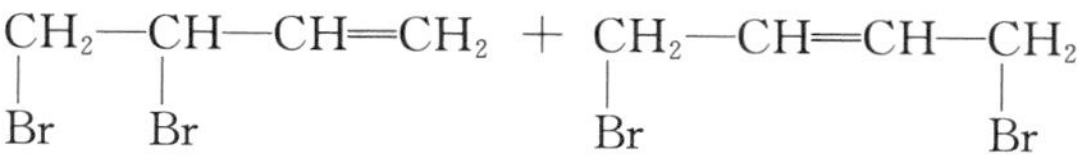

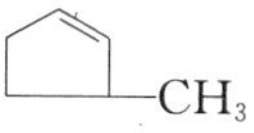

④ $-CH_3$　⑤ CH_3

5. ① $CH_3-CH(Br)-CH(Br)-CH_3$　② $CH_3-C(Br)(CH_3)-CH_2-CH_3$

③ $CH_2(Br)-CH(Br)-CH{=}CH_2$ ＋ $CH_2(Br)-CH{=}CH-CH_2(Br)$　④ Br ＋HBr

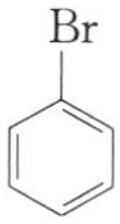

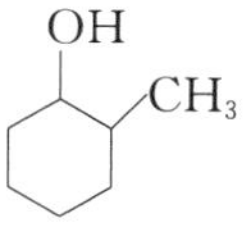

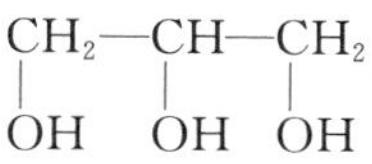

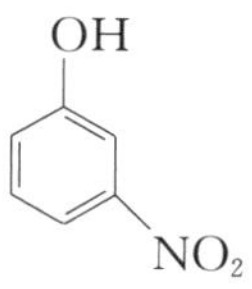

第八章　醇、酚、醚

一、问答题

1. ① 2 -甲基- 1 -丁醇　② 甲乙醚　③ 4 -甲基- 2 -萘酚　④ 苯醚　⑤ 4 -己烯- 1 -醇

2. ① $-CH_2-OH$　② OH, CH_3　③ $CH_2(OH)-CH(OH)-CH_2(OH)$　④ OH, NO_2

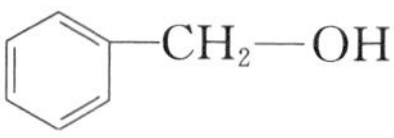

⑤ $CH_3CH_2CH_2CH(OCH_3)CH_2CH_3$

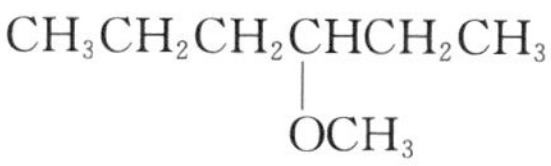

3. ③>②>①

4. ① 加入溴水，出现白色沉淀的是苯酚，不出现白色沉淀的是环己醇。

② 加入卢卡斯试剂，立即混浊的是叔丁醇，数分钟后混浊的是 2 -丁醇，不混浊的是 2 -丁烯- 1 -醇。

5. ① $CH_3CH(CH_3)CH_2CHO$　② $-ONa$　③ $CH_3COOCH_2CH_2CH_3$　④ $CH_2{=}CH_2$

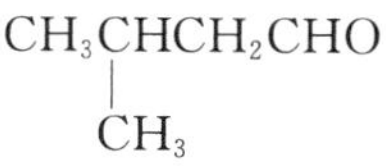

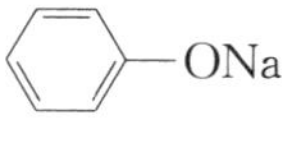

6. A：$CH_3-CH_2-CH_2-OH$　B：$CH_3-CH_2-CH_2-Br$　C：$CH_3-CH{=}CH_2$

D：$CH_3-CH(Br)-CH_3$

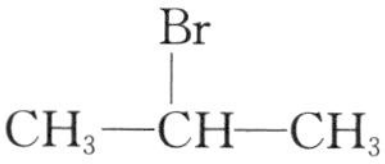

反应式：$CH_3-CH_2-CH_2-OH+HBr \longrightarrow CH_3-CH_2-CH_2-Br+H_2O$

$$CH_3-CH_2-CH_2-OH \xrightarrow{浓\ H_2SO_4} CH_3-CH{=}CH_2+H_2O$$

$$CH_3-CH{=}CH_2+HBr \longrightarrow CH_3-CH(Br)-CH_3$$

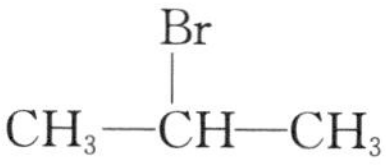

第九章　醛、酮、醌

二、问答题

2. ① 5-甲基己醛　② 4-苯基-2-丁酮　③ 环己酮　④ 对苯醌

3. ① HCHO　② $CH_3-\overset{\overset{O}{\|}}{C}-CH_3$　③ $CH_3-CH_2-\underset{\underset{O}{\|}}{C}-CH_2-CH_3$　④ C_6H_5-CHO

4. ① 各加入 2,4-二硝基苯肼，有红棕色颜色生成的为丁醛或丁酮，无红棕色颜色生成的为丁醇，丁醛或丁酮中加入班氏试剂并加热，有砖红色沉淀生成的是丁醛，无砖红色沉淀生成的是丁酮。
② 分别加入溴水，褪色的是对苯醌，出现白色沉淀的是苯酚，无上述现象的是甲苯。

5. ① CH_3CH_2OH　② $CH_3-\overset{\overset{N-NH-C_6H_3(NO_2)_2}{\|}}{C}-CH_3$（苯环上 2-$O_2N$，4-$NO_2$）

第十章　羧酸及其取代酸

一、问答题

1. ① $CH_3-CH_2-CH_2-CH_2-\overset{\overset{CH_3}{|}\atop{\overset{CH_2}{|}}}{CH}-CH_2-\overset{\overset{CH_3}{|}\atop{\overset{CH_2}{|}\atop{\overset{CH_2}{|}}}}{CH}-COOH$　② $CH_3-\overset{\overset{O}{\|}}{C}-COOH$

③ $C_6H_4(COOH)-O-\overset{\overset{O}{\|}}{C}-CH_3$（邻位）　④ $HOOC-\overset{\overset{O}{\|}}{C}-CH_2-COOH$　⑤ 2,5-二甲基己二酸

⑥ α-酮戊二酸　⑦ β-羟基丁酸　⑧ 柠檬酸

2. ① 分别加入 2,4-二硝基苯肼，有红棕色颜色出现的是丙醛或丙酮，无现象的是丙酸；丙醛和丙酮中分别加入班氏试剂，有砖红色沉淀出现的是丙醛，无现象的是丙酮。
② 分别加入 $FeCl_3$，有紫红色颜色出现的是水杨酸或乙酰乙酸乙酯，无现象的是乙酰水杨酸；水杨酸和乙酰乙酸乙酯中分别加入 2,4-二硝基苯肼，有黄色颜色出现的是乙酰乙酸乙酯，无现象的是水杨酸。

3. 乳酸 > β-羟基丙酸 > 丙酸 > 苯酚

4. ① $CH_3-\overset{\overset{OH}{|}}{CH}-COOH$　② $CH_3-\overset{\overset{O}{\|}}{C}-O-CH_2-CH_3$　③ $CH_3-\overset{\overset{O}{\|}}{C}-CH_3$
④ $CH_3-CH=CH-COOH$

第十一章　含氮有机化合物

一、问答题

1. ① 乙胺　② 乙二胺　③ N-甲基苯胺

④ $C_2H_5—NH—C_2H_5$ ⑤ $C_6H_5—CH_2—NH_2$ ⑥ $CH_3—\overset{O}{\overset{\|}{C}}—N—C_2H_5$

2. ① $C_6H_5—NH_2 \cdot HCl$ ② $HOOC—CH_2—CH_2—CHNH_2—COOH$ $+NH_3$ ③ $H_2N—\overset{O}{\overset{\|}{C}}—NH—\overset{O}{\overset{\|}{C}}—NH_2$ $+NH_3$

3. 氢氧化四甲铵＞二甲胺＞甲胺＞三甲胺＞氨＞苯胺＞乙酰胺

第十二章　杂环化合物与生物碱

二、问答题

2. ① 3-甲基吡啶　② 4-甲基咪唑　③ 5-乙基噻唑　④ 嘧啶

第十三章　糖

二、问答题

1. ① ② ③ ④

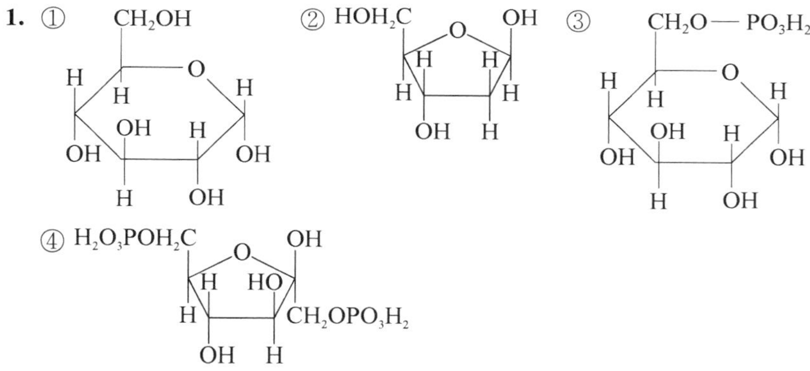

2. ① 各加入碘液，显蓝色的为淀粉，不显色的为纤维素。

② 各加入溴水，溴水褪色的为葡萄糖，不褪色的为果糖。

③ 各加入碘液，显蓝色的为淀粉，不显色的为葡萄糖和蔗糖，葡萄糖和蔗糖中各加入班氏试剂并加热，出现砖红色沉淀的为葡萄糖，无此现象的为蔗糖。

3. 麦芽糖：葡萄糖＋葡萄糖，α-1,4-糖苷键，有还原性；乳糖：半乳糖＋葡萄糖，β-1,4-糖苷键，有还原性；蔗糖：葡萄糖＋果糖，α,β-1,2-糖苷键，无还原性。

第十四章　脂

二、问答题

1. ① COOH　② $CH_3(CH_2)_4(CH═CHCH_2)_2(CH_2)_6COOH$

③ HO

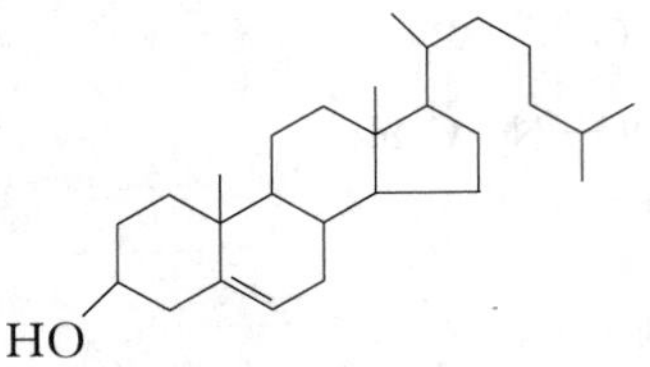

3. ① 卵磷脂 ② 脑磷脂 ③ 脑卵脂

第十五章 蛋白质

二、问答题

1. 26.25 g。

2. 除甘氨酸外，均为 $L-\alpha-$氨基酸。

4. 造成病菌蛋白质变性而杀灭病菌。

附录
医用化学实验

医用化学是大学医、药学相关专业的基础课程。为提高教学质量，除必须加强课堂教学外，还应该注重学生的实验技能培养，以增强感性认识，巩固理论知识。通过医用化学实验操作，使学生掌握有关的化学基本操作技能，培养学生观察、记录和处理实验结果的能力，并培养学生实事求是的科学作风。同时也为其他基础医学课程的学习打下必要的基础。

实验室规章

(1) 实验前须做好预习(了解实验内容、目的、操作步骤及实验意义)，进入实验室须穿好工作服。

(2) 须按时进入实验室，遵守课堂纪律，不得喧哗、哄闹，中途有事经老师同意后方可离去。

(3) 实验时注意安全，按实验要求认真操作，不得随便改动。仔细观察实验现象，如实记录实验结果并进行科学分析。

(4) 实验使用药品器材等，用后须及时盖好瓶塞(以免试剂污染，影响结果)，归还原处。

(5) 须爱护器材，节约试剂，凡属精密仪器不得任意搬弄，如有损坏或污染，应立即向老师报告。

(6) 实验完毕，须洗涤仪器，整理桌面，打扫清洁(值日生)，实验后污物、渣屑、动物尸体等须倒入或置放指定地点，不得乱扔。确定关闭水电后方可离开。

(7) 认真书写实验报告。

实验室安全知识

(1) 低沸点有机溶剂如酒精、乙醚、石油醚等，为易燃物品，使用时应远离火源、禁明火，若需加热要用水浴加热。

(2) 凡属发烟或产生有毒气体的化学实验，均应在通风柜内进行，以免对人体造成危害。

(3) 若发生酸碱灼伤事故，先用大量自来水清洗，酸灼伤者用饱和 $NaHCO_3$ 溶液中和，碱灼伤者用饱和 H_3BO_3 溶液中和，氧化剂伤害者用 $Na_2S_2O_4$ 处理。

(4) 若发生起火事件，根据发生起火性质分别采用砂、水、CO_2 或 CCl_4 灭火器扑灭。

(5) 离开实验室必须关好窗户，切断电源、水源，以确保安全。

医用化学实验基本操作

一、玻璃仪器的洗涤

玻璃仪器的清洁是获得准确结果的重要保证。清洁的玻璃仪器内壁应明亮光洁，不挂水珠。

常用的洗涤方法如下：

1. 一般玻璃仪器清洗　如烧杯、试管等，可在涂抹肥皂、合成洗涤剂、去污粉后以毛刷仔细刷洗，再用自来水冲干净，最后用少量蒸馏水冲洗 2～3 次，倒置晾干或置烤箱烤干后备用。

2. 容量分析仪器清洗　如吸量管、容量瓶、滴定管等，可在用毕后即用自来水冲洗，直至不挂水珠，再用少量蒸馏水冲洗 2～3 次备用。

3. 特殊情况下玻璃仪器的清洗　如刻度吸量管粘附有血浆时，可先用 45%尿素溶液浸泡，使血浆蛋白溶解，然后用自来水冲洗干净，或用 1%氨水浸泡，使血浆膜溶解，然后再依次用 1%稀盐酸溶液、水、蒸馏水冲洗；新购置的玻璃仪器有游离碱存在，须置 1%～2%稀盐酸中浸泡 2～6 小时，除去游离碱后，再用自来水冲洗干净，最后用蒸馏水冲洗 2～3 次；洁净度要求较高，或一般清洗无法达到要求时，可将玻璃仪器浸泡于重铬酸钾洗液中 4～6 小时，再用大量自来水冲洗，最后用少量蒸馏水冲洗 2～3 次。

使用重铬酸钾洗液时应注意以下几点：

(1) 需用重铬酸钾洗液(以下简称洗液)浸泡的容器，在浸泡前应尽量沥干，再用洗液浸泡。否则洗液被稀释而降低洗液的氧化力，甚至失效。

(2) Hg^{2+} 、Ba^{2+} 、Pb^{2+} 等离子能与重铬酸钾洗液作用，可生成不溶性的化合物而沉积在容器上，因此凡接触过含有此等离子的容器，应先除去这些离子(可用稀盐酸或 5%～10% EDTA 钠等先行消除)，用水冲洗后，沥干，再用洗液浸泡。

(3) 有机化合物、油类、有机溶剂均可使洗液还原失效，因此容器壁上如附有大量油类、有机物等，应先除去，然后再用洗液浸泡。

(4) 洗液有很强的酸性和氧化性，使用时应注意，千万不要滴落在皮肤或衣物上，以免被烧伤或烧坏。

(5) 重铬酸钾洗液还原出硫酸铬时，洗液由原来的深棕色变为绿色，此时洗液就不具有氧化性了，不能继续使用。

二、吸量管的使用

吸量管是用来转移一定体积的量器，正确的使用方法如下。

(1) 使用吸量管时先要看清楚刻度情况，选择适当容量的吸量管(等于或大于需要量取的体积)。

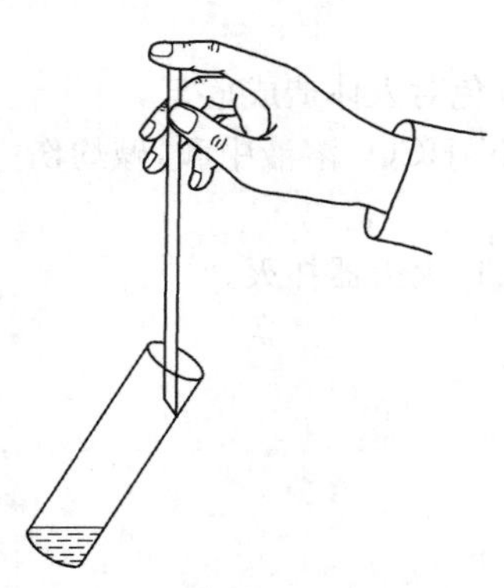

图附录 2－1　使用吸量管的姿势

(2) 拿吸量管时，标有刻度的一侧面向自己。用右手中指和拇指拿住吸量管上部，把管的尖端插入要量取的液体深处。

(3) 左手持洗耳球把容器内液体吸至所需刻度上方约 1 cm，立即用右手食指按住吸量管口，以稳住吸量管内的液面。然后以管尖端接触容器内壁，慢慢放松食指，使吸量管内液面的月弯面最低点下降至所需的刻度处(眼睛与刻度线要处于同一水平面上)，立即用食指按住吸量管口。

(4) 提起吸量管离开容器，然后将吸量管插到需加液体的容器中，让其尖端与容器内壁靠紧，松开食指让液体流出。液体流完后再等 15 秒，捻动一下吸量管后移去(标明需吹的吸量管，需吹出留在尖端的液体后，再捻转一下吸量管后移去)。吸量管的正确持法见图附录 2－1。

使用时吸量管应干净无水，如急用而又有水时，可用少量欲量取的溶液润洗3次，然后再吸取，否则留在管内的水会把溶液稀释。

三、溶液的混匀

欲获得浓度均一的溶液或使反应充分进行，每加一次试剂后，都必须充分混匀。常用于混匀试管或离心管内液体的方法有以下几种：

(1) 振摇混匀：将试管轻轻振摇或甩动以混匀液体，常用于少量液体的混匀。

(2) 指弹混匀：用手指轻轻叩击或拨动试管底，使管内液体搅动发生漩涡而使其混匀。液体较多，用振摇或甩动不易混匀时，可用此法。

(3) 转动混匀：手持试管作圆周转动，通过管内液体漩涡运动而混合之。常在试管盛有多量液体时用。

(4) 搅拌混匀：用玻璃棒搅拌使其混匀。常用于稠度较大液体的混匀。

(5) 倒转混匀：管口衬一清洁塑料薄膜，以手掌按住管口，反复颠倒混匀。

(6) 利用漩涡混合器混匀。

四、电动离心机的使用

离心机是固液分离的装置之一，可通过转动产生的离心力，使比重较大的沉淀物沉积在离心管底部，吸出上层的液体（上清液）以达到固液分离的目的。

电动离心机的使用方法：

(1) 吸取待离心的固液混合物置于离心管或小试管中，再将其装入完好且大小相匹配的离心机套管中。

(2) 将放有试管的套管置于已平衡好的托盘天平两端，通过往离心管与套管之间滴加水来调节两边重量使之达到新平衡。

(3) 选择与套管相匹配的离心机，取出离心机中未平衡的全部套管，将已平衡的两只装有离心管的套管对称放入离心机两插孔内，盖上离心机盖，打开电源开关，设置所需离心的时间，逐步扭动转速旋钮，缓慢增加离心机转速，直至所需的转速。

(4) 离心结束后，让离心机自然停止转动，取出离心管，关闭电源。

离心机使用注意事项：发现离心机运转不正常时，应立即切断电源，停机检修，排除故障后方可再用。离心过程中不可打开离心机盖。离心结束时，应让离心机自然停止转动，不可强迫停转。

实验一　电离平衡与缓冲溶液

[实验原理]

弱电解质在水溶液中发生部分电离，未电离的分子与电离后产生的离子之间维持动态平衡。如果在弱电解质溶液中加入含有同名离子的强电解质，则强电解质电离产生的同名离子会促使弱电解质平衡向生成分子的方向移动，弱电解质的电离度明显降低。这种因加入同名离子引起平衡移动的现象称为同离子效应。

弱电解质产生同离子效应后往往导致溶液pH发生改变，这种变化可通过在溶液中加入特定酸碱指示剂后溶液颜色的变化加以判断。例如，溶液中加入甲基橙指示剂，当pH不断升高时溶液可由红色（$pH < 3.1$），转变为橙色（pH $3.1 \sim 4.4$），再转为黄色（$pH > 4.4$）；加入酚酞指示剂，当

pH不断升高时溶液可由无色(pH < 8),转变为淡红色(pH 8 ~ 10),再转变为红色(pH > 10);加入溴麝香草酚蓝指示剂,当pH不断升高时溶液可由黄色(pH < 6.0),转变为绿色(pH 6.0 ~ 7.6),再转变为蓝色(pH > 7.6)。有时也用广泛pH试纸的变化来判断溶液的pH值的变化。

弱酸与其对应的弱酸盐类,或弱碱与其对应的弱碱盐类,组成的混合液均为缓冲溶液,具有抗酸或抗碱的作用,它们的pH值可通过精密pH试纸或pH计检测,也可用下式计算:

$$pH = pK_a + \lg[盐]/[酸]$$

当温度一定时,某一弱酸的 pK_a 为一常数,因此缓冲溶液的pH就随着盐酸的浓度比值而变化。如果制备缓冲溶液所用的盐和酸的浓度相同,则配制时所取盐和酸溶液的体积比就等于它们的浓度比,上式可改写为:

$$pH = pK_a + \lg V_{盐} / V_{酸}$$

可见,只要按不同比例量取盐和酸的体积,就可配制不同pH值的缓冲溶液。加水稀释缓冲溶液,盐和酸的浓度都以相等比例降低,其比值并不改变,因此适量稀释不影响缓冲溶液的pH值。

[**实验操作**]

1. 同离子效应

(1) 取小试管2支,各加入0.2 mol/L $NH_3 \cdot H_2O$ 2 ml,再加入酚酞指示剂1滴,观察两试管中溶液颜色,然后在1支试管中加入饱和 NH_4Cl 溶液1滴,另1支试管加水1滴,混匀,比较两管颜色并解释之。

(2) 取小试管2支,各加入0.2 mol/L醋酸溶液2 ml,再加入甲基橙指示剂1滴,观察两试管中溶液颜色,然后在1支试管中加入饱和NaAc溶液1滴,另1支试管加水1滴,混匀,比较两管颜色并解释之。

2. 缓冲溶液

(1) 缓冲溶液的配制及pH值的测定:取大试管3支,编号,分别按下表加入试剂。

试剂(ml)	试管号		
	1	2	3
0.1 mol/L KH_2PO_4	8	5	2
0.1 mol/L Na_2HPO_4	2	5	8

混匀后,即得三种不同pH值的缓冲溶液,然后分别用精密pH试纸、pH计测定及按公式计算($H_2PO_4^-$ 的 $pK_a = 7.2$)此三种缓冲溶液的pH值。列表记录各方法所得pH值。

(2) 缓冲溶液的稀释:取试管2支,编号,按下表加入试剂。

试剂(ml)	试管号	
	1	2
上述第2号试管缓冲溶液	2	1
蒸馏水	0	1

混匀,分别在各管中加入溴麝香草酚蓝指示剂1滴,比较两管的颜色,并解释之。

(3) 缓冲溶液的缓冲作用:取试管3支,编号,各加入上述2号大试管缓冲液2 ml,滴加溴麝香草酚蓝指示剂1滴，混匀。第1管作对照管用，不再加入试剂。第2管中加入0.05 mol/L NaOH溶液3滴，混匀，与对照管比较，观察溶液颜色是否改变，然后继续加入0.05 mol/L NaOH溶液，逐滴混匀，直至溶液改变颜色，记录所加0.05 mol/L NaOH溶液滴数，并解释之。第3管以0.05 mol/L HCl溶液代替0.05 mol/L NaOH溶液，重复第2管操作。

［试剂与耗材］

1. 0.2 mol/L $NH_3 \cdot H_2O$溶液
2. 0.2 mol/L 醋酸(HAc)溶液
3. 饱和醋酸钠(NaAc)溶液
4. 饱和NH_4Cl溶液
5. 0.1 mol/L KH_2PO_4 溶液
6. 0.1 mol/L Na_2HPO_4 溶液
7. 0.05 mol/L NaOH溶液
8. 0.05 mol/L HCl溶液
9. 1%甲基橙溶液
10. 0.5%酚酞酒精溶液
11. 0.1%溴麝香草酚蓝溶液
12. 精密pH试纸

［pH计的使用］

pH计主要根据电位法测量原理设计，实验室可用于各种水溶液酸度的测量，或溶液中各种离子的活度或浓度的测量(需配以离子性电极)。

1. 仪器使用前的准备　仪器在电极插入之前输入端必须Q_9短路插头，使输入端短路以保护仪器。仪器供电电源为220 V交流电。将直流稳压电源插在220 V交流电源上，并把电极安装在电极架上，然后将Q_9短路插头拔去，把复合电极插头插在仪器的电极插座上。

2. 仪器启动　仪器选择开关置“pH”档或“mv”档，开启电源，仪器预热几分钟，然后按下条校正。

3. 仪器的校正　仪器在使用之前，即在测被测溶液之前，先要校正，但这不是说每次使用之前都要校正，一般来说，在连续使用时，每天校正一次已能达到要求。

仪器的校正方法分为两种：

(1) 一点校正法(用于分析精度要求不高的情况)：①仪器插上电极，选择开关置于“pH”档；②仪器斜率调节器调节在100%位置；③选择一种最接近样品pH值的缓冲溶液，并把电极放入这一缓冲溶液中，调节温度调节器，使所指示的温度与溶液的温度相同，并摇动试杯使溶液混匀；④待读数稳定后，该读数应为缓冲溶液的pH值，否则调节定位调节器；⑤清洗电极，并吸干电极球表面的余水。

(2) 两点校正法(用于分析精度要求较高的情况)：①仪器插上电极，选择开关置于“pH”档，仪器斜率调节器调节在100%处；②选择两种缓冲溶液；③把电极放入第一种缓冲溶液，调节温度调节器，使所指示的温度与溶液的温度相同，并摇动试杯，使溶液混匀；④待读数稳定后，该读数应为该缓冲溶液的pH值，否则调节定位调节器；⑤清洗电极，并吸干电极球表面的余水；⑥电极放入第二种缓冲溶液，重复上述③、④、⑤操作。

4. pH值测定　“定位”保持不变，用蒸馏水清洗电极头部，用滤纸吸干，将电极插入被测溶液中，轻轻混匀烧杯中溶液，调节温度调节器使指示在被测溶液的温度值上，读出该溶液pH值。测量完毕，关掉电源，取出电极，用蒸馏水冲洗干净，用滤纸吸去水珠，电极戴上橡皮帽。

实验二　功能基反应

［实验原理］

功能基是决定一类化合物化学性质的主要原子或基团，它是分子中比较活泼的部分。各种功能基有特定的化学性质。例如，烯基具有卤素加成反应，酚性羟基一般具有与三氯化铁显色反应，羰基具有缩合反应，醛基具有与弱氧化剂的还原反应等性质。利用这些特性常可以初步判断化合物中某些功能基的存在。

复合功能基化合物的性质一般决定于各个单功能基的性质。例如，油酸含有羧基，能与醇进行酯化反应，同时也含有烯基，所以能与卤素起加成反应。葡萄糖含有醛基，能与班氏试剂起反应，同时含有羟基，所以又能进行酯化反应。但是由于分子中的原子或原子团的相互影响，复合功能基化合物也或多或少会出现一些特殊的反应。例如，果糖是酮糖，但在碱性环境下分子中的羰基由于受到羟基的影响，通过酮-烯醇互变异构可转变成醛基，也能与班氏试剂反应；乙酰乙酸乙酯的酮-烯醇互变异构，导致即可发生卤素加成反应，又可发生与三氯化铁显色反应。

［实验操作］

1. *烯基的反应*　取 3 支小试管，分别编号，于第 1 支试管中加入硬脂酸 10 滴，第 2 支试管中加入油酸 10 滴，第 3 支试管中加入植物油 10 滴，然后分别在试管中逐滴加入 5% Br_2 的 CCl_4 溶液，边加边摇，观察实验现象并写出油酸与溴的反应式。

2. *酚性羟基的反应*

(1) 取小试管 1 支，加入液体苯酚 2 滴，加水 5 滴，摇匀后观察现象。再在此液中，滴入 10% NaOH 溶液 2 滴，摇匀，观察溶液现象并解释。

(2) 取小试管 3 支，分别编号，于第 1 支试管中加入 0.5%苯酚溶液 10 滴，第 2 支试管中加入 0.5%水杨酸溶液 10 滴，第 3 支试管中加入苯甲醇 10 滴，然后各加入 1% $FeCl_3$ 溶液 1 滴，观察结果。

3. *醛基反应*　取大试管 6 支，编号，按下表操作：

试剂(滴)	试管号					
	1	2	3	4	5	6
40%乙醛液	5	—	—	—	—	—
10% NaOH	5	—	—	—	—	—
丙酮液	—	4	—	—	—	—
1%葡萄糖	—	—	4	—	—	—
1%果糖	—	—	—	4	—	—
1%蔗糖	—	—	—	—	4	4
2 mol/L 盐酸	—	—	—	—	—	10
班氏试剂	10	10	10	10	10	—

取上述1～5管于沸水中加热2～3分钟，观察现象。取第6号管加蒸馏水10滴，于沸水中加热10分钟，不时振荡，再加10% NaOH 5滴，加班氏试剂10滴，混匀，于沸水浴中再加热2～3分钟，观察结果，并与第5管比较。

4. 乙酰乙酸乙酯的酮-烯醇互变异构现象

(1) 取10%乙酰乙酸乙酯2滴于一试管中，加入2,4-二硝基苯肼试剂10滴，振荡，观察结果，写出反应式。

(2) 另取一试管，加入乙酰乙酸乙酯10滴，再加1% $FeCl_3$ 1滴，观察结果。然后加溴水1滴，振摇，立即观察颜色变化，静置1分钟后，再观察颜色变化并解释之。

5. 尿素的化学性质　取1支干燥小试管，加入1匙尿素，将试管用小火加热，首先观察到尿素熔化，随即有氨气放出(可嗅到它的气味)。此时将润湿的红色石蕊试纸放于管口，观察试纸颜色变化。继续加热至试管内的物质凝固成固体(缩二脲)。待试管冷却后，加水2 ml，并用玻璃棒轻轻搅动，尽量使固体溶解，然后用滴管吸出上层溶液放于另一试管中。在此缩二脲溶液中加入10%氢氧化钠溶液1滴和1%硫酸铜1滴，观察颜色变化。

[试剂与耗材]

1. 班氏试剂　取硫酸铜($CuSO_4 \cdot 5H_2O$)17.3 g溶于200 ml水中，另取柠檬酸钠173 g，无水碳酸钠100 g溶于700 ml水中，将上述两溶液合并，用水稀释至1 000 ml。

2. 2,4-二硝基苯肼试剂　取2,4-二硝基苯肼100 mg，置研钵中，加2 mol/L HCl溶液少许，将其研溶，最后加2 mol/L HCl溶液至100 ml。此时如有沉淀，可过滤。

3. 溴水　取溴化钾15 g，溶于100 ml水中，加溴10 g，振荡混合。

4. 硬脂酸、油酸、植物油(均为 CCl_4 溶液)

5. 5% Br_2(CCl_4 溶液)

6. 液体苯酚及0.5%苯酚溶液

7. 10% NaOH

8. 0.5%水杨酸溶液

9. 2 mol/L HCl、1% $CuSO_4$

10. 苯甲醇、丙酮、乙醛溶液

11. 1%葡萄糖溶液、1%果糖溶液及1%蔗糖溶液

12. 10%乙酰乙酸乙酯

13. 尿素

14. 红色石蕊试纸

15. 1% $FeCl_3$ 溶液

实验三　蛋白质沉淀、等电点的测定及呈色反应

[实验原理]

1. 蛋白质沉淀　蛋白质表面水化层和其所带的同种电荷是维持蛋白质溶液稳定的主要因素，当两者遭受破坏时，蛋白质即以沉淀析出。蛋白质沉淀的同时有可能发生变性，例如重金属盐类，沉淀生物碱的试剂或加热等因素沉淀蛋白质的同时，导致蛋白质发生变性，此称为变性沉淀，沉淀剂不易除去，沉淀常不能再溶解，发生的为不可逆的沉淀反应。相反称为非变性沉淀，除去沉淀剂后，蛋白质仍可溶解，发生可逆的沉淀反应，例如中性盐或在低温下加入有机溶剂沉淀蛋白。

盐析作用：即往蛋白质溶液中加入中性盐时，蛋白质沉淀析出的现象。盐析主要在两方面发挥作用：①大量电解质破坏了蛋白质的水化层从而出现沉淀；②电解质中和了蛋白质分子所带的电荷而沉淀。盐析作用强弱常取决于中性盐的浓度、蛋白质的种类、颗粒大小及溶液的 pH 值。颗粒大者比颗粒小者容易沉出，如球蛋白颗粒大于清蛋白，前者多在半饱和$(NH_4)_2SO_4$ 溶液中析出，而后者须在饱和$(NH_4)_2SO_4$ 溶液中析出。根据这一特点，可以利用不同浓度的中性盐使混合蛋白质分级沉淀，这种方法称为分段盐析。

重金属盐类沉淀蛋白质：蛋白质在碱性溶液中，带有较多的负电荷，当它与带正电荷的重金属离子结合时即生成不溶解的沉淀。该方法能引起蛋白质变性。

$$\underset{\text{蛋白质}}{Pr\begin{cases}NH_3^+\\COO^-\end{cases}} \xrightarrow{OH^-} \underset{\text{蛋白质阴离子}}{Pr\begin{cases}NH_2\\COO^-\end{cases}} \xrightarrow[\text{(重金属离子)}]{M^+} Pr\begin{cases}NH_2\\COO^-\ M^+\end{cases}\downarrow$$

沉淀生物碱的试剂沉淀蛋白质：蛋白质溶液的 pH 值小于等电点时，蛋白质分子带较多的正电荷，它能与沉淀生物碱的试剂的负离子结合生成沉淀。此沉淀常可在碱性溶液中再溶解。属于沉淀生物碱的试剂有钨酸、苦味酸、鞣酸等。

$$\underset{\text{蛋白质}}{Pr\begin{cases}NH_3^+\\COO^-\end{cases}} \xrightarrow{H^+} \underset{\text{蛋白质阳离子}}{Pr\begin{cases}NH_3^+\\COOH\end{cases}} \xrightarrow[\text{(生物碱沉淀试剂)}]{X^-} Pr\begin{cases}NH_3^+X^-\\COOH\end{cases}\downarrow$$

2. 蛋白质等电点的测定　蛋白质的等电点即为蛋白质分子所带正、负电荷数相等(所带净电荷为零)时溶液的 pH 值。蛋白质分子处于等电点时，所带净电荷为零，即失去同种电荷相斥的作用，因此，在溶液中蛋白质分子很容易彼此结合从而形成沉淀。相反，蛋白质处于 pH 值与等电点不相等的溶液中，将带有正或负电荷，它们互相排斥，不容易生成沉淀。改变溶液的 pH 值使其越接近蛋白质等电点时，蛋白质越容易沉淀，生成的沉淀会越多，这种近似法可以估测蛋白质的等电点。本实验通过比较酪蛋白的醋酸钠溶液在 5 种不同 pH 值缓冲液中的溶解度，来估测蛋白质的等电点，其中溶解度最低(沉淀最多)管的 pH 值即为酪蛋白的等电点。

3. 蛋白质的呈色反应　蛋白质由氨基酸构成，其中某些氨基酸的特殊基团会与特定的化学试剂发生作用，进而生成特定颜色的化合物，据此导致蛋白质具有呈色反应。呈色反应强度与所含特定氨基酸或基团数量正相关，因此蛋白质的呈色反应可用于蛋白质的定性、定量检测。

双缩脲反应：在浓碱液中，缩二脲与硫酸铜结合生成紫色或紫红色复合物的反应。蛋白质及二肽以上的物质含有两个以上肽键(—CO—NH—)，类似于缩二脲，均能发生双缩脲反应。

茚三酮反应：凡有自由氨基的化合物与茚三酮共热时，能生成各种紫色化合物。蛋白质、多肽等含有氨基末端及碱性氨基酸上的自由氨基，故有此呈色反应。

福林-但尼士(Folin-Denis)反应：酚类化合物能在碱性溶液中还原酚试剂(又名磷钼钨酸试剂)中的 Mo^{6+}，生成蓝色钼蓝的呈色反应。大多蛋白质分子中含酪氨酸与色氨酸残基故有此反应。某些蛋白质如白明胶几乎不含芳香族氨基酸，因此对此反应生色很浅。鉴于此，如利用福林-但尼士反应作蛋白质含量的比色测定应选用同来源的蛋白质作标准，否则可产生较大误差。

[实验操作]

1. 蛋白质的盐析

(1) 取 1 ml 正常人混合血清于小试管中，加入等量饱和$(NH_4)_2SO_4$ 溶液，混匀，静置 20 分钟后，观察现象并解释之。

(2) 3 000 转/分钟(rpm)离心 5 分钟，收集上清液。

(3) 在上清液中加固体$(NH_4)_2SO_4$，边加边振摇，使之达过饱和(固体不再溶解)，观察现象。

(4) 再向液体中加水 1.5～2.0 ml，观察结果。

2. 重金属盐类沉淀蛋白质　取 1 支试管，加入 1∶10 鸡蛋白溶液 1 ml 及 0.5% NaOH 溶液 1 滴，混匀，再加入 6 滴 1% $ZnSO_4$ 溶液，观察结果。

3. 沉淀生物碱的试剂沉淀蛋白质　取 2 支试管，其中 1 支加入 1∶10 鸡蛋白溶液 1 ml 及 10% HCl 1 滴，混匀，再加入 10%磺基水杨酸溶液 2 滴；另 1 支试管，加入 1∶10 鸡蛋白溶液 1 ml 及 10% NaOH 溶液数滴，再加入 10%磺基水杨酸溶液 2 滴。比较两管溶液的变化。

4. 蛋白质等电点的测定　准备直径相同的大试管 5 支，编号，按下表加入各试剂(取量必须准确)，混匀，即得不同 pH 溶液(1～5 号管 pH 分别对应为：5.9，5.3，4.7，4.0，3.5)。

试剂(ml)	试管号				
	1	2	3	4	5
蒸馏水(ml)	8.4	8.7	8.0	8.2	7.4
0.01 mol/L 醋酸(ml)	0.6	—	—	—	—
0.1 mol/L 醋酸(ml)	—	0.3	1.0	—	—
1.0 mol/L 醋酸(ml)	—	—	—	0.8	1.6

在各管中加入酪蛋白的醋酸钠溶液 1 ml(随加随摇，切勿在各管加完后再摇)。静置 10～30 分钟后，分别比较各管混浊度，并用(+)符合表示混浊的程度。沉淀最多试管的 pH 值即为酪蛋白的等电点。

5. 双缩脲反应　取小试管 1 支，加 1∶10 鸡蛋白溶液 2 滴和 10% NaOH 溶液 5 滴及 1% $CuSO_4$ 溶液 1 滴，混匀后，观察现象。

6. 茚三酮反应　取小试管 1 支，加 1∶10 鸡蛋白溶液 4 滴，蒸馏水 10 滴和 0.1%茚三酮乙醇溶液 8 滴，混匀，于沸水浴中加热约 1 分钟，待冷却后观察颜色变化。

7. 福林-但尼士(Folin-Denis)反应

(1) 取 1∶10 鸡蛋白溶液 2 滴置试管中，加 10% NaOH 溶液 3 滴，蒸馏水 6 滴，酚试剂 1 滴，混匀，观察颜色的变化。

(2) 分别取 0.25%白明胶溶液、0.25%酚溶液和 0.25%酪氨酸溶液替代鸡蛋白溶液重复上述操作，观察颜色变化。

[试剂与耗材]

1. 正常人混合血清

2. 饱和$(NH_4)_2SO_4$溶液　称取 377 g$(NH_4)_2SO_4$溶于 500 ml 水中(20 ℃)。$(NH_4)_2SO_4$在水中的溶解度为 75.4 g/100 ml 水(20 ℃)，配制时须称取稍过量的$(NH_4)_2SO_4$以使溶液中有若干固体存在，配时加热助溶。

3. 固体$(NH_4)_2SO_4$

4. 1∶10 鸡蛋白溶液

5. 0.5% NaOH 溶液

6. 1% $ZnSO_4$ 溶液

7. 10% NaOH 溶液

8. 10% HCl 溶液

9. 10%磺基水杨酸溶液

10. 0.01 mol/L 醋酸

11. 0.1 mol/L 醋酸

12. 1.0 mol/L 醋酸

13. 0.5%酪蛋白的醋酸钠溶液　称纯酪蛋白 0.25 g，置于 50 ml 容量瓶内，加蒸馏水 20 ml 及 1 mol/L NaOH 5 ml(必须准确)，摇匀，使酪蛋白溶解，然后加 1 mol/L 醋酸溶液 5 ml(必须准确)，最后用蒸馏水稀释至刻度。

14. 1% $CuSO_4$ 溶液

15. 0.1%茚三酮乙醇溶液

16. 0.25%白明胶溶液

17. 0.25%酚溶液

18. 0.25%酪氨酸溶液　称取酪氨酸 0.25 g 然后加水至 100 ml。

19. 酚试剂　将 100 g 钨酸钠($Na_2WO_4 \cdot 2H_2O$)、25 g 钼酸钠($Na_2MoO_4 \cdot 2H_2O$)与 700 ml 水、50 ml 85%磷酸、100 ml 浓盐酸，在 1 500 ml 圆底烧瓶中混合，缓缓地加热回流 10 小时，再加 150 g 硫酸锂、50 ml 水及 3 滴溴水。取下冷凝管，煮沸 15 分钟以除去过多的溴。冷却后稀释至 1 L，过滤。此试剂不应呈绿色，保存在棕色瓶内。使用时用标准 NaOH 滴定，以酚酞为指示剂，而后稀释约 1 倍，使最后浓度为 1 mol/L。

实验四　动物组织中核酸的提取与鉴定

[实验原理]

组织细胞中不管是核糖核酸(RNA)还是脱氧核糖核酸(DNA)，大多与蛋白质结合形成核蛋白。组织细胞破碎后核蛋白可被加入的三氯醋酸沉淀析出，离心弃上清后，可用 10% NaCl 溶液将核酸以钠盐的形式从沉淀中溶出，离心获得上清后，加入乙醇即可获得核酸钠沉淀。

核酸钠硫酸解(须加热)后可产生磷酸，有机碱(嘌呤与嘧啶)和戊糖(RNA 含核糖，DNA 含脱氧核糖)。这些水解产物可通过各种颜色反应加以鉴定，其中磷酸能与钼酸铵作用产生磷钼酸，后者在还原剂氨基萘酚磺酸作用下形成蓝色的钼蓝；嘌呤碱能与硝酸银产生灰褐色的絮状嘌呤银化合物；核糖经浓盐酸或浓硫酸作用生成糠醛，后者能和 3,5-二羟基甲苯缩合而成绿色化合物；脱氧核糖在浓酸作用中生成 ω-羟基-γ-酮基戊醛，它和二苯胺作用生成蓝色化合物。

[实验操作]

1. 制备匀浆　将小白鼠拉脊髓处死，剖腹取全部肝组织，生理盐水冲洗血污，滤纸吸干，用剪刀剪碎后，加三氯醋酸 2 ml，于研钵中研磨 4 分钟，制成匀浆(或装入小试管后，高速均质机打碎制备匀浆)。

2. 分离提取　取全部匀浆于小试管内加入生理盐水 2 ml，用玻棒搅匀。静置 3 分钟后，3 000 转/分离心 3 分钟，弃上清液；沉淀加入 10% NaCl 2 ml，100 ℃水浴加热 3 分钟，用玻棒不断搅拌(防止玻管底破裂)。取出冷却后，3 000 转/分离心 3 分钟。将上清液倒入小试管内，逐滴加入 95%冰冷酒精 2 ml 充分摇匀，即有白色沉淀析出。室温静置 5 分钟后，3 000 转/分离心 5 分钟。弃上清液，白色沉淀即为核酸钠。

3. 核酸的水解　在含有核酸钠的短试管内加入 5% H_2SO_4 3.5 ml，用玻棒搅匀，在沸水浴中加热 10 分钟。

4. RNA 与 DNA 成分的鉴定

(1) 嘌呤碱的鉴定：取小试管 2 支，分别标明测定管与对照管，按下表加入试剂后，放入沸水加热 3～5 分钟，观察有何变化，静置 15 分钟后，再比较两管中的沉淀。

管号	水解液	5% H_2SO_4	浓氨水	5% $AgNO_3$
测定管	20 滴	—	数滴使呈碱性	10 滴
对照管	—	20 滴	数滴使呈碱性	10 滴

(2) 磷酸的鉴定：取试管 2 支，分别标明测定管与对照管，按下表加入试剂后，放置 3 分钟，沸水浴 3～5 分钟，观察两管内颜色有何不同。

管号	水解液	5% H_2SO_4	钼酸铵试剂	氨基萘酚磺酸
测定管	10 滴	—	5 滴	20 滴
对照管	—	10 滴	5 滴	20 滴

(3) 核糖的鉴定：取试管 2 支，分别标明测定管与对照管，按下表加入试剂后，将 2 支试管放入沸水内加热 5～10 分钟，比较两管颜色之差别。

管 号	水解液	5% H_2SO_4	3,5-二羟甲苯试剂
测定管	4 滴	—	6 滴
对照管	—	4 滴	6 滴

(4) 脱氧核糖的鉴定：取 2 支试管分别标明测定管与对照管，按下表加入试剂后，将 2 支试管同时放入沸水中加热，5～10 分钟后，观察两管颜色的差别。

管 号	水解液	5% H_2SO_4	二苯胺试剂
测定管	20 滴	—	30 滴
对照管	—	20 滴	30 滴

[试剂与耗材]

1. 2%三氯醋酸
2. 95%乙醇
3. 10% NaCl 溶液
4. 5% H_2SO_4 溶液
5. 5% $AgNO_3$ 溶液
6. 钼酸铵试剂　称取钼酸铵 2.5 g 溶解于 20 ml 水中，再加 5 mol/L H_2SO_4 30 ml，用水稀释至 100 m，此试剂可在冰箱中保存 30 天。
7. 氨基萘酚磺酸(1,2,4-Aminonaphthal-Salfonicacid)　取 1.5 g 市售氨基萘酚磺酸(暗红色)，加入到溶有 15 g $NaHSO_4$ 及 1 g Na_2SO_4 的 100 ml 热水(90 ℃)中，搅匀使其大部分溶解(仅少量杂质不溶解)，趁热过滤，再迅速使滤液冷却。加 1 ml 浓盐酸(12 mol/L)有白色氨基萘酚磺酸沉淀析出，过滤并用水洗涤固体数次，再用乙醇洗涤，直至纯白色为止，最后用乙醚洗涤，并将固体放置暗处，使乙醚挥发，得纯化氨基萘酚磺酸。即用或将其保存于棕色瓶中。液体配制：取15% $NaHSO_3$ 溶液 195 ml(必须透明)，加入 0.5 g 纯化的氨基萘酚磺酸及 20% Na_2SO_3 5 ml。并在热水浴中搅拌使固体溶解(如不能全部溶解，可再加 20% Na_2SO_3 溶液，每次数滴，但加入量以 1 ml 为限度)，置冷处可保存 2～3 周，若颜色变黄，则需要重新配制。

8. *二苯胺试剂*　取 1 g 纯的二苯胺溶于 100 ml 冰醋酸(AR)中，加入 2.75 ml 浓硫酸，放在棕色瓶中，此试剂须临时配制。

9. *3,5-二羟甲苯试剂*　取比重 1.19 HCl 100 ml 加入 $FeCl_3 \cdot 6H_2O$ 100 mg 及二羟甲苯 100 mg，混匀溶解后，置于棕色瓶中，此试剂必须在临用前新鲜配制。市售 3,5-二羟甲苯必须用苯重新结晶 1～2 次，并用活性炭脱色后方可使用。

元素周期表

周期＼族	I A 1	II A 2	III B 3	IV B 4	V B 5	VI B 6	VII B 7	VIII 8	VIII 9	VIII 10	I B 11	II B 12	III A 13	IV A 14	V A 15	VI A 16	VII A 17	0 18	电子层	0族电子数
1	1 H 氢 $1s^1$ 1.008																	2 He 氦 $1s^2$ 4.003	K	2
2	3 Li 锂 $2s^1$ 6.941	4 Be 铍 $2s^2$ 9.012											5 B 硼 $2s^22p^1$ 10.81	6 C 碳 $2s^22p^2$ 12.01	7 N 氮 $2s^22p^3$ 14.01	8 O 氧 $2s^22p^4$ 16.00	9 F 氟 $2s^22p^5$ 19.00	10 Ne 氖 $2s^22p^6$ 20.18	L K	8 2
3	11 Na 钠 $3s^1$ 22.99	12 Mg 镁 $3s^2$ 24.31											13 Al 铝 $3s^23p^1$ 26.98	14 Si 硅 $3s^23p^2$ 28.09	15 P 磷 $3s^23p^3$ 30.97	16 S 硫 $3s^23p^4$ 32.06	17 Cl 氯 $3s^23p^5$ 35.45	18 Ar 氩 $3s^23p^6$ 39.95	M L K	8 8 2
4	19 K 钾 $4s^1$ 39.10	20 Ca 钙 $4s^2$ 40.08	21 Sc 钪 $3d^14s^2$ 44.96	22 Ti 钛 $3d^24s^2$ 47.87	23 V 钒 $3d^34s^2$ 50.94	24 Cr 铬 $3d^54s^1$ 52.00	25 Mn 锰 $3d^54s^2$ 54.94	26 Fe 铁 $3d^64s^2$ 55.85	27 Co 钴 $3d^74s^2$ 58.93	28 Ni 镍 $3d^84s^2$ 58.69	29 Cu 铜 $3d^{10}4s^1$ 63.55	30 Zn 锌 $3d^{10}4s^2$ 65.41	31 Ga 镓 $4s^24p^1$ 69.72	32 Ge 锗 $4s^24p^2$ 72.64	33 As 砷 $4s^24p^3$ 74.92	34 Se 硒 $4s^24p^4$ 78.96	35 Br 溴 $4s^24p^5$ 79.90	36 Kr 氪 $4s^24p^6$ 83.80	N M L K	8 18 8 2
5	37 Rb 铷 $5s^1$ 85.47	38 Sr 锶 $5s^2$ 87.62	39 Y 钇 $4d^15s^2$ 88.91	40 Zr 锆 $4d^25s^2$ 91.22	41 Nb 铌 $4d^45s^1$ 92.91	42 Mo 钼 $4d^55s^1$ 95.94	43 Tc 锝 $4d^55s^2$ (98)	44 Ru 钌 $4d^75s^1$ 101.1	45 Rh 铑 $4d^85s^1$ 102.9	46 Pd 钯 $4d^{10}$ 106.4	47 Ag 银 $4d^{10}5s^1$ 107.9	48 Cd 镉 $4d^{10}5s^2$ 112.4	49 In 铟 $5s^25p^1$ 114.8	50 Sn 锡 $5s^25p^2$ 118.7	51 Sb 锑 $5s^25p^3$ 121.8	52 Te 碲 $5s^25p^4$ 127.6	53 I 碘 $5s^25p^5$ 126.9	54 Xe 氙 $5s^25p^6$ 131.3	O N M L K	8 18 18 8 2
6	55 Cs 铯 $6s^1$ 132.9	56 Ba 钡 $6s^2$ 137.3	57～71 La～Lu 镧系	72 Hf 铪 $5d^26s^2$ 178.5	73 Ta 钽 $5d^36s^2$ 180.9	74 W 钨 $5d^46s^2$ 183.8	75 Re 铼 $5d^56s^2$ 186.2	76 Os 锇 $5d^66s^2$ 190.2	77 Ir 铱 $5d^76s^2$ 192.2	78 Pt 铂 $5d^96s^1$ 195.1	79 Au 金 $5d^{10}6s^1$ 197.0	80 Hg 汞 $5d^{10}6s^2$ 200.6	81 Tl 铊 $6s^26p^1$ 204.4	82 Pb 铅 $6s^26p^2$ 207.2	83 Bi 铋 $6s^26p^3$ 209.0	84 Po 钋 $6s^26p^4$ (209)	85 At 砹 $6s^26p^5$ (210)	86 Rn 氡 $6s^26p^6$ (222)	P O N M L K	8 18 32 18 8 2
7	87 Fr 钫 $7s^1$ (223)	88 Ra 镭 $7s^2$ (226)	89～103 Ac～Lr 锕系	104 Rf 𬬻* $(6d^27s^2)$ (261)	105 Db 𬭊* $(6d^37s^2)$ (262)	106 Sg 𬭳* (266)	107 Bh 𬭛* (264)	108 Hs 𬭶* (277)	109 Mt 鿏* (268)	110 Uun * (281)	111 Uuu * (272)	112 Uub * (285)	……							

镧系	57 La 镧 $5d^16s^2$ 138.9	58 Ce 铈 $4f^15d^16s^2$ 140.1	59 Pr 镨 $4f^36s^2$ 140.9	60 Nd 钕 $4f^46s^2$ 144.2	61 Pm 钷 $4f^56s^2$ (145)	62 Sm 钐 $4f^66s^2$ 150.4	63 Eu 铕 $4f^76s^2$ 152.0	64 Gd 钆 $4f^75d^16s^2$ 157.3	65 Tb 铽 $4f^96s^2$ 158.9	66 Dy 镝 $4f^{10}6s^2$ 162.5	67 Ho 钬 $4f^{11}6s^2$ 164.9	68 Er 铒 $4f^{12}6s^2$ 167.3	69 Tm 铥 $4f^{13}6s^2$ 168.9	70 Yb 镱 $4f^{14}6s^2$ 173.0	71 Lu 镥 $4f^{14}5d^16s^2$ 175.0
锕系	89 Ac 锕 $6d^17s^2$ (227)	90 Th 钍 $6d^27s^2$ 232.0	91 Pa 镤 $5f^26d^17s^2$ 231.0	92 U 铀 $5f^36d^17s^2$ 238.0	93 Np 镎 $5f^46d^17s^2$ (237)	94 Pu 钚 $5f^67s^2$ (244)	95 Am 镅* $5f^77s^2$ (243)	96 Cm 锔* $5f^76d^17s^2$ (247)	97 Bk 锫* $5f^97s^2$ (247)	98 Cf 锎* $5f^{10}7s^2$ (251)	99 Es 锿* $5f^{11}7s^2$ (252)	100 Fm 镄* $(5f^{12}7s^2)$ (257)	101 Md 钔* $(5f^{13}7s^2)$ (258)	102 No 锘* $(5f^{14}7s^2)$ (259)	103 Lr 铹* $(5f^{14}6d^17s^2)$ (262)

图例：92 U 铀 $5f^36d^17s^2$ 238.0

- 原子序数 —— 92
- 元素符号，红色指放射性元素 —— U
- 元素名称，注＊的是人造元素 —— 铀
- 外围电子层排布，括号指可能的电子层排布 —— $5f^36d^17s^2$
- 相对原子质量（加括号的数据为该放射性元素半衰期最长同位素的质量数） —— 238.0

非金属　金属　过渡元素

注：相对原子质量录自2001年国际原子量表，并全部取4位有效数字。